A dieta volumétrica
perca peso comendo mais

CB003945

A dieta volumétrica

Perca peso comendo mais

Barbara Rolls, Ph.D., e Robert A. Barnett

Tradução:
Maria Clara De Biase

Revisão Técnica:
Marta Moeckel

BestSeller

CIP-BRASIL. CATALOGAÇÃO-NA-FONTE
SINDICATO NACIONAL DOS EDITORES DE LIVROS, RJ.

R659d

Rolls, Barbara J.
   A dieta volumétrica: perca peso comendo mais/Barbara Rolls e Robert A. Barnett; tradução: Maria Clara De Biase W. Fernandes, revisão técnica: Marta Moeckel — Rio de Janeiro: Best*Seller*, 2010.

   Tradução de: The Volumetrics Weight-Control Plan
   Inclui bibliografia
   ISBN 978-85-7684-355-9

   1. Dieta de emagrecimento. 2. Dieta de emagrecimento — Receitas. 3. Apetite. 4. Alimentos — Teor calórico. I. Barnett, Robert A. II. Título.

10-2828.

CDD: 641.5635
CDU: 641.561

Texto revisado segundo o novo Acordo Ortográfico da Língua Portuguesa.

Título original norte-americano
THE VOLUMETRICS WEIGHT-CONTROL PLAN

Publicado mediante acordo com HarperCollins Publishers Inc.

Capa: Sérgio Carvalho e Luciana Gobbo
Crédito das imagens: Thai chicken, corn and noodle soup, crazycristina/istockphoto e Piece of the Pie, MentalArt/istockphoto

Editoração eletrônica: FA Editoração

Direitos exclusivos de publicação em língua portuguesa para o Brasil adquiridos pela
EDITORA BEST SELLER LTDA.
Rua Argentina, 171, São Cristóvão
Rio de Janeiro, RJ — 20921-380
que se reserva a propriedade literária desta tradução.

Impresso no Brasil

ISBN 978-85-7684-355-9

Seja um leitor preferencial Record.
Cadastre-se e receba informações sobre nossos lançamentos e nossas promoções.

Atendimento e venda direta ao leitor:
mdireto@record.com.br ou (21) 2585-2002

Para o staff, *os estudantes do Eating Lab e os muitos participantes de nossos estudos que nos ajudaram a entender por que as pessoas comem*

Sumário

Agradecimentos

GRANDE PARTE DESTE LIVRO DEPENDEU dos comentários ponderados e das amplas análises de alimentos e receitas por parte de Elizabeth (Liz) Bell, doutoranda do Eating Lab, na Penn State. Ela também se envolveu nos estudos críticos da densidade energética que formam a base científica deste livro. Harry Rice, outro doutorando em nutrição na Penn State, esteve a seu lado calculando tudo o que fosse necessário.

Somos gratos a Debby Maugans Nakos, da Southern Food Consultants, em Birmingham, Alabama, por tornar nossas ideias deliciosas com suas receitas práticas e elegantes, e pela ajuda nos planos de refeição. Para as ilustrações, tivemos muita sorte em encontrar Laura H. Maestro, na cidade de Nova York, cujos desenhos são lindos e fiéis.

Somos gratos à nossa editora, Susan Friedland, por seu reconhecimento do potencial desta nova abordagem da administração do peso e por suas grandes habilidades editoriais que nos permitiram transmitir nossa mensagem. Agradecemos à nossa agente, Alice Martell, do Martell Group, em Nova York, pelo entusiasmo desde o início deste projeto, e o fidedigno aconselhamento durante todas as fases.

Somos gratos a Joan Conway, Maureen Mackey, Christine Pelkman, Liane Roe, Madeleine Sigman-Grant, Marion Nestle e Larry Lindner pelas sugestões para melhorar as mensagens e informações nutricionais no livro.

Barbara Rolls agradece ao National Institutes of Health, Institute of Diabetes and Digestive and Kidney Diseases por financiarem a pesquisa que levou a este livro. Ela é grata à Penn State por fornecer um ambiente tão bom e adequado para conduzir a pesquisa. Também agradece a familiares, amigos e colegas pelo apoio quando o livro estava sendo escrito. Finalmente, agradecemos a Charlie Brueggebors, por fazê-la continuar com as deliciosas refeições de *A dieta volumétrica*.

Robert A. Barnett agradece à sua mulher, Chris, pelo amor e apoio que, mais uma vez, o mantiveram forte e seguro do começo ao fim de um projeto de livro incontrolável, por cuidar de Emily naquelas madrugadas. Eu lhe devo um cottage.

Ambos agradecemos aos colegas a seguir que generosamente dedicaram tempo para discutir conosco seus insights profissionais:

David J. Baer, fisiologista e pesquisador, U.S. Department of Agriculture, Human Nutrition Research Center, Beltsville, Maryland; Leann L. Birch, professora e diretora de departamento, Human Development and Family Studies, Penn State University, University Park; Steven Blair, PED, diretor de pesquisa, Cooper Institute, Dallas, Texas; Terry Brownlee, M.Ph., R.C., diretora de nutrição do Duke University Diet & Fitness Center, Durham, North Carolina; Tim Byers, M.D., M.Ph., professor de medicina preventiva, University of Colorado School of Medicine, Denver, Colorado; Adam Drewnowski, Ph.D., diretor de ciências nutricionais, University of Washington, Seattle; Miles Faith, Ph.D., cientista pesquisador, Obesity Research Center, St. Lukes Roosevelt Hospital, Nova York, Nova York; Richard W. Foltin, Ph.D., professor adjunto de biologia comportamental, College of Physicians and Surgeons, Columbia University, Nova York, Nova York; John Foreyt, Ph.D., diretor da Nutrition Research Clinic, Baylor University, Houston, Texas; James O. Hill, Ph.D., professor de pediatria e medicina, University of Colorado Health Sciences Center, Denver; Marsha Hudnall, M.S., R.D., diretora de nutrição, Green Mountain at Fox Run, Ludlow, Vermont; David Jenkins, M.D., professor de nutrição, University of Toronto, Canadá; Jeanne Jones, colunista de *Cook It Light*; Mary Abbot Hess, L.H.D., R.D., de Hess & Hunt em Chicago, Illinois; Barbara Kafka, autora de *Soup: A Way of Life*; Georgia Kostas, Ph.D., diretora de nutrição, Cooper Clinic, Dallas, Texas; Nancy Keim, Ph.D., R.D., cientista pesquisadora de nutrição, U.S. Department of Agriculture, Human Nutrition Research Center, Davis, Califórnia; Susan M. Kleiner, Ph.D., R.D., professora adjunta de ciências nutricionais, University of Washington, Seattle; Mary Lou Klem, Ph.D., pesquisadora sênior, University of Pittsburgh School of Medicine, Pittsburgh, Pennsylvania; Kenneth Koch, M.D., professor de medicina, Department of Gastroenterology, Penn State University College of Medicine, Hershey; Penny Kris-Etherton, Ph.D., professora emérita de nutrição, Penn State University, University Park; Alan Kristal, Ph.D., membro, Cancer Prevention Research Program, Fred Hutchinson Cancer Research Center, Seattle, Washington; Larry Lindner, editor de *Tufts Health & Nutrition Letter*, em Boston, Massachusetts; Judith Marlett, Ph.D., R.D., professora de ciências nutricionais, University of Wisconsin-

Madison; Megan McCrory, Ph.D., pesquisadora adjunta de pós-doutorado, U.S. Department of Agriculture, Research Center on Aging, Tufts University, Boston, Massachusetts; Karen Miller-Kovachs, M.S., R.D., cientista líder do Weight Watchers International; Kathleen J. Motil, M.D., Ph.D., professora adjunta de pediatria, Baylor College of Medicine, Houston, Texas; Linda Nebling, Ph.D., M.Ph., R.D., nutricionista, National Cancer Institute, Washington, D.C.; Marion Nestle, Ph.D., M.Ph., catedrática do Department of Nutrition and Food Studies, New York University, Nova York; Elizabeth Pivonka, Ph.D., R.D., presidente, Produce for Better Health Foundation, Wilmington, Delaware; Janet Polivy, Ph.D., professora de psicologia, University of Toronto, Mississauga, Ontário, Canadá; Barry Popkin, Ph.D., professor de nutrição, University of North Carolina, Chapel Hill; Gerald Reaven, M.D., professor de medicina, Stanford University School of Medicine, Palo Alto, Califórnia; Peter Reeds, Ph.D., professor de pediatria, Baylor College of Medicine, Houston, Texas; Eric Rimm, Ph.D., professor adjunto de epidemiologia e nutrição, Harvard School of Public Health, Boston, Massachusetts; Susan B. Roberts, Ph.D., diretora, Energy Metabolism Laboratory, U.S. Department of Agriculture, Research Center on Aging, Tufts University, Boston, Massachusetts; Paul Rozin, Ph.D., professor de psicologia, University of Pennsylvania, Filadélfia; Barbara Schneeman, Ph.D., professora de nutrição, University of California, Davis; Judith Stern, Ph.D., professora de nutrição, University of California, Davis; Angelo Tremblay, Ph.D., professor de nutrição e fisiologia, Laval University, Ste-Foy, Quebec, Canadá; Brian Wansink, Ph.D., professor de marketing e economia do consumidor, University of Illinois, Champaign-Urbana; Roland L. Weinsier, M.D., Ph.D., C.E. Butterworth Jr., professor e presidente, Department of Nutritional Sciences, University of Alabama, Birmingham; Lisa Young, M.S., R.D., professora adjunta, Department of Nutrition and Food Studies, New York University, Nova York.

Na medida em que fomos bem-sucedidos em nossos objetivos para *A dieta volumétrica* — apresentar uma nova abordagem da administração do peso com base científica tão prazerosa quanto saudável —, somos gratos a todos aqui relacionados e a tantos outros que nos ajudaram muito ou pouco. As falhas são todas por nossa culpa.

Parte 1:

O que é *volumetria*?

Introdução

BEM-VINDO a *A dieta volumétrica*, o primeiro livro a usar pesquisas inovadoras da ciência da saciedade para ajudar você a controlar seus hábitos alimentares. O que é saciedade? É a sensação de estar satisfeito no final de cada refeição — de que você não está mais com fome. Quanto mais se sentir saciado após uma refeição, menos comerá na próxima.

Saciedade é o ingrediente que falta na administração do peso. Corte calorias simplesmente comendo menos e sentirá fome e privação. Talvez consiga seguir essa dieta por um curto período, mas para ser bem-sucedido na administração do peso durante toda a sua vida, precisará de um padrão alimentar que o faça se sentir saciado com menos calorias.

O principal modo de conseguir isso é fazer escolhas alimentares inteligentes. Independentemente do nível calórico, alguns alimentos têm um efeito pequeno na saciedade e outros, maior. As escolhas alimentares certas ajudarão você a controlar a fome *e* ingerir menos calorias, de modo a emagrecer e se manter saudável.

Não há nenhum segredo na administração do peso: ingira menos calorias e queime mais com atividade física. Você não pode emagrecer sem controlar calorias. Mas *pode* controlá-las sem ficar com fome. Sentir-se pleno e satisfeito consumindo alimentos de que gosta é um componente crítico de nossa abordagem da administração do peso.

A estratégia básica da dieta volumétrica é ingerir um volume satisfatório de alimentos ao mesmo tempo controlando calorias e cumprindo as exigências nutricionais.

OS ALIMENTOS QUE VOCÊ ESCOLHE

Que alimentos você deve escolher?

Surpreendentemente, alimentos com teor mais alto de água têm grande impacto na saciedade. Mas você não pode simplesmente beber muita água, que sacia a sede sem matar a fome. Precisa ingerir mais *alimentos* naturalmente ricos em água, como frutas, vegetais, leite semidesnatado e grãos cozidos, assim como carnes magras, aves, peixes e feijões. Isso também significa ingerir pratos mais ricos em água: sopas, ensopados, cozidos, massas com vegetais e sobremesas à base de frutas. Por outro lado, tem de tomar muito cuidado com os alimentos com teor muito baixo de água: os muito gordurosos, como batata frita; mas também os de baixa gordura e livres de gordura com pouca umidade, como pretzels e biscoitos tipo cracker.

Por que a água ajuda tanto a controlar calorias? Ela as dilui em uma determinada quantidade de alimento. Quando você acrescenta mirtilos* ricos em água ao cereal do café da manhã, ou berinjela, que também contém muita água, à lasanha, adiciona volume alimentar mas poucas calorias. *Pode comer mais ingerindo a mesma quantidade de calorias.* Essa propriedade dos alimentos — as calorias em uma determinada porção — consiste no conceito essencial deste livro. Nós o designamos por seu termo científico, *densidade energética.*

A água é apenas um dos muitos elementos que influenciam a saciedade e a densidade energética. Além da água, as fibras podem ser acrescentadas aos alimentos para diminuir as calorias em uma porção. Elas oferecem volume sem muitas calorias. Portanto, aumentando estrategicamente o teor de água e fibra das refeições — com a adição de frutas, vegetais e grãos integrais, você pode reduzir muito as calorias por porção —, a densidade energética é reduzida. Por outro lado, o componente alimentar que mais aumenta a densidade energética é a gordura. Ela apresenta o dobro de calorias por porção dos carboidratos ou da proteína. Portanto, se você corta a gordura, pode diminuir a densidade energética de uma refeição. É possível combinar essas estratégias: aumentar o teor de água e fibra dos alimentos e, ao mesmo tempo, diminuir o teor de gordura para obter porções satisfatórias com menos calorias.

Este livro se baseia em pesquisas recentes que mostram como os alimentos exercem influência na fome e na saciedade, o que por sua vez levou a novos modos de administrar o peso. Cada um dos principais elementos que compõem o alimento — gordura, carboidratos, proteína, água — tem um efeito na saciedade. Também o têm outros componentes: açúcar, fibra, álcool e substitutos da gordura. Na próxima parte do livro, examinaremos detalhadamente essas influências para que você possa aprender os princípios básicos da escolha de uma dieta menos calórica e mais satisfatória.

---

* Também conhecido como blueberry. (*N. do R.*)

PORÇÕES SATISFATÓRIAS

Se você já sofreu privação alimentar para emagrecer, talvez ache difícil acreditar que seja possível comer mais, se sentir satisfeito e ainda assim reduzir a ingestão total de calorias. Para fazer nosso programa funcionar, algumas pessoas que escolhem muitos alimentos com poucas calorias por porção podem realmente precisar se habituar a ingerir porções *maiores* do que as consumidas agora.

Não queremos que você restrinja muito suas escolhas alimentares. Não é preciso cortar toda a gordura da dieta. *A dieta volumétrica* permite muitas escolhas de alimentos. Você poderá comer pão, massas, arroz, carne de vaca, frango, peixes e frutos do mar, laticínios, vegetais e frutas.

Para cortar calorias, mostraremos a você como fazer mudanças, tais como acrescentar vegetais a um risoto, ou optar pelas frutas em vez de biscoitos livres de gordura como sobremesa. Você também aprenderá quais são os tipos de alimentos dos quais é fácil abusar, como queijo, chocolate, uvas-passas ou pretzels. Não pediremos para bani-los. Esse não é nosso estilo, porque não funciona. Em vez disso, apresentaremos estratégias específicas para que possa apreciá-los sem ingerir muitas calorias. *A dieta volumétrica* não é de modo algum uma dieta, mas um novo modo de escolher alimentos satisfatórios e menos calóricos.

Embora enfatizemos a necessidade de diminuir a densidade energética de seu padrão alimentar, porque esse é o melhor modo de ingerir uma quantidade satisfatória de alimento, não queremos que você fique com a impressão de que os de alta densidade energética são "ruins" ou "proibidos". Quem quer viver sem chocolate? Os alimentos favoritos, mesmo os de alta densidade energética, têm um lugar no padrão alimentar. Mas você terá de se *planejar* para eles. Se confiar apenas nos sinais de saciedade de seu corpo para parar de comer chocolate, ingerirá muitas calorias. Por isso, precisará saciar a fome com alimentos de densidade energética mais baixa e depois apreciar os de mais alta, em porções apropriadas. Se a refeição em si for satisfatória, 15g de chocolate bastarão a você.

Nossa abordagem de não dieta se estende ao programa de emagrecimento, que enfatiza apenas um modesto "deficit" calórico, em vez de um grande, que resulta em rápida perda de peso. Você pode perder peso mais gradualmente do que em outros programas de emagrecimento, mas não sofrerá privação.

Como enfatizamos a ingestão de alimentos com muito volume para suas calorias, chamamos nosso livro de *A dieta volumétrica*. Estamos interessados tanto no volume quanto no peso dos alimentos que você pode ingerir, porque ambos afetam a saciedade. Se seguir nossas sugestões, seu prato ficará cheio e você se sentirá satisfeito. Ao facilitar o corte de calorias, essa abordagem também torna mais fácil reduzir o volume mais incômodo: o seu.

O QUE ESTÁ INCLUÍDO EM *A DIETA VOLUMÉTRICA*

A dieta volumétrica é dividido em sete partes:

PARTE 1: O QUE É VOLUMETRIA? Na Introdução, discutimos os principais temas deste livro. No próximo capítulo, "A inovação da densidade energética", explicaremos a inovação científica que afirma que ingerir um volume satisfatório de alimento é crucial para administrar a fome e, ao mesmo tempo, reduzir calorias.

PARTE 2: COMO EMAGRECER E SE MANTER MAGRO. Aqui está a pesquisa mais recente sobre como planejar um programa de emagrecimento, melhorar a saúde e aumentar as chances de permanecer magro.

PARTE 3: O QUE COMEMOS E BEBEMOS. Nessa parte revelaremos as evidências científicas de como gordura, carboidratos (incluindo o açúcar), proteína, álcool, água e outras bebidas influenciam o quanto você come e se sente saciado. O capítulo "Sopas" é um estudo de caso que ilustra como um alimento de baixa caloria e alto volume promove a saciedade.

PARTE 4: O GUIA PARA A ESCOLHA DE ALIMENTOS. Quais são os melhores alimentos para tornar seu padrão alimentar mais volumétrico? Aqui está uma lista detalhada de mais de 600 alimentos, divididos em quatro categorias, para ajudar você a escolher uma dieta satisfatória e de baixa caloria. Você logo verá como fazer escolhas melhores em cada grupo alimentar. Nessa parte, também mostraremos como usar nossos princípios para escolher um prato balanceado e nutricionalmente compatível com a Pirâmide Alimentar do United States Department of Agriculture (USDA).

PARTE 5: O PLANO DE CARDÁPIO. Está pronto? Nossos planos de refeições não lembrarão uma dieta convencional. As calorias são suficientemente baixas para você emagrecer, mas não tanto para fazê-lo passar por privações. O volume alimentar que você pode ingerir é maior e as escolhas são mais amplas do que em um programa de emagrecimento tradicional. Nessa parte forneceremos cardápios de calorias controladas para o café da manhã, almoço, jantar e lanches (incluindo sobremesas). Você poderá misturar e combinar cardápios para criar um plano de emagrecimento pessoal de 1.600 ou 2.000 calorias. Também daremos dicas sobre como ajustar o plano a outros níveis calóricos. Muitos dos cardápios tiram proveito de nossas mais de cinquenta receitas deliciosas e fáceis de preparar. Essa parte também inclui demonstrações passo a passo de como modificar as que são favoritas.

PARTE 6: UMA VIDA ATIVA. Tornar-se mais ativo fisicamente ajudará você a queimar mais calorias, acelerar seu metabolismo e permanecer comprometido com um estilo alimentar mais saudável. Você não precisa se tornar atleta para permanecer magro. Eis um programa fácil de adaptar a uma vida atribulada.

PARTE 7: O ESTILO DE VIDA DE SACIEDADE. A fome e a saciedade não são afetadas apenas pelo tipo de alimento que você ingere. A quantidade de calorias ingerida é influenciada pelo tamanho de um pacote que você compra no supermercado, pela quantidade de alimentos diferentes empilhada no prato e se assiste televisão enquanto come. Nessa parte examinaremos as muitas influências ambientais no ato de comer e apresentaremos modos de lidar com elas.

VOCÊ ESTÁ PREPARADO PARA UM NOVO CAMINHO PARA A ADMINISTRAÇÃO DO PESO?

Você pode usar este livro para emagrecer. Ele foi concebido para esse fim. Mas o poder de *A dieta volumétrica* vai além do emagrecimento a curto prazo, alcançando a administração do peso a longo prazo. *É um plano de estilo de vida, não uma dieta.* Qualquer programa que faça com que você ingira menos calorias a curto prazo ajudará você a emagrecer. A parte mais difícil é não voltar a engordar — evitar o aparentemente inevitável e lento ganho de peso que ocorre com o passar dos anos. É nisso que este livro será mais útil.

Embora acreditemos que essa nova abordagem é uma inovação fundamental na administração do peso, sabemos que não resolverá todos os problemas alimentares. Se seu abuso de comida tiver origens na depressão ou outras causas emocionais, você precisará tratar dessas questões, talvez com um terapeuta, antes de estar pronto para adotar esse estilo alimentar. Por outro lado, se estiver fazendo tratamento para obesidade (ou apresentar algum problema de saúde, como hipertensão, que é influenciado pelo peso corporal), este livro poderá ser particularmente útil, mas, primeiro, consulte seu médico.

A dieta volumétrica consiste, principalmente, nos alimentos que são ingeridos. Se você fez uma série de dietas de emagrecimento ao longo dos anos, com longas listas de alimentos a serem evitados — e as concomitantes sensações de fome e privação, para não falar em sintomas como fadiga e dificuldade de concentração —, a abordagem positiva deste livro será uma mudança bem-vinda. Esse é um programa saudável, com base nas últimas diretrizes nutricionais desenvolvidas, com cuidado, para garantir nutrientes essenciais suficientes e ao mesmo tempo reduzir o risco de doenças crônicas. Orientaremos você para evitar armadilhas de dietas que tornam a vida difícil, sem realmente ajudar a emagrecer e permanecer magro.

Embora possamos tornar mais fácil para você emagrecer e permanecer magro, isso exige algum esforço. Os dois autores deste livro sabem, por experiência própria, que mudar o estilo alimentar não é algo simples. Exige habilidade, planejamento, conhecimento e dedicação. *A dieta volumétrica* oferece as ferramentas para fazer essas mudanças e administrar a fome e o apetite para que você se sinta satisfeito sem comer demais. Se você já assumiu um compromisso com a transformação — se já fez algumas mudanças no modo de comer, mas está ansioso por aprender outras que o ajudarão no desafio perpétuo de administrar seu peso —, encontrará em *A dieta volumétrica* um inestimável aliado. Este livro permitirá que você coma de modo saudável, aprecie seus alimentos favoritos em porções satisfatórias, sinta-se saciado e controle calorias.

Os princípios de A dieta volumétrica

Qual é o programa de emagrecimento ideal? É aquele que mata a fome, reduz calorias, atende às necessidades nutricionais e inclui atividade física. Deve ser agradável e, portanto, sustentável.

Eis a base de nosso plano. Você aprenderá os detalhes ao ler este livro.

Elemento	Recomendação	Comentários
Energia (calorias)	Reduza a ingestão usual em 500-1000 calorias/dia, dependendo de seu objetivo de perda de peso.	Isso deverá levar a uma perda de meio a um quilo/semana.
Gordura	20% a 30% das calorias totais.	Procure alimentos menos gordurosos e de baixa densidade energética.
Carboidratos	55% ou mais das calorias totais.	Prefira os carboidratos de grãos integrais, vegetais e frutas, que saciam mais.
Fibra	20 a 30g/dia.	Para o café da manhã escolha não só grãos integrais como também cereais ricos em fibras, e frutas e vegetais inteiros com mais frequência do que sucos. As fibras baixam um pouco a densidade energética e aumentam a saciedade.
Açúcares	Escolha uma dieta moderada em açúcares adicionados.	Reduza a ingestão de bebidas açucaradas, que acrescentam calorias produzindo pouca saciedade. Use quantidades modestas de açúcar para tornar mais palatáveis alimentos nutritivos de baixa densidade energética.
Proteína	Mantenha a ingestão em 0,4g por 500g de peso corporal, aproximadamente 15% das calorias totais.	Mais saciadora do que os carboidratos ou a gordura. Durante a perda de peso, quantidades adequadas são necessárias para prevenir perda muscular e, assim, manter a taxa metabólica. Faça escolhas de baixa densidade energética, como feijões, peixes de baixo teor de gordura, aves sem pele e carnes magras.

continua

Álcool	Limite de um drinque/dia para as mulheres e dois para os homens.	Ingira com refeições de baixa gordura e baixa densidade energética. Limite a bebida e os lanches noturnos.
Água	Para uma ótima saúde, as mulheres devem beber nove copos/dia e os homens, 12. A água pode provir de alimentos ou bebidas.	Substitua as bebidas açucaradas por água. Ingira mais alimentos com alto teor de água, que também aumentam a saciedade.
Atividade física	Pelo menos trinta minutos ou mais de atividade física de intensidade moderada quase todos — preferivelmente todos — os dias da semana. Inclua treinamento de resistência duas vezes por semana.	A caminhada energética no ritmo de três a quatro milhas por hora é ideal para a maioria das pessoas, mas tudo que faça com que você se mova é bom. Inclua algumas atividades de maior duração para melhorar a queima de gordura. Além disso, reduza o tempo sedentário com atividades relacionadas com estilo de vida, como a jardinagem.

A inovação da densidade energética

| | | | | | | | | | | | | | | | | | | | | | | | | | | | | | | | | | | | | | | | | | | | | | | | | |

*Comer é uma necessidade, mas comer de forma inteligente
é uma arte.*

— LA ROCHEFOUCAULD, *Máximas, 1665*

COMO COMER PORÇÕES SATISFATÓRIAS e ainda assim ingerir menos calorias? Como certas escolhas alimentares levam a calorias extras e ganho de peso enquanto outras tornam mais fácil você se sentir satisfeito enquanto emagrece? A resposta está nas implicações de uma observação tão simples que, até agora, é quase invisível, mesmo para os cientistas que estudam o comportamento alimentar:

| | | | | | | | | | | | | | | | | | | | | | | | | | | | | | | | | | | | | | | | | | | | | |

No decorrer de um dia ou dois, o peso dos alimentos que uma pessoa ingere costuma ser mais ou menos o mesmo.

É claro que isso varia de um indivíduo para outro. Você não ingere a mesma quantidade de alimentos de seus amigos, mas, em média, o peso dos alimentos que ingeriu em uma base diária na semana passada provavelmente será muito parecido com o dos que comerá esta semana.

Portanto, se você continuar a ingerir a quantidade usual de alimentos e reduzir as calorias em cada porção, ingerirá menos calorias e se sentirá igualmente satisfeito.

Vamos ver o que isso significa em uma refeição típica.

UMA NOITE FORA

É noite de sexta-feira, e você e seus amigos, ou familiares, vão jantar em seu restaurante chinês favorito. Você pede carne e vegetais refogados ao molho especial do chef, servidos sobre arroz. Quantas calorias está ingerindo? Isso depende do chef. Se ele tiver mão pesada para óleo, as calorias aumentarão; se, por outro lado, aumentar a quantidade de água ou vegetais no molho especial, as calorias diminuirão. Mas você não estará a par de tudo isso quando colocar uma concha de refogado sobre o arroz.

Se você estiver acostumado a comer 1 xícara de refogado sobre 1 xícara de arroz, tenderá a ingerir essa quantidade, mesmo se as calorias na xícara forem o dobro — ou metade — do que costumam ser.

Por que as pessoas ingerem sempre o mesmo peso em alimentos? Isso pode parecer uma estratégia alimentar estranha, mas realmente não é. Quando você se serve de uma porção de alimento, na maioria das vezes não sabe quantas calorias ela contém. Você se depara com situações como essa o tempo todo e o que tende a fazer — e há sentido nisso — é basear-se em sua experiência anterior com esse tipo de alimento. Você escolhe a porção que aprendeu ser apropriada para deixá-lo satisfeito, mesmo que existam grandes diferenças nas calorias entre uma porção e outra.

O surpreendente é que certa porção de alimento com menos calorias o satisfará tanto quanto outra com mais. Vejamos a grande diferença que essa abordagem faz no quanto você pode comer.

UM PUNHADO DE ALIMENTO — OU UMA TIGELA CHEIA?

É tarde de sábado e você quer fazer um lanche com até 100 calorias. Há uvas frescas na geladeira e passas na despensa. Os dois lanches são saudáveis; na verdade, são o mesmo alimento! Afinal, passas são apenas uvas secas. Mas se você escolher as passas só poderá comer ¼ de xícara em vez de 1 ⅔ de xícara de uvas para ingerir as mesmas 100 calorias.

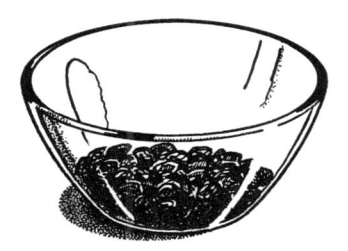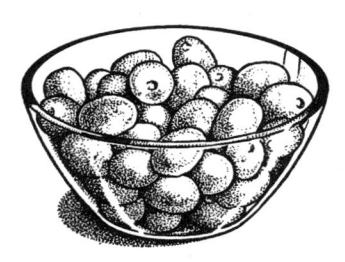

Para ingerir 100 calorias você pode comer ¼ de xícara de passas — ou quase 2 xícaras de uvas.

O que tenderá a saciá-lo mais?

UMA LIÇÃO DO TOMATE

Vamos usar outro exemplo. É verão e você acabou de comprar — ou colher — tomate fresco de horta, tão vermelho e suculento que mal pode esperar para levá-lo para a cozinha, fatiá-lo e comê-lo. Sua despensa também tem pretzels livres de gordura. Qual lanche é mais saciador?

A essa altura você provavelmente adivinhou que é o tomate. Mas sabe quanto pode comer? Se comer um tomate médio inteiro, ingerirá 25 calorias. Contudo, para manter seus pretzels nesse nível calórico, só poderá comer 7g — quatro ou cinco pedaços pequenos. Grama por grama, os pretzels têm cerca de vinte vezes mais calorias do que o tomate!

Não estamos sugerindo que você só coma tomate. Este é um ponto crucial. Livros anteriores sobre administração do peso recomendaram dietas que lhe dizem para cortar todos os gramas de gordura — para se esquecer de carne e doces. Nós não diremos para você fazer isso, mas daremos informações básicas sobre como fazer escolhas alimentares inteligentes.

Por exemplo, se você lanchar pretzels, com mais de 100 calorias em cada 30g, poderá ingerir centenas de calorias antes de seu corpo anunciar que está satisfeito. Mas não precisa deixar de comer pretzels. Talvez queira comer tomate fatiado borrifado com um pouco de vinagre balsâmico, pimenta-do-reino moída na hora e sal, *e* 30g de pretzels — ingerindo apenas 125 calorias. Mesmo se borrifar uma colher (chá) de azeite de oliva sobre seu tomate e comê-lo com os pretzels, seu total ainda será de apenas 165 calorias. Você comerá uma porção satisfatória e se sentirá mais saciado com as mesmas calorias do que apenas com os pretzels.

DENSIDADE ENERGÉTICA

Se você está tentando ingerir menos calorias, o crucial é a quantidade de calorias em uma determinada porção de alimento. Um alimento de alta densidade energética fornece muitas calorias em um peso pequeno, enquanto um de baixa densidade energética fornece menos calorias no mesmo peso. Você pode comer uma porção maior daqueles com densidade energética mais baixa ingerindo as mesmas calorias.

A gordura é o elemento alimentar de mais alta densidade energética, com 9 calorias por grama. A seguir vem o álcool, com 7, a proteína e os carboidratos com 4 e a água com 0:

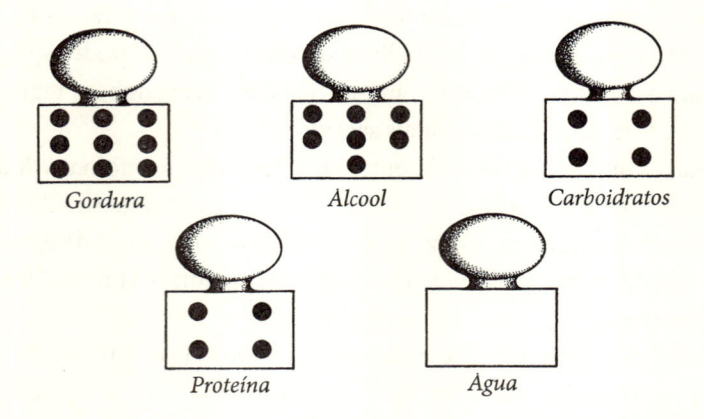

Cada um desses pesos de balança é de 1g, mas as calorias, representadas pelos pontos, variam enormemente. A água não contém nenhuma, os carboidratos e as proteínas contêm, cada qual, 4, mas a gordura contém 9 calorias (pontos) por grama, o que a torna um dos nutrientes de mais alta densidade energética.

É a mistura desses elementos que determina a densidade energética de um alimento. Substitua gordura por carboidrato e você a diminuirá. Aumentar o teor de água é ainda mais eficaz. Lembra-se da ilustração das uvas *versus* passas? A única diferença entre os dois alimentos é seu teor de água.

Alimentos que contêm pouca água, mesmo aqueles praticamente livres de gordura, podem ter tanta densidade energética quanto os de alto teor de gordura. Compare o queijo cheddar com um clássico da "dieta": a torrada. Todos sabem que o cheddar pode ser um problema para quem se preocupa com calorias. É rico em gordura. Mas essas calorias da gordura são diluídas pela água e proteína do queijo, de modo que sua densidade energética é de 4 calorias por grama. Noventa gramas de cheddar contêm quase 350 calorias.

No entanto, a densidade energética da torrada Melba *também* é de 4 calorias por grama. Com pouca ou nenhuma água, não há nada para diluir a densidade energética do puro carboidrato. Comer 85g de torrada Melba também fornece 350 calorias. Portanto, se você comer uma porção do mesmo tamanho, ingerirá a mesma quantidade de calorias em um lanche livre de gordura e de alto teor de carboidrato que ingeriria com alimentos de alto teor de gordura de densidade energética semelhante.

Você pode ver ainda mais claramente a interação de gordura e água se comparar uma barra de chocolate ao leite com um copo de chocolate com leite integral. Ambos são ricos em gordura, mas o chocolate com leite contém muito mais água. Uma barra de chocolate ao leite de 45g contém 230 calorias, enquanto um copo de chocolate com leite integral de 240 mililitros contém 250. Com quase a mesma quantidade de calorias, você obtém um porção cinco vezes maior do que com a barra de chocolate. A água no leite baixa a densidade energética. Você pode baixá-la ainda mais se também baixar o teor de gordura. Se escolher chocolate preparado com leite semidesnatado (com 1% de gordura), com 240 mililitros ingerirá apenas 158 calorias. A gordura é importante para a densidade energética, mas a água é ainda mais. Quando você aumenta o teor de água, pode se servir de cinco vezes mais; quando diminui o teor de gordura, pode se servir de cerca de uma vez e meia mais. A água pode ser acrescentada para fornecer uma porção mais satisfatória e baixar a densidade energética de qualquer alimento, até mesmo daqueles ricos em gordura.

O estudo da densidade energética revelou uma nova série de estratégias de controle de peso. Obviamente, é importante moderar sua ingestão de gordura, já que ela acrescenta tantas calorias a uma porção. Mas essa é apenas parte da história. Também é importante ingerir mais alimentos com alto teor de água, inclusive grãos integrais, vegetais, frutas, sopas e ensopados. Às vezes, baixar a densidade energética de uma receita de família é simples: basta acrescentar naturalmente vegetais ricos em água. Quando você faz isso, pode comer mais ingerindo o mesmo número de calorias, ou comer sua porção usual e ingerir menos calorias. Essa é uma abordagem positiva, certamente muito mais divertida do que tentar retirar a gordura de todos os alimentos que põe na boca. Adiante mostraremos como essa abordagem pode ser fácil.

Como calcular a densidade energética

Vamos apresentar um único número tão importante que deveria ser acrescentado a todos os alimentos que levam um rótulo nutricional: *calorias por grama*. É uma medida da densidade energética. Eis como calculá-la:

$$\frac{\text{Calorias}}{\text{Grama}} = \text{Densidade energética (DE)}$$

Caloria é uma medida da quantidade de calor produzido pela metabolização do alimento. Esse calor fornece a *energia* que move o corpo.

Grama é uma medida de peso.

Portanto, as calorias por grama medem quanta energia você obterá de uma determinada quantidade de alimento. Se a densidade energética de um alimento for 1, enquanto a de outro for 2, você obterá o dobro de calorias com o mesmo tamanho de porção do segundo alimento.

Embora a parte de "informação nutricional" nos alimentos ainda não inclua a densidade energética, você pode facilmente calculá-la a partir de dois dados que *estão* lá: calorias e peso em gramas. Pode encontrar essa informação em geral na primeira linha do rótulo, conforme ilustramos a seguir. Usaremos como nosso exemplo um frozen iogurte semidesnatado.

TAMANHO DA PORÇÃO. Isso lhe diz o tamanho-padrão da porção do alimento e, entre parênteses, o peso em gramas. Neste frozen iogurte, é de 98g.

Calorias. Aqui são 160.

Informação Nutricional
Tamanho da porção: ½ xícara (98g)
Porções por embalagem: 4
Quantidade por porção
valor energético 160

Agora vem a parte divertida. Para calcular a densidade energética, divida as calorias pelo peso: 160 dividido por 98 é igual a 1,6. Mesmo se você não tiver uma calculadora e não for bom em fazer contas de cabeça, pode ter uma boa ideia da densidade energética de um alimento comparando calorias com gramas. Se há menos calorias do que gramas, esse alimento tem uma densidade energética abaixo de 1. Se há o dobro de calorias de gramas (por exemplo, 200 calorias, 100g), esse alimento tem uma densidade energética de 2. E assim por diante. Use esse método rápido para comparar alimentos similares quando for fazer compras. Também forneceremos uma lista das densidades energéticas de mais de 600 alimentos em "O guia para a escolha de alimentos" (página 114).

Dividimos os alimentos nas quatro categorias a seguir:

Categoria 1: alimentos de baixíssima densidade energética. DE menor que 0,6. Inclui a maioria das frutas e dos vegetais, leite desnatado e sopas à base de caldo.

Categoria 2: alimentos de baixa densidade energética. DE de 0,6 a 1,5. Inclui muitos grãos cozidos, cereais matinais com leite semidesnatado, carnes de baixo teor de gordura, feijões e leguminosas, pratos combinados de baixo teor de gordura e saladas.

Categoria 3: alimentos de média densidade energética. DE de 1,5 a 4. Inclui carnes, queijos, pratos combinados de alto índice de gordura, molhos para salada e alguns lanches.

Categoria 4: alimentos de alta densidade energética. DE de 4 a 9. Inclui biscoitos tipo cracker, salgadinhos, bombons, biscoitos, nozes, manteiga e condimentos com gordura integral.

MAIS COMIDA, POR FAVOR

Eis duas porções de uma salada de massa italiana que fornece 200 calorias.

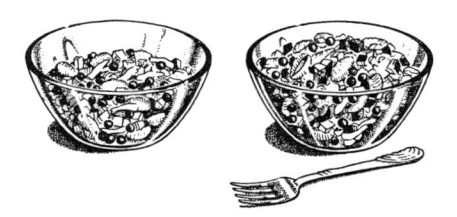

Salada de massa italiana: com menos massa e mais vegetais, a porção de 200 calorias à direita permite que você coma quase o dobro.

Se você achar que a porção à direita parece maior, está certo. É de cerca de 2 xícaras, comparada com a da esquerda, de 1 ⅓ de xícara. Contudo, ambas fornecem 200 calorias. A diferença não é a gordura. As duas são magras, com 18% de calorias de gordura. Cada porção é composta de 2 colheres (sopa) de mussarela light, 1 colher (sopa) de molho italiano de baixa caloria e 1 colher (sopa) de presunto magro picado.

A diferença é a quantidade de massa em relação aos vegetais. Há um pouco menos de massa na porção à direita: ½ xícara em vez de ¾ de xícara. Mas a quantidade de vegetais é muito maior na porção à direita: ⅓ de xícara de cenoura *versus* apenas 1 ½ colher de sopa, ⅓ de xícara de abobrinha fatiada e ⅓ de xícara de tomate picado *versus* 1 colher (sopa) de cada um desses vegetais na porção à esquerda.

São pequenas diferenças, mas há quase o dobro de calorias. A densidade passa de uma modesta 1,2 caloria por grama para 0,8 caloria por grama (veja "Como calcular a densidade energética", página 24). Isso significa que se você comer a mesma porção de 85g ingerirá cerca de 100 calorias com a salada de mais alta densidade energética e 70 calorias com a de mais baixa.

Mas como saber que as pessoas simplesmente não comerão mais da salada à direita? Boa pergunta. Vamos lhe mostrar como os cientistas passaram a avaliar o impacto da densidade energética na ingestão calórica e na administração do peso.

A INOVAÇÃO

Muitas dietas enfatizam a importância de um determinado nutriente para o controle de peso. Alguns anos atrás as pessoas foram convencidas de que era a gordura que as estava engordando. Com o foco na gordura, a importância dos efeitos da densidade energética na ingestão de alimentos e saciedade não foi avaliada. Frequentemente os alimentos de alta gordura têm alta densidade energética, e presumiu-se que os efeitos da gordura e densidade energética na ingestão de alimentos era a mesma. Mas se você se lembra dos exemplos que demos antes sobre o que influi na densidade energética, mostramos que o teor de água dos alimentos pode ter um efeito ainda maior do que a gordura. Portanto, podemos separar os efeitos da gordura e da densidade energética variando o teor de água dos alimentos. Ao fazermos isso, vemos que é a densidade energética que influi na saciedade e no quanto é ingerido.

Aumentando seu alimento

Densidade energética é a relação entre as calorias e o *peso* dos alimentos. Em geral, as porções que pesam mais também têm um volume maior. Mas e quanto ao puro *volume*? E ao ar? O alimento inflado com ar é mais satisfatório do que uma porção menor compactada?

A resposta é sim. O volume alimentar realmente influi no quanto você se sente satisfeito e come. Mostramos isso simplesmente acrescentando ar a um smoothie[*] de morango. Colocamos exatamente os mesmos ingredientes no liquidificador por quantidades de tempo diferentes para obtermos smoothies que enchessem ½ copo, ¾ de copo ou um copo inteiro. Então pedimos que alguns rapazes os bebessem meia hora antes do almoço. Quanto maior o smoothie, menos eles comeram na refeição: 12% menos após o maior smoothie, em comparação com o menor. Eles também se sentiram mais saciados após o maior smoothie, e não compensaram as calorias mais tarde naquele dia.

Não estamos sugerindo que tente se encher de alimentos que contenham ar. Você poderia ficar com dor de estômago e arrotar muito! Mas esse estudo realmente mostra que, aumentando o volume, você pode levar seus sentidos a acreditar que comeu mais. Você vê uma porção maior e obtém um estímulo sensorial maior ao ingeri-la.

Experimente alimentos batidos com moderação, como sobremesas congeladas de baixa gordura. Seja criativo ao preparar bebidas no liquidificador. Escolha pipoca estourada em ar (e não em micro-ondas); sua densidade energética não é baixa, mas 3 xícaras fornecem 90 calorias (tente não pôr manteiga — em vez disso, coloque temperos de baixa gordura). Os alimentos com formas irregulares também produzem um volume maior em uma determinada porção, porque não são compactados. Pense em cereais em flocos ou inflados.

Em outras palavras: pense grande!

Considere estas descobertas:

- Estudos nos Países Baixos, na Grã-Bretanha e nos Estados Unidos mostraram que quando a densidade energética da dieta se manteve constante, independentemente do teor de gordura, as pessoas ingeriram o mesmo peso de alimentos diariamente. Isso significa que a ingestão calórica diária também

---

* Coquetel sem álcool batido com muito gelo. (*N. do T.*)

foi a mesma. Esses estudos demonstram que é a densidade energética, não o teor de gordura da dieta, que influi na quantidade de calorias ingeridas.

- Em uma pesquisa nos Estados Unidos sobre quanto as pessoas costumavam comer, quando lhes foi pedido que pesassem os alimentos ingeridos durante quatro dias, confirmou-se que, em geral, as pessoas ingeriam o mesmo peso de alimentos diariamente. Isso novamente sugere que é a densidade energética da dieta que determina a ingestão calórica diária.

- As pessoas obesas têm padrões alimentares de densidade energética mais alta do que as de peso normal. Em nossa pesquisa, mulheres e homens obesos nos Estados Unidos não só ingeriam muitos alimentos de alta densidade energética (grandes porções de carne, leite e queijo com gordura integral, ovos fritos, sobremesas de alto teor de gordura), como também poucos alimentos de baixa densidade energética (saladas, frutas, leite desnatado). Pesquisadores holandeses descobriram que as pessoas magras têm dietas de densidade energética mais baixa do que as obesas. A mensagem é clara: as dietas de alta densidade energética estão associadas a maior peso corporal.

Contudo, o importante para *você* é o que acontece quando baixa a densidade energética de suas refeições costumeiras. Você ingerirá espontaneamente menos calorias? Para descobrir venha ao nosso Eating Lab. (Laboratório Alimentar).

EXPERIMENTOS COM MASSA

Aqui, no Laboratory for the Study of Human Ingestive Behavior, na Penn State, a atmosfera pode não ser romântica, mas a comida é boa. Tem de ser. Precisamos nos certificar de que todos os alimentos que servimos são igualmente saborosos, de modo que possamos avaliar outras influências no quanto as pessoas comem. Foi isso que a pós-graduanda Elizabeth Bell fez ao servir a mulheres de peso normal café da manhã, almoço, jantar e lanche durante três períodos de dois dias. Nas refeições, elas puderam comer o quanto quisessem de um prato principal.

Os pratos principais foram todos de baixa gordura, mas de densidade energética variada. Por exemplo, no almoço foi servido um prato de massa (parecido com a salada de massa italiana mostrada na página 25). Em alguns dias, a salada continha menos vegetais e mais massa e, portanto, mais calorias por porção; em outros, substituímos um pouco da massa por vegetais picados e, portanto, a salada continha menos calorias por porção. Independentemente de servirmos pratos principais de alta, média ou baixa densidade energética, cada mulher ingeriu a mesma quantidade de alimentos — um total de 1,5 quilo por dia. Portanto, nos dias de baixa densidade energética, ingeriu 30% a menos de calorias do que nos dias de alta densidade energética.

Elas se sentiram igualmente satisfeitas.

Mas estavam ingerindo cerca de 400 calorias a menos todos os dias.

VOCÊ NÃO TEM DE MUDAR TODA A SUA DIETA

Com muita frequência, quando uma nova ideia de administração do peso se torna popular, as pessoas a levam longe demais.

Isso poderia acontecer se você escolhesse apenas alimentos de densidade energética *muito* baixa, tentando subsistir com, por exemplo, sopa de cenoura, tomate, arroz e frango. Não faça isso! Os extremos têm um efeito oposto ao esperado. Proíba um alimento e poderá ansiar por ele. Além do mais, essas dietas não são saudáveis.

A boa notícia é que isso não é necessário. Você não precisa mudar toda a sua dieta, ou abrir mão de seus alimentos favoritos. Mostramos isso em um estudo em que pedimos às pessoas para mudarem apenas *metade* dos alimentos que ingeriam todos os dias. Durante quatro dias de cada vez, mulheres magras e acima do peso fizeram todas as suas refeições no Eating Lab. Pedimos que comessem toda a porção dos pratos principais que forneciam metade das calorias que elas normalmente ingeriam em cada refeição, e depois deixamos que comessem o que quisessem de uma ampla seleção de alimentos. Por exemplo, um dia servimos no jantar arroz de frango Florentine como prato principal, e, além disso, as mulheres podiam se servir da quantidade de peito de frango simples, batata, brócolis, couve-flor, salada, pãezinhos com manteiga e sobremesa que quisessem. Também podiam comer o que quisessem entre as refeições.

Quando baixamos a densidade energética dos pratos principais, as mulheres ingeriram menos calorias totais por dia. O mais interessante foi que não comeram mais dos alimentos "liberados" oferecidos em cada refeição, ou que escolheram como lanche. Elas não seguiram conscientemente uma dieta, mas quando fizeram refeições de baixa densidade energética ingeriram 16%

menos calorias nos quatro dias do estudo, e disseram que se sentiram igualmente satisfeitas.

O que realmente gostamos nesse estudo é que ele indica o caminho para uma estratégia inteligente de controle de calorias: ingerir alguns alimentos volumétricos de baixa densidade energética na maioria das refeições para ainda poder comer pequenas porções de alimentos de mais alta densidade energética. Comendo mais alimentos de baixa densidade energética você ingerirá um volume satisfatório que controlará a fome e o deixará se sentindo satisfeito com menos calorias. Mas você não terá de abrir mão de nenhum alimento em particular. Não se sentirá fazendo "dieta".

Como os alimentos volumétricos o saciam com menos calorias?

Isso parece muito simples. Como alimentos de baixa densidade energética podem saciá-lo com menos calorias? A resposta é que seu corpo tem muitos sistemas de "saciedade" que indicam que você comeu o suficiente, e os alimentos de alto volume ativam a maioria deles. Vamos considerar o que acontece quando você se senta para fazer uma refeição volumétrica. Eis como isso influi na saciedade:

Mente. Você cresceu com ideias sobre porções de alimentos apropriadas para satisfazer a fome. Ser capaz de escolher uma porção normal, mesmo se limitar calorias, corresponde às suas expectativas de que a refeição será satisfatória.

Olhos. Uma refeição começa com os olhos. Quando você vê um grande e apetitoso prato à sua frente, isso aumenta sua expectativa de que se sentirá saciado no final da refeição.

Nariz e boca. Ao cheirar, mastigar, saborear e engolir o alimento, você obtém prazer sensorial. Com um volume alimentar maior, há mais para comer, por isso o sabor e outros sinais sensoriais de saciedade enviados para o cérebro permanecem mais tempo.

Estômago. Um volume alimentar maior enche o estômago, ativando os receptores de "estiramento". Esses receptores dizem ao cérebro que uma quantidade saciadora de alimento foi ingerida. Ao se encher, o estômago se contrai ritmicamente, quebrando os alimentos em pequenas partículas capazes de passar para os intestinos. Essas contrações rítmicas são parte da saciedade, e similares se o estômago quebra 500g de alimento que contém 500 calorias ou 500g de alimento que contém 1.500 calorias. Além disso, uma porção maior de alimento demora mais para viajar pelo estômago do que uma porção menor, prolongando os sinais de saciedade.

Fígado, pâncreas, intestino delgado e intestino grosso. Quando o alimento viaja pelo sistema digestivo, uma série de sinais de saciedade continuam a ser enviados para o cérebro. Por exemplo, o intestino delgado libera colecistoquinina (CCK, de *cholecystokinin*), apelidada de "hormônio da saciedade". Um volume alimentar maior estimula o envio de mais desses sinais de saciedade ao passar pelo sistema digestivo.

É preciso comer uma porção normal de alimentos para que esses sistemas funcionem adequadamente. Comer no padrão saudável da dieta volumétrica é o primeiro passo para controlar calorias sem sentir fome.

ISSO REALMENTE PODE ME AJUDAR A EMAGRECER?

As pesquisas sobre densidade energética, ingestão de alimentos e peso são novas. Ensaios clínicos de administração do peso a longo prazo ainda não foram conduzidos, embora estejam sendo planejados. Contudo, houve um estudo dos efeitos da densidade energética na ingestão de alimentos e no peso corporal durante 14 dias. Seis homens de peso normal fizeram todas as suas refeições em um laboratório na Escócia durante três períodos de teste de 14 dias, nos quais a densidade energética variou. Quanto mais alta a densidade energética, mais alta a ingestão calórica diária. Nas duas semanas em que os homens seguiram a dieta de mais alta densidade energética, engordaram cerca de 1 quilo; nas duas semanas em que seguiram a dieta de mais baixa densidade energética, emagreceram cerca de 1 quilo. Além disso, um olhar para os programas de controle de peso, baseados em estudos bem-sucedidos de universidades e comerciais, revela que baixar a densidade energética tem um papel estratégico crucial.

No Alabama, um programa ajuda as pessoas a emagrecerem usando os princípios de *Volumetria* há 25 anos. Em 1976, Roland L. Weinsier, da University of Alabama, em Birmingham, iniciou um programa de emagrecimento que ajudou as pessoas a ingerirem bem menos calorias passando de uma dieta de gordura e densidade energética altas para uma de gordura e densidade energética baixas. Em 1983, ele mostrou que as pessoas que permaneceram em um programa de emagrecimento de baixa densidade energética se mantiveram magras, e 80% mantiveram seu novo peso corporal ou estavam mais magras dois anos depois. "O programa é eficaz nas pessoas um pouco acima do peso ou obesas", diz Weinsier. "Funciona em homens e mulheres." Inclui sessões semanais em que é ensinado um estilo de vida de ingestão de alimentos de baixa densidade energética e mais atividade física. "Preconizamos a importância de ingerir grandes quantidades de alimentos. Isso é contraintuitivo. Mas o volume alimentar se torna grande o suficiente para muitas pessoas acharem que estão comendo mais do que comiam quando engordavam."

Ensinar as pessoas a fazer refeições mais satisfatórias e menos calóricas também é fundamental para outros programas de administração do peso. Embora o programa "1, 2, 3" dos Vigilantes do Peso permita às pessoas escolher os alimentos que quiserem por seu nível calórico, explica a cientista líder Karen Miller-Kovachs, "elas aprendem rapidamente que grãos, frutas e vegetais as deixam saciadas até o final do dia, mas que chocolate e cheesecake as deixam com fome". Terry Brownlee, diretora de nutrição do Duke University Diet & Fitness Center, diz: Combinamos alimentos de densidade energética realmente baixa, como grandes saladas e porções de frutas, com alimentos de densidade energética mais alta, que contêm um pouco de gordura para dar sabor, como hambúrgueres ou bife. Por exemplo, fazemos uma salada de taco — uma camada de belas verduras, algumas batatas em rodelas finas assadas, um pouco de queijo polvilhado, algumas azeitonas e carne magra moída misturada com cevada. Frequentemente ouço: "Estou realmente surpreso com o quanto me sinto satisfeito."

VOLUMETRIA

A essa altura você, provavelmente, está ansioso por aprender como integrar esses princípios a seu plano de administração do peso. Na Parte 3 (página 48), examinaremos mais detalhadamente de que maneira diferentes elementos nutricionais como gordura, fibras, proteína e água influem na densidade energética e saciedade. Ajudaremos você a descobrir não só quais alimentos são carregados de calorias como também que tipos, consumidos em determinadas circunstâncias, permitem que você ingira menos calorias e ainda assim se sinta saciado. E mostraremos as armadilhas calóricas ocultas, os alimentos aparentemente inócuos que podem inserir calorias indesejadas em seu corpo, sem que ele as reconheça.

Não podemos garantir que você emagrecerá e se manterá magro. Para emagrecer você terá de ingerir menos calorias do que queima; para se manter magro, terá de consumir o mesmo número de calorias que queima. Mas podemos mostrar como comer menos calorias e ao mesmo tempo apreciar uma porção satisfatória de alimento.

RESUMO

- Se você continuar a consumir a quantidade usual de alimentos e, contudo, reduzir as calorias em cada porção, ingerirá menos calorias e se sentirá igualmente satisfeito.

- A densidade energética dos alimentos varia muito. Ingerindo as mesmas calorias, você pode comer ¼ de xícara de passas ou 1 ¾ de xícara de uvas. E consumir vinte vezes mais tomates, por peso, do que pretzels.

- Uma dieta de alta gordura promove o ganho de peso porque é de alta densidade energética. Apenas cortar a gordura não o ajudará a emagrecer, a menos que você também limite alimentos de baixa gordura ou livres de gordura com alta densidade energética.

- A água incorporada ao alimento tem um papel crucial no controle da fome. Para baixar a densidade energética de sua dieta, ingira mais alimentos ricos em água, inclusive grãos cozidos, frutas, vegetais, sopas e caldos.

- Você não tem de mudar toda a sua dieta. Fazendo mais refeições e lanches de baixa densidade energética, poderá apreciar porções razoáveis de seus alimentos favoritos de alta densidade energética e ao mesmo tempo controlar calorias.

- Baixar a densidade energética total de sua dieta, como parte de um programa integrado de exercícios e administração do comportamento, pode resultar em uma perda de peso significativa mantida ao longo do tempo.

Parte 2

Como emagrecer e se manter magro

Os PRINCÍPIOS DE *VOLUMETRIA* visam ajudar todas as pessoas a ter uma dieta mais satisfatória e ao mesmo tempo controlar calorias. Se você estiver com um peso saudável, empregue-os para evitar engordar. Pode usar as dicas para fazer escolhas alimentares melhores e preparar as receitas que virão depois, sem se engajar em um plano formal.

Se, por outro lado, você precisar ou quiser emagrecer, necessitará de um plano de administração do peso mais estudado. É muito duro fazer uma dieta de emagrecimento apenas para ver o peso voltar alguns meses depois. Felizmente, a ciência da administração do peso avançou muito nos últimos anos. Nesta parte mostraremos como planejar um programa de emagrecimento, inclusive como determinar quanto peso precisará perder, a rapidez com que o perderá e quantas calorias cortar em uma base diária para conseguir isso. Ajudaremos você a entender como a administração do peso pode melhorar sua saúde e como se manter magro.

Criando seu próprio programa de administração do peso

NA UNIVERSITY OF PENNSYLVANIA, na Filadélfia, sessenta mulheres obesas (peso médio: 100 quilos) participaram de um programa clínico de emagrecimento de 48 semanas. Foi-lhes perguntado: "Quanto peso você quer perder?" Cada mulher descreveu um "peso dos sonhos", "peso feliz", "peso aceitável" e "peso desapontador". "Peso dos sonhos" significava perder em média 32 quilos (32% do peso corporal), enquanto "desapontador" significava perder 17. No final, a verdadeira perda de peso foi de 16 quilos, ainda menor do que o "peso desapontador".

Contudo, os médicos que dirigiram o programa estavam satisfeitos. As mulheres podem não ter ficado felizes, mas ficaram mais saudáveis. Afinal de contas, perderam 16% de seu peso corporal, reduzindo bastante seu risco de doença cardíaca, acidente vascular cerebral (AVC), diabetes e outros fatores de risco associados à obesidade. Se você não estiver acima do peso ou obeso, perder apenas 5 a 10% de seu peso corporal pode melhorar sua saúde.

Quais são *suas* expectativas em relação à perda de peso? Esse é o ponto de partida para planejar um programa de emagrecimento. Se você espera muito — se quer um "corpo de sonho" —, poderá acabar se sentindo um fracasso, mesmo se for bem-sucedido. Se realmente conseguir o peso de seus sonhos com um estilo de vida que não consegue manter, poderá simplesmente recuperar grande parte do peso perdido. Por outro lado, se tiver um objetivo de perda de peso razoável e seguir um programa alimentar inteligente volumétrico e aumentar a atividade física, *poderá* emagrecer muito — e se manter magro.

Essa é uma ótima notícia. Apenas alguns anos atrás, os especialistas em administração do peso não sabiam ao certo o quanto ela era bem-sucedida a longo prazo. Sabiam que as pessoas podiam emagrecer, mas como podiam se manter magras? Agora há uma base científica sólida para o otimismo.

O National Weight Loss Registry, por exemplo, é um levantamento de mais de 2.500 homens e mulheres que perderam mais de 14 quilos e se mantiveram magros por pelo menos um ano (perda média de peso: 30 quilos). "Aprendemos que a perda de peso e manutenção é possível", diz a pesquisadora Mary Lou Klem, da University of Pittsburg School of Medicine, onde o registro é coordenado. "A maioria das pessoas nos diz que usou dieta e exercícios para emagrecer e se manter magra. Elas relatam mudanças realmente positivas na qualidade de vida."

Nos últimos anos, os especialistas em administração do peso determinaram que um programa bem-planejado de dieta e exercícios pode melhorar muito as chances de sucesso na administração do peso. O National Institutes of Health (NIH) recentemente publicou diretrizes para a administração do peso baseadas na ciência. Eles chamam isso de "relatório das evidências", porque examinaram cuidadosamente a literatura científica em busca de métodos comprovadamente eficazes. Neste capítulo apresentaremos alguns deles.

VOCÊ PRECISA EMAGRECER PARA FICAR MAIS SAUDÁVEL?

Se você está lendo este livro, as chances são de que já acredite que emagrecer ou evitar engordar é uma escolha saudável. Talvez já conheça os riscos para a saúde ligados a estar acima do peso ou obeso: hipertensão, colesterol alto, diabetes do tipo 2, doença cardíaca, AVC, doença da vesícula biliar, osteoartrite, apneia do sono, problemas respiratórios e um ligeiro aumento no risco de desenvolvimento de certos tipos de câncer (mama, próstata, cólon). A obesidade é um fator independente no aumento desses riscos para a saúde, elevando suas chances de morte prematura. Emagreça e os riscos para a saúde diminuirão rapidamente. (Se você tem uma história familiar de doença cardíaca — pai ou tio que sofreu um ataque cardíaco antes dos 55 anos, mãe ou tia acometida antes dos 65 —, é mais importante ainda diminuir seus riscos de doença cardiovascular administrando seu peso. Se você fuma, o que também aumenta os riscos para a saúde na obesidade, o primeiro passo é parar de fumar e depois usar os princípios deste livro para emagrecer.)

Para descobrir se necessita emagrecer para ficar mais saudável você precisará determinar se está "acima do peso" ou "obeso". As duas condições se referem a um excesso de gordura corporal. Os cientistas medem a gordura corporal com uma relação especial entre peso e altura chamada Índice de Massa Corporal (IMC), que reflete exatamente a gordura corporal na grande maioria dos adultos do sexo masculino e feminino. As principais exceções são pessoas em muito boa forma e musculosas, cujo peso maior se deve a terem mais músculos, não gordura. Você pode ter uma ideia de seu IMC atual consultando nossa tabela "Qual é seu IMC?" (página 39) ou descobri-lo usando sua calculadora:

1. Calcule o quadrado de sua altura. Por exemplo, se você tem 1,72m de altura, 1,72 vezes 1,72 é igual a 2,96.

2. Agora divida seu peso por esse número. Se você pesa 74 quilos, 74 dividido por 2,96 é igual a 25. Esse é o seu IMC.

Eis como interpretar isso:

■ **IMC ABAIXO DE 18,5.** Você está abaixo do peso normal, o que é associado a riscos para a saúde. Em seu caso, fazer dieta seria perigoso. Tente ter uma alimentação mais nutritiva e melhorar a forma física.

■ **IMC DE 18,5 A 25.** Você está com peso normal. Tenha uma alimentação nutritiva, mantenha a boa forma física e o peso.

- **IMC DE 25 A 30.** Você está acima do peso. Com um IMC de 25 a 27, o aumento do risco para a saúde é pequeno, mas tente evitar engordar. Os riscos para a saúde começam a crescer significativamente com um IMC acima de 27. Se seu IMC for de 27 a 30, comece um programa de emagrecimento.

- **IMC DE 30 A 35.** Você está obeso. Os riscos para sua saúde são muito maiores. Emagreça agora, especialmente com uma dieta inteligente e mais exercícios, isso reduzirá muito seus fatores de risco, como hipertensão ou colesterol alto. Se você realmente apresentar esses ou outros fatores de risco, consulte seu médico sobre planejar um programa de emagrecimento; leve este livro.

- **IMC ACIMA DE 35.** Você está morbidamente obeso. Consulte seu médico sobre emagrecer; leve este livro.

Em um determinado peso, você corre um risco maior de doença cardíaca e diabetes se acumular gordura ao redor da cintura. Eis um modo rápido de avaliar seu risco: olhe para seu cinto. Segundo o National Institutes of Health (NIH), uma cintura de mais de 88 centímetros nas mulheres e de 101 nos homens está ligada a um risco muito maior de doenças. A boa notícia é que a maioria das pessoas que emagrece o faz primeiro ao redor da cintura.

OS BENEFÍCIOS DO EMAGRECIMENTO

Se você está acima do peso ou obeso, perder 5 a 10% de seu peso corporal pode baixar sua pressão sanguínea e seus triglicerídeos (gorduras no sangue), aumentar o colesterol "bom" HDL (que protege contra doença cardíaca), baixar seu colesterol total (inclusive o colesterol "mau" LDL) e os níveis de glicose sanguínea em jejum, mesmo em pessoas sem diabetes. Essa perda de peso modesta também pode reduzir a obesidade abdominal, diminuindo ainda mais seu risco de diabetes e doença cardíaca. "Você não tem de emagrecer muito para obter um benefício para a saúde", diz John Foreyt, do Baylor College of Medicine. "Cinco a 10% são possíveis e sustentáveis, enquanto 20% podem não ser."

Qual é seu IMC?

Altura	IMC 25 (peso em quilos)	IMC 27 (peso em quilos)	IMC 30 (peso em quilos)
1,47	53,97	58,51	64,86
1,49	56,24	60,32	67,13
1,52	58,05	62,59	69,39
1,54	59,87	64,86	71,66
1,57	61,68	66,67	74,38
1,60	63,95	68,94	76,65
1,62	65,77	71,21	78,92
1,65	68,03	73,48	81,64
1,67	70,30	75,74	84,36
1,70	72,12	78,01	86,63
1,72	74,38	80,28	89,35
1,75	76,65	82,55	92,07
1,77	78,92	85,27	93,89
1,80	81,19	87,54	97,52
1,82	83,46	90,26	100,24
1,85	85,72	92,53	102,96
1,87	87,99	95,25	105,68
1,90	90,71	97,97	108,86
1,93	92,98	100,24	111,58

O QUÃO RÁPIDO VOCÊ DEVE EMAGRECER?

Devagar realmente se vai longe. É claro que você pode perder peso rapidamente, mas ele voltará. A perda de peso rápida (mais de 1 quilo por semana) aumenta o risco de cálculo biliar e anormalidades dos eletrólitos, que podem levar a anormalidades no coração de algumas pessoas. Mas a pior parte é que não traz nenhum benefício a longo prazo. Por quê? Um ano após emagrecer, as pessoas que perdem peso devagar recuperam apenas um pouco dele, enquanto as que o perdem rápido recuperam muito mais. Emagreça rápido demais e seu metabolismo ficará mais lento e você perderá massa corporal magra (músculos), duas condições que tornam mais fácil recuperar o peso. É por isso que o NIH recomenda a perda de peso relativamente lenta: "Muitos estudos mostram que a perda de peso rápida quase sempre é seguida de recuperação." Perder e recuperar peso repetidamente, um fenômeno conhecido cientificamente como "flutuação de peso" e popularmente como "efeito sanfona", não é comprovadamente não saudável, mas pode ser psicologicamente desanimador.

O foco do NIH é nos métodos de emagrecimento com a maior chance de levar à administração do peso a longo prazo. Os melhores resultados são obtidos com uma combinação de dieta de calorias reduzidas, mais exercícios e modificação do comportamento, que ajuda você a manter o novo estilo de vida. O objetivo: *perder meio a 1 quilo por semana.*

O emagrecimento nesse ritmo não só é seguro como pode ser mantido, semana após semana. Perdendo 500g por semana, você pode perder 5 quilos em dez semanas. Se precisar perder 12 quilos, poderá conseguir isso em seis meses. Você não se sentirá fazendo "dieta", especialmente se usar os princípios encontrados neste livro para manter suas porções de alimentos normais. Passará a ter o estilo de vida de alimentação e atividade física que torna possível a administração permanente do peso.

"Costumávamos dizer às pessoas para perder todo o peso que pudessem e depois tentar manter a conquista", diz o professor de medicina da University of Colorado, James O. Hill, membro do painel de especialistas do NIH. "Mas esse modelo não funciona muito bem. Você fica sempre tentando não recuperar o peso. A nova abordagem é gradual. Você perde até 10% de peso corporal em seis meses e depois tenta manter esse resultado de peso nos seis meses seguintes."

PLANEJANDO EMAGRECER

Um programa de administração do peso é dividido em duas partes: emagrecimento e manutenção da perda de peso. Para emagrecer, a equação é simples: você terá de ingerir menos calorias do que queima. A maior parte desse "deficit" calórico virá da dieta alimentar: *ingerir cerca de 500 calorias por dia a menos do que o necessário para manter o peso atual.* Veja "De quantas calorias você precisa" (página 41).

Isso deve levar à perda de cerca de 500g por semana, e é apropriado para pessoas acima do peso ou moderadamente obesas (IMC de 27 a 35). Se você está morbidamente obeso (IMC acima de 35), pode precisar criar um deficit calórico de 500 a 1.000 calorias para perder até 1 quilo por semana (como pesa mais, precisará emagrecer mais para perder 10% de peso em seis meses).

Sua dieta deve ser volumétrica: de baixa densidade energética; rica em carboidratos complexos, inclusive grãos integrais, vegetais e frutas com alto teor de fibra; adequada em fontes de proteína magra e laticínios de baixa gordura; moderadamente — mas não excessivamente — baixa em gordura; com apenas algumas bebidas calóricas ou alcoólicas. Nossos cardápios (página 160) se baseiam em 1.600 e 2.000 calorias, mas podem ser ajustados para 1.400 calorias se suas necessidades calóricas forem menores, ou 2.400 ou mais se você for uma pessoa alta e ativa, ou na fase de manutenção de seu plano de administração do peso.

Você também precisará se tornar mais ativo fisicamente. Um bom programa de exercícios não só aumenta as chances metabólicas de manter a perda de peso como torna mais fácil permanecer com um estilo de vida saudável.

MANTENHA A PERDA DE PESO

Após cerca de seis meses a perda de peso, frequentemente, se torna mais lenta. Se você atinge esse platô, é hora de focar na manutenção. Seu objetivo: manter a perda de peso nos próximos seis meses e depois disso. Pode recuperar um pouco, mas se esforçará para que seja o mínimo. Se você perdeu 12 quilos e recuperar apenas 2,5 nos próximos dois anos, considere-se bem-sucedido.

Após seis meses da perda de peso e seis meses da manutenção, você pode decidir tentar emagrecer mais. Agora é hora de voltar ao seu programa de emagrecimento gradual.

De quantas calorias você precisa?

Para escolher o nível calórico de seu plano de emagrecimento, primeiro você tem de determinar quantas calorias por dia precisa para manter o peso atual. Então escolherá um nível calórico de cerca de 500 calorias a menos. Embora muitos fatores influam nas necessidades calóricas individuais — idade (as necessidades calóricas diminuem cerca de 2% em uma década), sexo (os homens tendem a ser maiores e precisar de mais calorias), taxa metabólica, genética e o grau de musculatura (o músculo exige mais calorias do que a gordura) —, os principais são o quanto você pesa agora e se é ativo.

Você já sabe qual é seu peso. O quanto você é ativo? É uma pessoa "sedentária" se realiza pouca ou nenhuma caminhada, subida de escadas, jardinagem ou outra atividade física em uma base diária. Para se tornar "moderadamente ativo" precisará gastar cerca de 150 calorias por dia em atividade física, o equivalente a caminhar cerca de 3 quilômetros. Agora multiplique seu peso pelo número apropriado a seguir:

Mulher sedentária:	12
Homem sedentário:	14
Mulher moderadamente ativa:	15
Homem moderadamente ativo:	17

Digamos que você seja uma mulher de 1,62m que pesa 157 libras (71 quilos). Multiplique 157 por 15 para obter 2.355. Esse é o número de calorias de que precisará por dia para se manter no mesmo peso. Para perder 500g por semana, precisará cortar 500 calorias por dia, baixando sua ingestão calórica diária para 1.855. Para fazer isso, pode seguir nosso plano de 2.000 calorias e se abster de um lanche de 150 calorias por dia. Nesse nível calórico, perderá cerca de 500g por semana.

Passaram-se 12 semanas e você perdeu 12 libras (5,44 quilos). Está pesando 145 libras (65,77 quilos). Seu IMC caiu de 27 (acima do peso) para 25 (peso normal). Agora tente manter essa perda de peso para dar ao corpo a chance de se ajustar ao novo peso. Mas não volte a ingerir quase 2.400 calorias! Suas necessidades calóricas também baixaram: 145 x 15 é igual a 2.175 calorias. Esse é seu novo nível calórico de manutenção.

Se você for maior ou estiver mais acima do peso, suas necessidades calóricas serão maiores. Por exemplo, um homem de 1,80m que pesa 220 libras (100 quilos) (IMC: 29,5) e é inativo precisa de 3.080 calorias por dia (220 x 14). Portanto, seu nível calórico de emagrecimento é de 2.580 calorias (3.080 – 500 calorias). Você modificará seu plano de 2.000 calorias para chegar a 2.580 calorias. Se perder 25 libras (11 quilos) nos próximos seis meses, pesará 195 libras (88 quilos) (IMC: 27) e precisará de 2.730 calorias (195 x 14). Se também aumentar o nível de atividade, poderá ingerir 3.375 calorias por dia e permanecer com seu peso corporal mais baixo. Seu objetivo agora é manter esse peso por seis meses antes de fazer outro esforço de emagrecimento.

Nota: No Brasil utilizamos as medidas em quilos, recomenda-se atenção nos cálculos feitos por leitores. Para tal, considere 1 libra = 453,59 gramas. (*N. da RT.*)

E se você perdeu peso durante seis meses e, dois ou três meses depois, se vê recuperando-o? Lembre-se de que essas são apenas diretrizes gerais. Você precisará descobrir o padrão que mais lhe convém. Algumas pessoas acham que voltar a um estilo alimentar de emagrecimento as ajuda a perder em algumas semanas o peso recuperado. Digamos que você perdeu 6,80 quilos, mas recuperou 2,30 quilos no mês seguinte. *Agora* volte à fase de manutenção e tente manter a perda de peso nos seis meses seguintes.

Para monitorar a administração do seu peso você precisará se pesar. Não recomendamos que se pese todos os dias quando está emagrecendo, porque as flutuações de peso diárias podem ser enganosas: pesar-se uma vez por semana, na mesma hora do dia e sem roupas, é uma boa abordagem. Contudo, durante a fase de manutenção, muitas pessoas que conseguiram emagrecer e se manter magras se pesaram todos os dias. Assim, se você notar que seu peso está aumentando constantemente durante vários dias ou uma semana, poderá fazer pequenas mudanças em seus hábitos alimentares e suas atividades para evitar um ganho de peso ainda maior, ou perder meio ou 1 quilo.

A principal mudança deve ser no modo de pensar: a perda de peso rápida em vez da perda de peso *sustentável*. Você deve se sentir tão bem em relação a si mesmo por se manter magro quanto por ter emagrecido. É na manutenção que a maioria das pessoas que fazem dieta falha. Mas você não tem de falhar. Descobrirá o estilo alimentar agradável de *Volumetria* e experimentará os benefícios emocionais e físicos dos exercícios. Como afirma o National Institutes of Health: "Quanto mais a fase de manutenção do peso puder ser sustentada, melhores serão as perspectivas de sucesso a longo prazo na redução do peso."

UMA ABORDAGEM SAUDÁVEL

Perder peso com o estilo alimentar de *Volumetria* e aumentar a atividade física diária melhorará sua saúde. Você realmente começará a ficar mais saudável desde o primeiro dia, antes de perder 1 grama. Esse estilo alimentar é nutritivo e bem-balanceado, com quantidades mais do que adequadas de proteína, minerais e vitaminas — um padrão que demonstrou reduzir a doença cardíaca e outros riscos.

Os exercícios também o tornarão mais saudável. Mesmo se não perder nem 500g (não se preocupe, você perderá), aumentar o nível de atividade física poderá reduzir o risco de ataque cardíaco, AVC e diabetes do tipo 2, aumentar o colesterol "bom" HDL e baixar o colesterol "mau" LDL, melhorar a circulação, reduzir a pressão sanguínea e melhorar o controle da glicose sanguínea. Se você incluir exercícios de sustentação de peso como a caminhada, reduzirá seu risco de osteoporose. "Grande parte dos riscos para a saúde que vemos nos homens acima do peso e obesos pode ser em função de seu baixo condicionamento físico", diz Steven Blair, diretor de pesquisa do Cooper Institute, em Dallas. "Independentemente de você ser magro ou obeso, ser ativo e ter um bom condicionamento físico fornece benefícios importantes em termos de longevidade." Tornar-se mais ativo também é o melhor modo de se manter magro. John Foreyt, do Baylor, diz: "Você pode emagrecer sem exercícios, mas não pode se manter magro." (Para nosso programa de exercícios, veja "A prescrição de exercícios", página 276.)

RESUMO

- Seja otimista. Você pode emagrecer e se manter magro.

- Escolha um objetivo de perda de peso realista. Se você está acima do peso, perder 5 a 10% do peso corporal é possível e sustentável.

- Estar acima do peso ou obeso aumenta o risco de doença cardíaca, diabetes e outras doenças crônicas. Se você acumular gordura ao redor da barriga, ou já apresentar fatores de risco como hipertensão, os riscos para a saúde associados à obesidade serão ainda maiores.

- Perder 5 a 10% do peso corporal pode reduzir muito esses riscos para a saúde.

- O melhor modo de emagrecer é ingerir 500 calorias por dia a menos e ao mesmo tempo aumentar a atividade física. Isso levará à perda de cerca de 500g por semana.

- Se você tiver muito peso a perder, poderá precisar de um deficit de 1.000 calorias para perder cerca de 1 quilo por semana.

- Perder meio a 1 quilo por semana é o melhor ritmo para o sucesso a longo prazo. Perca peso mais rápido e você simplesmente recuperará grande parte dele.

- Planeje perder peso nesse ritmo por até seis meses, dependendo do quanto precisa emagrecer. Depois se concentre na manutenção: no estilo alimentar inteligente de *Volumetria* e em aumentar os exercícios físicos.

Um padrão alimentar balanceado, variado e de baixa densidade energética, combinado com o aumento da atividade física, melhorará sua saúde.

Sete chaves para o sucesso na administração do peso

A intervenção de uma dieta de baixa caloria combinada com mais atividade física e terapia comportamental é a mais bem-sucedida para o emagrecimento e a manutenção da perda de peso.

— Diretrizes clínicas do National Institutes of Health para o tratamento do excesso de peso e da obesidade

A administração do peso a longo prazo exige novos hábitos alimentares e de exercícios. Contudo, a mudança exige esforço. Afinal de contas, se você tem 40 anos e faz cinco refeições e lanches por dia, fez isso 70.000 vezes até agora. Felizmente, os especialistas em administração do peso desenvolveram abordagens de modificação do comportamento que, comprovadamente, facilitam a mudança permanente de estilo de vida. Se você empregar essas técnicas, as chances são de que emagreça mais do que se simplesmente tentar mudar a alimentação e os hábitos de exercícios. Também aumentará as chances de se manter magro. Eis as sete estratégias mais eficazes de "modificação do comportamento":

1 **Mantenha um diário alimentar e de exercícios.** "Isso é crucial", diz John Foreyt, do Baylor. Em vários estudos, manter registros alimentares é o melhor prognosticador do emagrecimento. As pessoas que mantêm diários de exercícios também tendem mais a persistir em seus programas.

   Anote tudo que você comer em cada refeição ou lanche durante o dia e o tamanho aproximado das porções. Procure modos de substituir alimentos por outros de mais baixa densidade energética e fazer mudanças graduais. Por exemplo, se seu café da manhã é um bolo dinamarquês de alta densidade energética, experimente um muffin inglês com geleia. Agora anote como se sente após essas mudanças. Assim, identificará quais alimentos são mais saborosos e saciam mais a fome. No mesmo diário, faça anotações de sua atividade física, o que faz, por quanto tempo e o quão intencionalmente o faz. Por exemplo, registre como se sentiu antes e depois de uma caminhada vigorosa. Anote quaisquer obstáculos a se tornar mais ativo e as ideias para superá-los.

2 **Identifique e administre pistas de que está comendo demais e realizando pouca atividade física.** Se você achar difícil não abusar de certos alimentos (como chocolate, biscoitos, queijo ou salgadinhos), mantenha-os fora de sua casa e só os coma em ocasiões especiais, em um restaurante ou uma delicatéssen. Ou decida comer apenas em certos aposentos da casa, como na sala

de jantar, em vez de na sala de estar, diante da televisão. Crie um ambiente em que seja mais fácil comer com moderação.

"Coloque-se em situações em que possa ingerir um alimento favorito sem abusar dele", diz Foreyt. "Não compre 500g de chocolate, compre dois pedaços e os leve para casa com você. Essa é uma situação em que não fará uma farra alimentar." Estruture o ambiente de modo a só comer em certos momentos. "Se eu tivesse uma tigela de biscoitos de chocolate na minha frente, estaria mordiscando-os agora", admite Foreyt. "Mas aprendi a manter a comida distante de mim quando não é hora de comer."

3 **Trabalhe em seus pensamentos e sentimentos.** Os psicólogos chamam isso de "reestruturação cognitiva": aprender a interpretar eventos e expectativas de um modo mais construtivo. Objetivos de perda de peso não realistas, ou expectativas de que a perda de peso resolverá todos os seus problemas, podem levar a pensamentos e sentimentos que conduzem ao próprio fracasso e minam os esforços de emagrecimento. Objetivos e expectativas realistas podem destiná-lo ao sucesso. Você também desejará trabalhar na interpretação de escolhas alimentares não ideais. Por exemplo, se comeu um donut a caminho do trabalho, pode pensar: "Agora que comi isso, posso comer o que quiser hoje." Um pensamento mais construtivo: "Certo, comi um donut, mas se fizer escolhas mais saudáveis no almoço e no jantar poderei terminar o dia me alimentando bem."

4 **Aprenda a administrar o estresse.** Muitas pessoas comem demais em reação ao estresse. Mas se você come em reação ao estresse, é fácil ignorar os sinais de saciedade. Por isso, é muito importante aprender a se acalmar antes de reagir dessa maneira. Respiração profunda, relaxamento muscular progressivo e meditação são eficazes, assim como exercícios.

5 **Envolva-se com familiares e amigos.** As pessoas com mais apoio social se saem melhor na administração do peso. Exemplos: peça a um membro da família que siga um plano alimentar de *Volumetria* com você, entre em um programa de controle de peso com um amigo, participe de um grupo de apoio ao emagrecimento ou programa como os Vigilantes do Peso, que incentiva um sistema de apoio. Você também pode começar a caminhar regularmente com um amigo ou entrar para um clube de caminhada. Para ser útil, o apoio social não precisa ser relacionado com o peso. "Trabalhe nos relacionamentos", diz Foreyt. "Seja um voluntário. Digo aos meus alunos para frequentar aulas — de vela, bridge, qualquer coisa. Sempre que você se envolve com outras pessoas, começa a priorizar certas

coisas. Descobre que as pessoas são mais importantes do que a comida. Quando estabelece relacionamentos, tende menos a usar a comida como um conforto."

6 **Mexa-se!** "Quando as pessoas obesas começam a se exercitar, sentem-se melhor em relação a si mesmas, e esse sentimento realmente as ajuda a seguir um estilo de vida saudável", diz Foreyt. "Mesmo se você não queimasse uma única caloria, teria de se exercitar para ter a sensação de bem-estar. Todos nós trabalhamos muito e precisamos nos sentir bem."

7 **Faça um plano para lidar com os reveses.** Ninguém perde peso todos os dias durante meses; algumas semanas são melhores do que outras. Isso não tem a ver apenas com a ingestão de um alimento muito calórico em um dia; você *deve* incluir pequenas porções de alimentos de alta densidade energética favoritos em seu plano alimentar. Mesmo se você se exceder neles, entenda que isso é normal, e siga em frente.

Faça um plano para situações sociais que podem causar "recaídas": festas de fim de ano, férias em família e até perturbações emocionais. Pense em como lidará com cada uma dessas situações. E se você realmente perceber que está comendo demais, pergunte-se: "O que aprendi com essa experiência? O que posso fazer de modo diferente da próxima vez?" Dê-se um reforço positivo, como recompensas não alimentares, por seguir seu plano.

Você deve fazer isso sozinho? Sem dúvida, se for seu estilo. Menos da metade das pessoas que conseguem emagrecer e se manter magras o faz sozinha, enquanto outras participam de um programa. Por exemplo, recentemente os Vigilantes do Peso, Jenny Craig e TOPS (Take Off Pounds Sensibly) se juntaram à Federal Trade Commission (FTC) Partnership for Healthy Weight Management, e concordaram em revelar voluntariamente informações essenciais a consumidores; todos têm programas inteligentes compatíveis com *Volumetria*.

Outra opção excelente é ser acompanhado por um nutricionista que tenha um M.S. ou Ph.D., ou seja, um dietista registrado (R.D.); são pessoas treinadas para ajudá-lo não só a escolher uma dieta mais saudável como também a aplicar as técnicas comportamentais para tornar permanentes as mudanças no estilo de vida. Para encontrar um R.D., entre em contato com a American Dietetic Association (veja "Recursos", página 320). Leve uma cópia deste livro para a primeira reunião e seu consultor nutricional poderá ajudá-lo a pôr *A dieta volumétrica* em prática*.

---

* No Brasil, apenas os nutricionistas registrados no Conselho Federal de Nutrição são aptos a prescrever dieta. *(N da RT.)*

Parte 3

O que comemos e bebemos

As ESCOLHAS DE COMIDA E BEBIDA têm importante papel na determinação do quanto será fácil controlar calorias. Ajudaremos você a fazer escolhas inteligentes examinando cinco componentes principais da dieta:

- **GORDURA.** Se sólida, à temperatura ambiente (manteiga), líquida (óleo de canola), visível (entremeada na carne) ou invisível (em molhos), a gordura é o componente alimentar de mais alta densidade energética. Se você seguir uma dieta moderadamente magra (com 20-30% de calorias provenientes de gordura), poderá ingerir porções satisfatórias e administrar seu peso.

- **CARBOIDRATOS.** Pão, arroz, massas, milho, batata, feijões secos, outros vegetais, frutas e açúcar refinado obtêm quase todas ou todas as suas calorias dos carboidratos, que incluem tanto o açúcar (moléculas simples) quanto o amido (cadeias moleculares mais longas). A fibra é composta de cadeias moleculares longas que não podemos digerir. Você pode aumentar a saciedade com menos calorias escolhendo alimentos ricos em carboidratos, com alto teor de fibra e baixa densidade energética.

- **PROTEÍNA.** Carne de vaca, porco, cordeiro, frango, peru, peixe, mariscos, feijões e ervilhas secas, produtos de soja e laticínios são ricos em proteína, composta de aminoácidos de que nossos corpos precisam para desenvolver músculos e produzir compostos biológicos. A proteína é particularmente saciadora, portanto, ingira porções normais de alimentos de proteína magra se estiver emagrecendo ou evitando engordar.

- **ÁLCOOL.** Cerveja, vinho e bebidas alcoólicas contêm álcool (etanol), um subproduto da fermentação. O álcool tem quase a mesma densidade energética da gordura e, obviamente, é intoxicante. As bebidas alcoólicas acrescentam calorias e proporcionam pouca saciedade, mas há modos de incluí-las em sua dieta e ao mesmo tempo controlar calorias.

- **ÁGUA.** É uma molécula simples, sem calorias. A quantidade de água em um alimento tem influência crítica em sua densidade energética. Ingerir alimentos ricos em água é uma estratégia essencial para baixar a densidade energética da dieta. Mas simplesmente beber mais água não ajudará na saciedade.

Baixar a densidade energética dos alimentos é crucial para controlar a fome quando você administra seu peso. Ao examinarmos os principais componentes da dieta mostraremos o que isso significa na escolha de alimentos específicos. No último capítulo desta parte apresentaremos um estudo de caso — sopa — para mostrar como um alimento de baixa densidade energética ajuda você a se sentir saciado com menos calorias.

Gordura

Em muitas longas noites sonhei com queijo —
na maioria das vezes, tostado.

— ROBERT LOUIS STEVENSON,
A ilha do tesouro, 1883

SE VOCÊ SEGUE UMA DIETA GORDUROSA CLÁSSICA americana, aprender a reduzir a gordura na alimentação é um passo essencial no programa de administração do peso. Com 9 calorias por grama, a gordura pode acrescentar muitas calorias até a uma pequena porção. Isso, combinado com os efeitos deliciosos que pode ter nos alimentos, torna muito fácil abusar dela. Cortar a gordura é crucial se você quer baixar a densidade energética de sua dieta e seguir o estilo alimentar da dieta volumétrica.

Contudo, o papel da gordura na administração do peso tem sido exagerado. O principal motivo de os norte-americanos estarem engordando é que ingerem mais calorias do que queimam em atividade física e no metabolismo. *Qualquer* excesso de calorias levará a ganho de peso, independentemente se originadas de carboidratos, proteína, gordura ou álcool.

A razão de você precisar reduzir a quantidade de gordura que ingere para administrar o peso é que isso diminuirá a densidade energética total da dieta, de modo que você possa comer porções de tamanho normal. Se tentar cortar calorias sem cortar gordura, precisará ingerir porções tão pequenas que ficará com fome. Por isso, recomendamos uma dieta moderadamente magra (com 20-30% de calorias provenientes de gordura), que lhe permitirá comer o suficiente para se sentir satisfeito.

A gordura melhora o sabor dos alimentos. Embora alguns alimentos livres de gordura sejam naturalmente deliciosos — um suculento pêssego maduro, um tomate de horta, um sorbet* de amora-preta —, outros, como biscoitos, bolo e queijo, às vezes parecem papelão ou borracha quando a gordura umedecedora e saborosa é removida. Ironicamente, tanto uma dieta de alto teor de gordura como uma de muito baixo pode minar esforços para seguir um plano alimentar de controle de calorias: gordura demais significa muito pouco alimento, mas gordura de menos pode significar privação de sabor, e privação tem um efeito oposto ao esperado. Corte a gordura inteligentemente e poderá comer bastante, apreciar o alimento como sempre e ainda controlar calorias.

POR QUE EXAGERAMOS NOS ALIMENTOS DE ALTO TEOR DE GORDURA

As dietas de alto teor de gordura promovem a obesidade. Sabemos disso. Mas por quê? Os motivos estão relacionados com o sabor, o metabolismo ou as calorias? Cada um desses fatores tem um papel, como mostraremos, mas um motivo importante pelo qual é fácil exagerar nos alimentos de alto teor de gordura é que eles contêm muitas calorias em uma pequena porção.

O que é gordura?

As gorduras, grandes moléculas nos alimentos, servem como base para compostos importantes no corpo, mas seu principal papel é o de uma fonte concentrada de calorias. Os vários tipos de gordura são igualmente calóricos.

De fato, os vários tipos de gordura têm efeitos diferentes na saúde, particularmente no sistema cardiovascular. As gorduras saturadas, encontradas principalmente na carne vermelha gorda e nos laticínios de alto teor de gordura, aumentam o risco de doença cardíaca, elevando o colesterol. Ocorre o mesmo com as gorduras trans, encontradas nos alimentos que têm em sua lista de ingredientes "óleos parcialmente hidrogenados": margarina dura (a macia e líquida, não), muitos produtos assados comerciais e alimentos fritos. Em contrapartida, os óleos vegetais e de peixe — encontrados em peixes e frutos do mar, no azeite de oliva, no óleo de canola, nas nozes e sementes — são feitos de gorduras insaturadas que reduzem o risco de doença cardíaca. Se você ingerir menos alimentos ricos em gorduras saturadas e trans e incluir em sua dieta pequenas quantidades de alimentos ricos em gorduras insaturadas, poderá ingerir menos gordura total, baixar a densidade energética e melhorar a saúde.

---

* Tipo de sorvete à base de água sem gordura nem gemas. (*N. do T.*)

Quanta gordura posso ingerir?

Tipicamente, os norte-americanos obtêm 30-40% de suas calorias da gordura. O melhor limite de variação para o controle de peso e a saúde é 20-30%. Por quê? Uma dieta de baixo teor de gordura ajuda a evitar ganho de peso e a baixar a densidade energética dos alimentos. Se sua dieta for de alto teor de gordura, cortar 30% dela significará poder comer porções maiores. Na verdade, quanto menos gordura houver na dieta, mais você poderá comer, ingerindo as mesmas calorias. Sua meta pode ser um percentual menor, de 25% de calorias de gordura. Ingerindo 20%, poderá comer ainda mais. Contudo, se for mais longe, para 15%, 10% ou menos, provavelmente descobrirá que teve de cortar tantos alimentos saborosos que será difícil manter o novo estilo alimentar. Como nosso objetivo é ajudá-lo a descobrir um estilo alimentar que o ajudará a se sentir permanentemente satisfeito, não aconselhamos uma abordagem tão extrema.

QUANTIDADE DE GORDURA (EM GRAMAS) QUE VOCÊ PODE INGERIR EM CADA NÍVEL CALÓRICO DIÁRIO

Calorias diárias	30% de calorias de gordura	25% de gordura	20% de gordura
1.200	40	33	27
1.600	53	44	36
2.000	67	56	44
2.400	80	67	53

Vamos ver alguns exemplos de como a gordura aumenta a densidade energética e influi na quantidade de alimentos que você pode ingerir. Suponha que você quer comer pão no jantar. Para ingerir 140 calorias, pode comer duas grandes fatias de pão francês, que só contém 1 gramas de gordura. Mas se quiser 2 colheres (chá) de manteiga, que contém 8 gramas de gordura, só poderá comer 1 fatia (*figura A* da página 53). (Nessas ilustrações usamos a abreviatura DE para "densidade energética".)

Ou pense em como a gordura influi em uma porção de batata assada. Em si, a batata é um alimento de baixa densidade energética. Uma batata média (6,5 por 12 centímetros), de 185g, só contém cerca de 200 calorias, e nenhuma gordura. Para permanecer nesse nível calórico, quando você a cobre com 2 colheres (sopa) de creme de leite com gordura integral, que contém 5g de gordura, só pode comer ¾ da batata. Com uma colher (sopa) de manteiga, só pode comer meia batata, e 12g de gordura. Note como o tamanho da porção diminui quando o teor de gordura aumenta (*figura B*).

Figura A: 140 calorias do pão

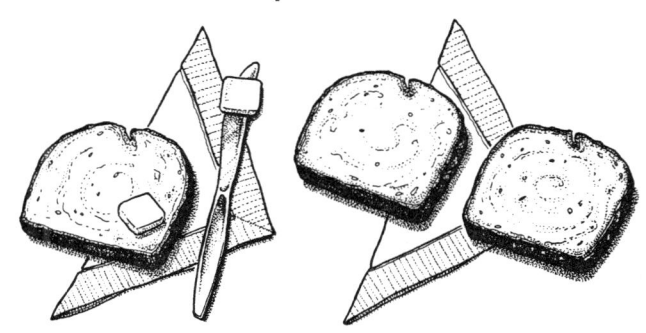

Pão de forma com 2 colheres (chá)
de manteiga. DE: 4.
Tamanho da porção: 1 fatia.

Pão de forma puro.
DE: 2,75.
Tamanho da porção: 2 fatias.

Os alimentos de alto teor de gordura, como a manteiga, têm alta densidade energética:
Duas colheres (chá) têm o mesmo número de calorias de uma fatia de pão.

Figura B: 200 calorias da batata

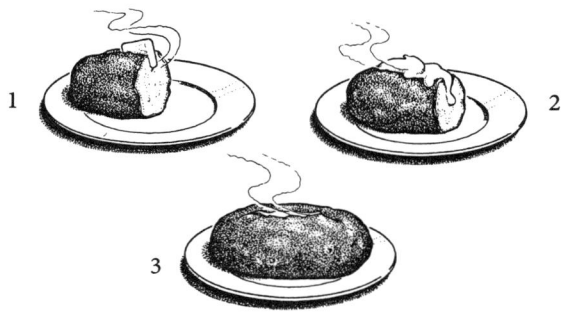

1   *Batata assada com 1*
colher (sopa) de manteiga.
DE: 1,9. Tamanho da
porção: ½ batata.

2 *Batata assada com 2*
colheres (sopa) de creme
azedo com gordura integral.
DE: 1,2. Tamanho da
porção: ¾ de batata.

3   *Batata assada.*
DE: 1,1. Tamanho da
porção: 1 batata.

Um pouco de manteiga ou creme de leite contém as mesmas calorias de muita batata!

Isso significa que você só deve comer batata assada sem nada por cima? É claro que não. Cabe a você escolher. Pode optar por 1 colher (sopa) ou 2 colheres (chá) de creme de leite com gordura integral, mas escolha creme de leite light, talvez misturado com salsa mexicana. Ou você pode decidir que quer creme de leite "de verdade" ou manteiga em sua batata. Nesse caso, ingira uma porção menor.

Como cientista, eu (Barbara) nem sempre acreditei que a principal contribuição da gordura para o abuso de comida era sua capacidade de conter muitas calorias em uma pequena porção. Como outros pesquisadores da área, achava que a gordura era, basicamente, menos saciadora do que a proteína ou os carboidratos. Nós, pesquisadores, pensávamos que a gordura podia entrar em nossos corpos sem ser notada pelos sistemas reguladores que nos dizem para parar de comer. Muitos novos estudos da saciedade indicam que nela há uma hierarquia, com a proteína sendo a mais saciadora, seguida pelos carboidratos e, finalmente, pela gordura. Há evidências de que a proteína *é* mais saciadora do que os outros nutrientes. Mas vários estudos controlados em nosso laboratório e na Inglaterra, França e Países Baixos descobriram que a gordura e os carboidratos têm efeitos parecidos na saciedade quando ingeridos em alimentos com densidades energéticas semelhantes. A gordura não entra em nossos corpos sem ser notada pelos sistemas reguladores da saciedade.

Sem dúvida, no mundo real a gordura frequentemente é encontrada em alimentos com alta densidade energética. Até uma pequena quantidade de gordura — um pouquinho de manteiga, molho comum para salada — pode aumentar muito as calorias de uma porção de alimento. Se você quiser ingerir esse alimento, precisará comer porções menores. Isso reforça o conselho básico deste livro de baixar a densidade energética de seu padrão alimentar. Moderar na gordura é parte da estratégia de *Volumetria*.

POR QUE INGERIMOS TANTA GORDURA?

A gordura realmente faz muitas coisas maravilhosas com os alimentos. Melhora seu sabor, sua textura, aparência e palatabilidade em geral. Carrega, libera e realça sabores de outros ingredientes dos alimentos e é um elemento-chave para torná-los flocados, quebradiços, crocantes, macios, duros ou moles, oleosos ou suculentos.

Aprendemos desde cedo a gostar de alimentos de alto teor de gordura. Nas crianças, uma preferência por alimentos gordurosos surge rapidamente. Elas aprendem a gostar deles, em grande parte, porque têm alta densidade energética e diminuem rapidamente a fome. "As crianças aprendem a preferir alimentos que são boas fontes de calorias, sejam provenientes de gordura ou carboidratos", diz a professora Leann Birch, da Penn State. Ela descobriu que as crianças aprendem rapidamente a preferir lanches de alta densidade energética aos de baixa — independentemente se essas calorias extras provêm de gordura ou carboidratos. Simplesmente aprendemos que os alimentos de alta densidade energética saciam a fome rapidamente. Muitos deles têm alto teor de gordura e são muito saborosos.

Na idade adulta, se você é como a maioria dos norte-americanos, cresceu gostando de alimentos ricos em gordura e de alta densidade energética. A preferência por gordura é particularmente notável nas pessoas acima do peso. "A obesidade está mais associada a uma 'queda por gordura' do que a uma 'propensão a doces'", diz o professor Adam Drewnowski, da University of Washington. "As mulheres obesas gostam mais de gordura do que de açúcar, enquanto as mais magras gostam mais de açúcar." Os homens obesos também gostam de alimentos de alto teor de gordura, diz Drewnowski, embora os tipos de alimentos gordurosos que preferem sejam diferentes. "As mulheres gostam mais de sobremesas como chocolate e sorvete, enquanto os homens gostam de combinações de gordura/proteína/sal — pratos principais como hambúrguer, pizza, cachorro-quente e salgadinhos."

Em resumo, a preferência por alimentos de alto teor de gordura, que tem suas origens na infância, é um problema para muitos adultos que tentam controlar o peso. Não se preocupe. Mais adiante, neste capítulo diremos a você como reduzir a ingestão de gordura e ainda comer o que gosta.

Onde as gorduras estão

Para reduzir a gordura e a densidade energética é útil saber onde as gorduras estão. Eis as principais fontes de gordura na dieta americana. Também incluímos algumas sugestões de alternativas.

FONTES DE GORDURA	DICAS
Carne de vaca e outras carnes	Compre cortes selecionados; apare-os bem; prepare com pouca gordura; compre carnes magras processadas.
Margarina e manteiga	Use menos manteiga; se usar margarina, compre margarina macia em tubo ou líquida, de gordura reduzida.
Molhos para salada/maionese	Use molhos de baixa gordura ou livres de gordura; experimente vinagre ou suco de limão, naturalmente livres de gordura.
Queijo	Compre queijos de baixa gordura, como mussarela light.
Leite	Use desnatado ou semidesnatado com 1% de gordura.
Bolos/biscoitos/pães rápidos/donuts	Procure versões de baixo índice de gordura ou livres de gordura, mas fique atento às calorias. Muitas têm tanta densidade energética quanto os produtos de alto teor de gordura que substituem; coma menos.
Aves	Retire a pele após assar ou grelhar. Coma frango frito raramente.
Óleos	Mude para óleos mais saudáveis, como azeite de oliva ou óleo de canola; use com moderação; experimente spray antiaderente para cozinhar e assar.
Batata frita/salgadinhos de milho/pipoca	Experimente salgadinhos assados, batata de baixo teor de gordura, pipoca estourada em ar (e não em micro-ondas), com pouca gordura; fique atento às calorias, porque frequentemente têm tanta densidade energética quanto os produtos de alto teor de gordura que substituem.
Ovos	A gordura está na gema; substitua algumas gemas por claras de ovos; ou use substitutos do ovo.
Nozes/sementes	Fornecem gorduras benéficas, por isso se delicie com pequenas quantidades.
Sorvete/frozen iogurte	Escolha versões semidesnatadas ou desnatadas, mas também fique atento às calorias.

AS CALORIAS DA GORDURA NÃO ENGORDAM MAIS?

Há outro motivo para os especialistas em controle do peso frequentemente aconselharem as pessoas a reduzirem a gordura nas dietas: uma dieta de alto índice de gordura é particularmente fácil de se converter em gordura corporal. Contudo, tenha em mente que esse é um efeito modesto, e somente influi no *ganho*, não na perda de peso. Se você ingerir menos calorias do que precisa para manter o peso corporal, emagrecerá independentemente do teor de gordura da dieta. Por outro lado, se ingerir mais calorias do que precisa, engordará independentemente do que comer, mas engordará *mais* com uma dieta de alto índice de gordura do que com uma de alto teor de carboidrato. O principal motivo é que o corpo é menos eficiente em converter em gordura corporal o excesso de calorias de carboidratos do que o excesso de calorias de gordura. Se você ingerir 250 calorias extras todos os dias, como carboidratos, ganhará cerca de 8 quilos de gordura corporal por ano. Se essas calorias vierem da gordura, ganhará cerca de 9 quilos.

Sabemos que essa pesquisa embaraça muitas pessoas. Confunde cientistas, que frequentemente não fazem a distinção entre perda e ganho de peso. "Uma dieta de baixo teor de gordura é fundamental para a prevenção do ganho de peso", diz James O. Hill, professor de medicina da University of Colorado, "mas para a perda de peso, não importa o que você come, desde que as calorias sejam baixas." Observe:

- Se as calorias forem baixas o suficiente, você poderá emagrecer até em uma dieta de alto teor de gordura. Não recomendamos isso, embora prove o que dizemos. Em uma pesquisa suíça, uma dieta de emagrecimento de 1.000 calorias por dia foi igualmente bem-sucedida independentemente se a gordura contribuiu com 25 ou 53% das calorias.

- Cortar gordura ajuda a baixar a ingestão calórica. Quando as mulheres cortaram de 39 a 22% de suas calorias de gordura no Women's Health Trial, nos Estados Unidos, as calorias totais também diminuíram, e elas emagreceram. Cortando gordura, reduziram a densidade energética das dietas e se sentiram satisfeitas com menos calorias.

- Uma dieta de baixo índice de gordura ajuda a evitar a recuperação do peso. Na Dinamarca, mulheres que mantiveram um estilo de vida de baixo consumo de gordura recuperaram pouco do peso que perderam.

- Mulheres americanas que conseguiram emagrecer mais de 14 quilos e se manter magras por pelo menos um ano consumiram 24% de calorias provenientes de gordura, segundo o National Weight Control Registry, da University of Pittsburgh. Em *Volumetria* recomendamos que você ingira 20-30% de suas calorias de gordura.

As calorias contam. O melhor modo de ingeri-las em menor quantidade é baixar a densidade energética de sua dieta. Mas se você fizer isso e, ao mesmo tempo, seguir uma dieta moderadamente baixa em gordura — não precisa ir a extremos —, aumentará as chances de se manter magro. Se, ao emagrecer, ingerir os alimentos normais de alto teor de gordura, mas simplesmente comer menos, não adquirirá hábitos sustentáveis. Quando voltar a ingerir suas porções anteriores de alimentos de alta taxa de gordura e densidade energética, recuperará peso.

Por isso, faça escolhas inteligentes de alimentos menos gordurosos como parte de uma estratégia geral de *Volumetria* para baixar a densidade energética de sua dieta. Você pode manter gordura suficiente nos alimentos para apreciar o sabor e a textura que ela proporciona.

PODE-SE APRENDER A GOSTAR DE ALIMENTOS DE BAIXO TEOR DE GORDURA?

Como muitos de vocês, eu (Barbara) fiz mudanças em minha dieta visando reduzir a ingestão de gordura. Ao longo de vários anos, fui substituindo o leite integral por leite semidesnatado, com 2 e 1% de gordura, e agora estou bebendo leite desnatado. E gosto dele! Acho que tem sabor de creme, e recuso o creme de leite diluído em uma parte igual de leite integral servido em quase todos os restaurantes dos Estados Unidos com o nome de *half and half*. Isso significa que realmente passei a ter fobia de gordura, que a evito em todos os alimentos?

Isso não funciona assim. Ainda gosto de sorvete com gordura integral, outro laticínio. E adoro chocolate. A gordura contribui de modos tão diferentes para o prazer que os alimentos proporcionam que talvez você não consiga chegar ao ponto de dizer sinceramente que não gosta de nenhum alimento gorduroso. Ah, pode haver exceções. Se o anjo da morte estiver batendo à sua porta e você se convencer de que é a gordura que o está matando, talvez mude suas preferências. Mas nem mesmo está claro que isso ocorre. No programa patrocinado por Dean Ornish, os participantes com doença cardíaca coronariana ficam restritos a uma dieta de 10% de gordura. Eles têm de segui-la ou são expulsos do programa. Contudo, ainda sonham com os alimentos gordurosos favoritos, agora proibidos, segundo as pessoas que dirigem esses programas. O próprio Ornish adora sorvete e trufas de chocolate, e se permite uma porção muito pequena quase todos os dias.

Estudos sistemáticos da preferência das mulheres por gordura em um programa de longo prazo que a reduz reforçam a dificuldade de mudar essa preferência. Depois de as participantes do Women's Health Trial seguirem uma dieta de 20% de gordura durante três anos, elas contaram que desenvolveram aversão pelo sabor da gordura, e até mesmo se sentiam fisicamente desconfortáveis após ingerir alimentos muito gordurosos. Contudo, quando pesquisadores do Fred Hutchinson Cancer Research Center, em Seattle, lhes ofereceram lanches muito gordurosos, elas comeram tanto quanto as mulheres que não estavam restringindo gordura!

Então trabalhe nisso. Concentre-se nas mudanças alimentares que reduzem a gordura e a densidade energética dos modos mais fáceis e agradáveis.

SEIS MODOS DE INGERIR MENOS GORDURA

Cada um de vocês tem sua própria lista de alimentos de que não gosta, gosta e gosta tanto que tende a abusar deles. Portanto, uma única estratégia para redução de gordura não funciona para todos. Mas pesquisadores como Alan Kristal, do Hutchinson Center, descobriram que certas mudanças são particularmente fáceis para a maioria das pessoas fazer em suas dietas e, ainda mais importante, continuar a fazer durante anos. Há seis estratégias principais. As duas primeiras são as mais fáceis:

- **Substitua versões gordurosas de alimentos ingeridos com frequência por versões de mais baixa gordura.** Isso inclui usar maionese, molho para salada, sopas, queijos, sorvete ou frozen iogurte semidesnatado, leite desnatado e creme de leite light.

- **Reduza a gordura na carne.** Isso inclui aparar a gordura de bifes, retirar a pele de aves, comprar cortes mais magros de carne de vaca e porco e grelhar ou assar em vez de fritar. Há à venda hambúrguer magro e carne magra moída de peru. Frios magros são saborosos e fáceis de encontrar.

Para reduzir ainda mais a gordura, você precisará experimentar estas abordagens:

- **Reduzir o uso de gordura para acrescentar sabor.** Esta é mais difícil para muitas pessoas. Você põe automaticamente creme de leite nas batatas, manteiga ou margarina nas vagens ou torradas e molho no peru? Aprender técnicas diferentes para acrescentar sabor aos alimentos pode reduzir muito a ingestão de gordura. Experimente outros modos de acrescentar sabor: pôr raspas de limão no arroz, suco de limão no peixe, suco de laranja na carne de porco, molho de tomate no frango assado, vinagre balsâmico em saladas, vinagre de malte em feijões, iogurte e creme de leite light em batatas assadas e mostardas preparadas na carne de vaca e frango. Isso não é uma questão de tudo ou nada: você pode aprender a apreciar um peixe escaldado em vinho branco e água com alguns temperos e ainda usar uma pequena quantidade de manteiga ou margarina no pão.

- **Minimize as frituras.** Isso está relacionado, principalmente, com comer fora. Em casa, em vez de fritar, experimente saltear em uma frigideira antiaderente com spray culinário vegetal, "a seco" (pôr peito de frango sem pele em uma frigideira antiaderente preaquecida sem nenhuma gordura), e em um pouco de água, cozinhar no micro-ondas, cozinhar em fogo lento com a panela tampada, assar na panela, tostar, grelhar ou assar na grelha (pôr carnes em uma grelha para que a gordura pingue na bandeja).

- **Substituir alimentos de alto teor de gordura por frutas e vegetais.** Comer uma cenoura em vez de batata frita ou uma maçã no lugar de torta de maçã é uma ótima ideia, do ponto de vista nutricional, e um excelente modo de cortar calorias e gordura, mas é difícil para muitas pessoas. Uma maneira de torná-lo mais fácil é comer frutas e vegetais de que você realmente gosta.

- **Coma mais grãos, vegetais, feijões e frutas, e menos carne, laticínios e produtos assados.** Essa mudança de uma dieta baseada em carnes e laticínios para uma centrada em vegetais é altamente recomendada pelos nutricionistas para reduzir o risco de doenças crônicas. Contudo, também é uma das mudanças mais difíceis de fazer. Mas, quanto mais você puder fazer a transição para uma dieta baseada em vegetais, com porções menores de carne vermelha magra, aves e peixe, e porções maiores de grãos, feijões, frutas e vegetais, mais gordura poderá cortar de sua dieta. Você também diminuirá muito a densidade energética dos alimentos, o que no final das contas é mais importante para a administração do peso.

A estratégia do leite

Qual é um dos modos mais fáceis de cortar gordura? Pode ser simplesmente escolher leite semidesnatado. Em um estudo do Food and Drug Administration de 15.000 norte-americanos, aqueles que escolheram leite semidesnatado (com 1% de gordura) ou desnatado ingeriram o menor total de gordura em suas dietas. Pesquisa da Penn State revela que quase todas as estratégias alimentares bem-sucedidas para reduzir a ingestão de gordura incluíam beber leite semidesnatado. Como a gordura do leite é principalmente saturada, cortá-la não só reduz as calorias na dieta como também ajuda a baixar o colesterol. Você também diminuirá a densidade energética do copo de leite, o que significa que poderá beber mais, ou a mesma quantidade, e ingerir menos calorias. Ingerindo 100 calorias, você poderá beber apenas ½ copo de leite integral ou mais de um copo de leite desnatado. A propósito, um copo tem 240 mililitros.

100 Calorias do Leite

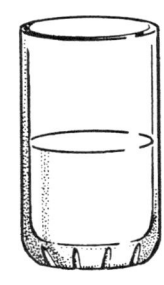

Leite integral. DE: 0,6.
Tamanho da porção: 160 mililitros.

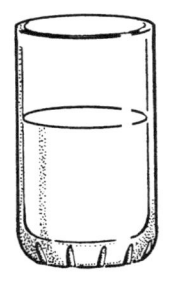

Leite de gordura reduzida
(com 2% de gordura). DE: 0,5.
Tamanho da porção: 200 mililitros.

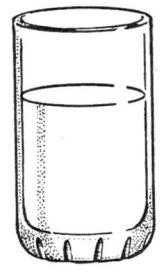

Leite semidesnatado (com 1% de
gordura). DE: 0,4. Tamanho da
porção: 230 mililitros.

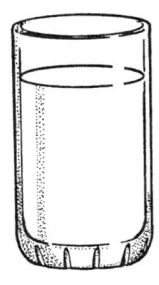

Leite desnatado. DE: 0,35.
Tamanho da porção: 280 mililitros.

E QUANTO AOS SUBSTITUTOS DA GORDURA?

O maior medo da maioria das pessoas que tenta emagrecer é o de abrir mão dos alimentos favoritos. E, temos de admitir, é muito difícil mudar os hábitos alimentares. Por isso, a estratégia mais fácil para reduzir a gordura é substituir os alimentos com gordura integral por versões de gordura reduzida ou livres de gordura. Essa estratégia funciona melhor se você consegue encontrar um alimento de gordura reduzida tão saboroso — ou quase tão bom — quanto o alimento com gordura integral que substitui. É aí que os substitutos da gordura podem ter um papel importante em *Volumetria*. Eles reduzem a densidade energética de uma grande variedade de alimentos.

Muitas pessoas não entendem bem o que são os substitutos da gordura e acham que todos são sintéticos e fazem mal à saúde. Mas substituto da gordura é qualquer ingrediente usado para substituir a gordura nos alimentos. Isso pode ser feito com ingredientes naturais, como molho de maçã. Também há muitos tipos diferentes de substitutos comerciais da gordura em um grande número de produtos. Podem ser feitos de ingredientes comuns dos alimentos, usados de modos um pouco diferentes. Proteínas e vários carboidratos, inclusive fibras solúveis, podem imitar as características sensoriais da gordura. Os substitutos da gordura feitos de carboidratos ou proteínas contêm algumas calorias, embora menos do que a gordura que substituem. Frequentemente, apenas pequenas quantidades são necessárias para melhorar a qualidade sensorial dos produtos. Eis um exemplo de como usar um produto de gordura reduzida típico — como molho para salada feito com substitutos de gordura à base de carboidratos — para baixar a densidade energética de sua salada, permitindo-lhe ingerir menos calorias em seu tamanho de porção usual.

Você preparou uma salada volumétrica, com 1½ xícara de alface fresca. A alface só contém 15 calorias e, contudo, enche uma tigela. Mas fique atento a como sua escolha do molho influi nas calorias totais da salada. Suponhamos que acrescente 2 colheres (sopa) de molho contendo 170 calorias. Se substituir o molho com gordura integral por molho livre de gordura, deixará de ingerir 120 calorias e 18g de gordura. Ou você pode preferir usar molho de gordura reduzida. Isso fará com que você deixe de ingerir 60 calorias e 7g de gordura nas 2 colheres (sopa). É claro que outra opção é tentar reduzir a quantidade do molho com gordura integral que está usando. Você poderá descobrir que gosta de salada com menos molho.

Recentemente, um substituto sintético da gordura, com zero de gordura e caloria, foi aprovado para uso em uma série limitada de salgadinhos. O substituto olestra (cujo nome comercial é Olean) dá aos alimentos o sabor e a textura da gordura, mas não é absorvido, de modo que sai do corpo sem ser digerido. Como acrescenta volume aos alimentos, reduz não só a gordura como também a densidade energética. Por exemplo, se você substituir batata frita com gordura integral por batata frita livre de gordura feita com olestra, cortará as calorias ao meio. Mas ainda terá de ficar atento às porções. Até mesmo a batata frita livre de gordura tem uma densidade energética razoavelmente alta.

Há preocupações com a possibilidade de o olestra causar perdas de vitaminas e perturbações gastrointestinais. Quando o olestra sai do corpo, leva com ele vitaminas solúveis (A, D, E e K, e carotenoides) dos alimentos ingeridos mais ou menos na mesma hora. As vitaminas solúveis são acrescentadas de volta aos alimentos que contêm olestra, mas os carotenoides e outros fitoquímicos — compostos que promovem a saúde encontrados em muitas frutas e vegetais — não são repostos. Para minimizar a perda desses compostos você pode comer suas frutas e vegetais pelo menos uma hora antes ou após ingerir salgadinhos com olestra. As cólicas abdominais e a diarreia tão amplamente relatadas não foram observadas em vários ensaios controlados em que os participantes não sabiam que estavam ingerindo alimentos que continham olestra.

Se você tiver dúvidas relativas a quaisquer substitutos da gordura, não precisa incluí-los em sua dieta. Como eles têm o potencial de baixar a densidade energética dos alimentos e, ao mesmo tempo, preservar-lhes o sabor, você pode decidir incluir alguns. Nesse caso, e se não tiver experimentado nenhum substituto antes, recomendamos que experimente uma pequena porção e veja o que acontece. Nunca é uma boa ideia ingerir uma grande quantidade de um alimento que você nunca experimentou.

Os substitutos da gordura realmente auxiliam na administração do peso? Eles ajudam a reduzir a ingestão de gordura. Estudos feitos nos Estados Unidos, na Inglaterra, na França e nos Países Baixos descobriram repetidamente que quando as pessoas consumiam alimentos feitos com olestra, ingeriam menos gordura ao longo do dia — não apresentavam a "ânsia" por alimentos gordurosos depois. Mas não está claro se os substitutos da gordura ajudam as pessoas a baixar as calorias totais e emagrecer. Em alguns estudos, o olestra as ajudou a ingerir menos calorias; em outros, os participantes compensaram as calorias em refeições posteriores. Ensaios em larga escala sobre os efeitos do olestra no peso corporal ainda estão em andamento.

Portanto, a questão ainda está em aberto. Mas está claro que substituir uma vez por semana um saco de batata frita com gordura integral por um de batata frita de baixo nível de gordura, ou livre de gordura, não ajudará muito na administração do peso. Por outro lado, os alimentos feitos com substitutos da gordura podem ter um papel em um plano alimentar total abrangente. Você terá maior variedade de alimentos de calorias reduzidas para escolher. Substituir versões gordurosas de alimentos ingeridos com frequência por aquelas de mais baixo teor de gordura só funciona se você não se permitir comer mais salgadinhos e doces. Antes de comprar um salgadinho ou doce de gordura modificada, pergunte-se: "Eu comeria isto se não fosse livre de gordura ou de baixo nível de gordura?" Se não comeria, pode simplesmente estar acrescentando essas calorias a seu total alimentar. Por outro lado, se de qualquer modo comeria salgadinhos ou biscoitos, e escolher uma versão livre de gordura ou de baixo índice de gordura, e *comer a mesma quantidade,* ingerirá menos gordura e calorias. *Leia cuidadosamente os rótulos dos alimentos para se certificar de que os que contêm menos gordura também contêm menos calorias.*

Escolher alimentos de gordura reduzida é uma estratégia-chave em *Volumetria.* Isso permite que você reduza a densidade energética de sua dieta de modo que possa ingerir porções satisfatórias. Enfatizamos a importância da quantidade de gordura que você ingere porque ela tem alta densidade energética, mas moderar a ingestão é apenas uma das estratégias para descobrir um estilo alimentar que forneça a você muitos alimentos saborosos sem muitas calorias. Nos capítulos a seguir você aprenderá mais sobre as estratégias da dieta volumétrica.

RESUMO

- Reduzir o teor de gordura da dieta baixará a densidade energética dos alimentos e permitirá que você coma porções satisfatórias.

- É fácil abusar dos alimentos muito gordurosos porque eles têm alta densidade energética e são saborosos.

- O excesso de calorias de gordura é facilmente convertido em gordura corporal. Esse é outro motivo pelo qual as dietas gordurosas levam a ganho de peso.

- Para a perda de peso o importante é a redução de calorias. Se você ingerir menos calorias do que precisa, emagrecerá, independentemente do teor de gordura. Mas uma dieta de baixa gordura e densidade energética satisfará mais a fome.

- Embora a gordura tenha alta densidade energética, a solução não é evitá-la totalmente, mas moderar o consumo e se concentrar em baixar a densidade energética de seu padrão alimentar. Isso ajudará a reduzir calorias.

- Você pode diminuir sua preferência por gordura em alguns alimentos, como o leite. De quanto mais alimentos de gordura reduzida aprender a gostar, maiores as chances de reduzir permanentemente a ingestão de gordura.

- Para a maioria das pessoas, os dois modos mais fáceis de cortar gordura são substituir versões gordurosas de alimentos ingeridos com frequência por seus equivalentes de mais baixa gordura e reduzir a gordura na carne que consomem. Também experimente outros métodos: descubra alternativas à gordura para acrescentar sabor, minimize as frituras, substitua os alimentos gordurosos por frutas e vegetais e coma mais grãos, vegetais e frutas.

- Certifique-se de que os alimentos que têm menos gordura também contêm menos calorias do que as versões comuns.

- Para que os alimentos livres de gordura ou de gordura reduzida também ajudem a cortar calorias, você precisa usá-los como reais substitutos dos equivalentes mais gordurosos. Não se permita comer mais.

Carboidratos

| | | | | | | | | | | | | | | | | | | | | | | | | | | | | | | | | | | | | | | | | | |

Tudo que você vê, devo ao espaguete.

— SOPHIA LOREN

COMO VOCÊ SE SENTIRIA se lhe disséssemos que para manter permanentemente a perda de peso tem de abrir mão totalmente de pão, batata, arroz e massas, para não mencionar todo alimento com alto teor de açúcar? Ou mesmo se lhe disséssemos apenas para reduzir tudo isso ao máximo? Achamos que a maioria de vocês diria que de modo algum conseguiria seguir essa dieta. Contudo, a julgar pelos livros sobre emagrecimento mais populares, muitos tentaram essa estratégia.

De fato, é surpreendente que haja tanta confusão sobre os alimentos que formam a base da dieta humana. Em estudos de nutrição, muitas pessoas rotulam os alimentos "amiláceos" (massas, pão, batata) como "favoráveis ao controle de peso", enquanto outras os consideram "engordativos". Um dos motivos dessa confusão é que os artigos e livros populares têm dado informações incorretas sobre carboidratos e obesidade. Vamos esclarecer isso.

Nossa mensagem básica é positiva: os carboidratos foram durante muitos anos o esteio das dietas de emagrecimento. Ainda deveriam ser. A maior parte de nossas calorias deveria se originar de carboidratos complexos, encontrados apenas em alimentos provenientes de plantas, como grãos, batata, feijões e vegetais. As frutas, ricas em água, fibra, vitaminas e minerais, contêm açúcares — carboidratos simples — e também merecem um lugar à mesa.

Fontes de carboidratos complexos como grãos, vegetais e frutas deveriam ser a base de sua dieta. Complemente-a com fontes magras de proteína e laticínios semidesnatados. Esse é o melhor padrão alimentar tanto para a saúde quanto para a administração do peso.

É claro que é possível abusar de alimentos ricos em carboidratos. Os norte-americanos estão ingerindo mais calorias do que nunca, e a maioria delas têm origem nos carboidratos. As calorias contam, independentemente de sua fonte. A chave para evitar comer demais é escolher alimentos ricos em carboidratos e de baixa densidade energética, que saciem sem fornecer muitas calorias. (Examinaremos as bebidas que contêm carboidratos em "Água e outras bebidas", página 100). Eis como os alimentos ricos em carboidratos se comparam em termos de densidade energética:

- **Alimentos de muito baixa densidade energética.** A maioria das frutas frescas e vegetais.

- **Alimentos de baixa densidade energética.** Amiláceos como massas, grãos cozidos, batata e leguminosas (incluem feijões secos, ervilha, grão-de-bico, feijão-de-lima e soja).

- **Alimentos de média densidade energética.** Incluem lanches livres de gordura ou de baixo nível de gordura e com alto teor de carboidratos, como salgadinhos, biscoitos tipo cracker e pretzels, ou alimentos ricos em açúcar como balas de goma; batata frita, pão branco; e frutas secas.

- **Alimentos de alta densidade energética.** Alimentos com alto teor de carboidratos e gordura, como barras de chocolate e batata chips.

Acrescente volume às refeições com uma grande variedade de frutas e vegetais ricos em fibras. Quando se trata de baixar a densidade energética de uma refeição ou um lanche, eles são os verdadeiros astros.

MASSA ENGORDA?

O furor em relação aos carboidratos começou a ficar sério em 1995, quando o *New York Times* publicou um artigo de primeira página com o título "So It May Be True After All: Eating Pasta Makes You Fat" ["Então Afinal de Contas Pode Ser Verdade: Comer Massa Engorda"].

A notícia se espalhou até a Itália, onde chegou como uma grande surpresa. O excesso de calorias de qualquer fonte, até massas, pode levar ao ganho de peso. Mas gostaríamos de contar um segredinho: *no mundo real, as pessoas que ingerem uma grande proporção de carboidratos em suas dietas tendem menos à obesidade.* Foi isso que estudos de grandes populações descobriram.

Um dos motivos é que se você comer mais carboidratos tenderá a ingerir menos gordura — e vice-versa. Quando o teor de gordura diminui, a densidade energética também costuma cair. Na maioria dos casos, uma dieta de alto teor de carboidrato fornece menos calorias.

Os carboidratos têm um papel importante em *Volumetria.* Os carboidratos complexos, especialmente os grãos integrais, contêm fibras, que acrescentam volume aos alimentos, fornecendo poucas calorias. Os grãos também absorvem água, reduzindo ainda mais sua densidade energética. Enquanto até um lanche de baixa gordura — como um biscoito tipo cracker — tem uma densidade energética de cerca de 4 calorias por grama, a densidade energética de um espaguete cozido é de apenas 1,5. Meia xícara de espaguete cozido contém apenas 65 calorias. Substitua os molhos cremosos de alto nível de gordura por molhos de tomate e vegetais de baixa gordura e a densidade energética cairá. Para fazer uma refeição completa, simplesmente acrescente uma porção modesta (60-85g) de um alimento rico em proteína como feijões secos, carnes magras, aves, peixe, frutos do mar ou queijo light. O mesmo princípio se aplica a arroz, pão de trigo, cuscuz, fubá, aveia, cevada, centeio ou qualquer outro grão; vegetais amiláceos como batata, batata-doce e milho também servem como a base de baixa densidade energética de uma refeição.

O que são carboidratos? Amido, fibra e açúcares

Grãos, pão, cereais, vegetais, frutas e açúcar refinado são, antes de tudo, carboidrato, o nutriente que é o principal combustível do corpo. Há dois tipos principais: carboidratos complexos e os simples. A fibra é uma forma de carboidrato que não pode ser digerido. Todos os carboidratos são compostos de unidades de açúcares simples agrupados.

Os *carboidratos simples* são açúcares. O termo *açúcares* se refere a todos os carboidratos doces, como glicose, frutose e sacarose. *Açúcar* se refere apenas à sacarose (açúcar de mesa). Alguns açúcares estão naturalmente presentes em frutas e até vegetais, mas muitos mais são adicionados a alimentos, com nomes de ingredientes que incluem açúcar mascavo, adoçante de milho, xarope de milho, frutose, concentrado de suco de fruta, glucose (dextrose), xarope de milho de alta frutose, mel, açúcar invertido, lactose, maltose, melaço, açúcar demerara, açúcar de mesa (sacarose) e xarope. Se algum desses for o primeiro ou segundo ingrediente de um alimento, ou vários deles estiverem relacionados, esse alimento tem alta adição de açúcar.

Os *carboidratos complexos* são compostos principalmente de *amido* — grandes moléculas feitas de várias cadeias de açúcares. Entre metade e três quartos do peso de um grão, como o de trigo ou arroz, são amido; metade do peso de uma batata é amido.

A *fibra* não é uma fonte de calorias. Passa pelos intestinos sem ser ingerida, acrescentando volume às fezes. Algumas fibras são insolúveis em água, enquanto outras são solúveis. As insolúveis, encontradas no trigo integral e no farelo de trigo, assim como em cascas de vegetais, melhoram o funcionamento intestinal. As solúveis, encontradas em frutas, vegetais, aveia e feijões secos, baixam o colesterol sanguíneo. Devido a esses diferentes benefícios para a saúde, é uma boa ideia ingerir grande variedade de grãos integrais, vegetais e frutas para obter os dois tipos de fibra.

No sul da Itália, onde a massa é a base da alimentação, a dieta tradicional está associada à saúde e magreza. A massa é servida como uma pequena entrada, geralmente seguida de um prato rico em proteína, como peixe, com muitos vegetais, e a sobremesa com frequência é apenas um pedaço de fruta bem madura. O padrão alimentar do sul da Itália obtém 25% de suas calorias da gordura, 15% da proteína e 60% dos carboidratos. Apesar da alta ingestão de carboidratos, a obesidade é mais rara na Itália do que nos Estados Unidos.

As dietas de emagrecimento que limitam alimentos de primeira necessidade como pão e batata restringem muito as opções alimentares, e é por isso que você ingere menos calorias. Quando ingere muito pouco carboidrato e muita proteína, seu corpo também reage, eliminando água, de modo que você emagrece. Mas não perde gordura corporal, que é o que importa. Quando você volta a comer normalmente, o peso da água retorna rápido. Uma dieta de baixo carboidrato não é ótima para a saúde, e é difícil de manter.

A CONEXÃO DA INSULINA

Muitos livros populares agora afirmam que os carboidratos contribuem para a obesidade não só com suas calorias, como também estimulando a secreção de insulina, que promove a gordura corporal. É verdade. Isso controla o processo pelo qual os carboidratos, compostos de cadeias de açúcares, são quebrados em açúcar sanguíneo (glicose). Nas pessoas com respostas insulínicas normais, apenas uma pequena quantidade de insulina é necessária para regular esse processo. "A insulina não faz você engordar", diz Gerald Reaven, professor de medicina da Stanford University. Estudos metabólicos cuidadosamente controlados confirmam que deveríamos nos preocupar muito menos com uma conexão carboidrato/insulina/obesidade. As pessoas não engordam em uma dieta de alto carboidrato, *a menos que ingiram calorias em excesso.*

Mas e quanto às pessoas que não têm uma resposta insulínica normal? Suas células não são sensíveis ao sinal da insulina, por isso o pâncreas tem de secretar insulina extra para controlar o açúcar sanguíneo. Elas são "resistentes à insulina". A resistência à insulina frequentemente é observada nas pessoas acima do peso, especialmente nas que também são sedentárias.

Mas não foi a resistência à insulina que as tornou obesas, e não foi a ingestão de muitos carboidratos que levou à resistência à insulina. Em vez disso, o excesso de calorias, o excesso de peso e a falta de atividade física levaram à resistência à insulina. Na China rural, no Japão e em outras áreas da Ásia, assim como da África, onde a dieta tradicional é rica em carboidratos, a resistência à insulina e o diabetes são incomuns porque as pessoas são muito ativas, e a obesidade é rara.

"Cerca de um quarto da resistência à insulina é causada pela obesidade, e outro quarto está relacionado com o quanto você é fisicamente ativo. A outra metade é genética", diz Reaven. Se sua dieta é rica ou pobre em carboidratos, não influi em sua probabilidade de se tornar resistente à insulina. E se você é resistente à insulina, pode emagrecer e reduzir essa resistência em uma dieta rica ou pobre em carboidratos, desde que seja de baixa caloria.

Emagrecer frequentemente tem efeitos impressionantes. "Quando os indivíduos resistentes à insulina controlam calorias, começam a se exercitar e emagrecem, a resistência à insulina frequentemente desaparece", diz Reaven. "Emagrecer apenas 4,5 quilos pode ser o suficiente para reverter a resistência à insulina."

E QUANTO AO ÍNDICE GLICÊMICO?

Livros recentes sobre dietas não só nos previnem sobre a resposta insulínica e as calorias dos carboidratos como também nos dizem que precisamos nos preocupar com o *ritmo* em que os alimentos ricos em carboidratos aumentam o açúcar sanguíneo. A ferramenta científica para medir esse aumento é chamada de índice glicêmico. Teoricamente, os alimentos de alto índice glicêmico — que causam um rápido aumento no açúcar sanguíneo — tendem mais a aumentar a gordura corporal do que os de baixo índice glicêmico.

Sabemos que o açúcar puro faz o açúcar sanguíneo aumentar rapidamente. Mas o pão branco o faz ainda mais rápido. Muitos alimentos de primeira necessidade têm alto índice glicêmico: massas, arroz, pão, cereais matinais, batata, milho, beterraba e até cenoura. Outros, de baixo índice glicêmico, como grãos secos, nozes e laticínios, causam um aumento mais lento e constante no açúcar sanguíneo.

O índice glicêmico não é um bom guia para a escolha de alimentos, seja com o objetivo de nutrição ou administração do peso. O principal motivo é que há pouca correlação entre o índice glicêmico de um alimento individual e o de toda uma refeição ou um padrão alimentar. Sabemos que os padrões alimentares de baixo índice glicêmico estão ligados a um risco menor de diabetes e talvez outras doenças. Mas isso não significa que alimentos de baixo índice glicêmico — como sorvete — sejam "bons", ou de alto índice glicêmico — como cenoura — sejam "ruins". "Quando você começa a compor refeições, há simplesmente muitas variáveis, inclusive o modo de os alimentos serem digeridos, metabolizados, assimilados e absorvidos", diz Reaven. Como afirma

Judith Stern, professora de nutrição da University of California, em Davis: "O índice glicêmico entra em ação se ingerimos um único alimento. Mas não fazemos isso. Nossas dietas são uma mistura de alimentos." Mesmo se fosse mais confiável, o índice glicêmico não ajudaria a emagrecer ou se manter magro. "Não há nenhuma evidência de que o índice glicêmico influi no peso", diz Reaven.

Alguns estudos realmente sugerem que a resposta glicêmica aos alimentos influi na fome e na saciedade. Essa é uma hipótese razoável. Sabemos que o açúcar sanguíneo (glicose) influi nisso. Quando o açúcar sanguíneo diminui rapidamente, você sente fome, e come; quando aumenta, você come menos. Nossos corpos monitoram cuidadosamente a glicose, porque ela é essencial para todas as células, e é o único combustível que o cérebro pode usar. Há células sensíveis à glicose no cérebro, no fígado e, talvez, no intestino que monitoram o ritmo em que a glicose é usada. Contudo, os resultados de estudos da saciedade são conflitantes. Alguns estudos descobriram que os alimentos de alto índice glicêmico são *mais* saciadores do que os de baixo, enquanto outros descobriram que são *menos* saciadores. Ainda não está claro se o efeito mais saciador ocorre quando o açúcar sanguíneo aumenta rapidamente (alimentos de alto índice glicêmico) ou é lenta e constantemente liberado, o que mantém por mais tempo os sinais de saciedade (alimentos de baixo índice glicêmico).

Embora o índice glicêmico tenha sido promovido como guia para os alimentos que ajudam a controlar a fome e o peso corporal, as evidências científicas dessa abordagem ainda são escassas. Se você usar o índice glicêmico para escolher os alimentos, deixará de ingerir muitos que são nutritivos, inclusive alguns com baixa densidade energética e alto teor de fibra. Contudo, esses são os alimentos que deveria escolher.

O CASO DA FIBRA

O primeiro livro de dieta de que eu (Barbara) me lembro como um sucesso foi *Dieta F*, de Audrey Eyton. Era 1982, eu morava na Inglaterra e o livro surpreendeu a Europa. A premissa: uma dieta rica em fibras sacia, acrescentando volume aos alimentos sem acrescentar calorias, reduz a digestão das calorias ingeridas com eles e proporciona satisfação sensorial, porque os alimentos com alto teor de fibra exigem muita mastigação. "Os benefícios de emagrecimento da *Dieta F* começam na boca, continuam no estômago, estendem-se para o sangue e alcançam um *grand finale* com aquela descarga final", escreveu Eyton.

Quanta fibra há em sua dieta?

Quanta fibra você ingere? Eis um método rápido de estimar sua ingestão diária de fibra. Para cada categoria de alimento a seguir, relacione o número de porções que ingere diariamente. Depois multiplique o número de porções pelo teor de fibra e some os números. Esse total dará a você uma estimativa aproximada em gramas de sua ingestão diária de fibra. Para uma avaliação mais exata, consulte "O teor de fibra dos alimentos", página 74 e o rótulo de informações nutricionais nos alimentos.

Alimento	Porções diárias	Teor de fibra por porção	Ingestão de fibra (g)
Cereais matinais	*	*	= _____
Grãos integrais	Uma porção = 1 fatia de pão integral, 1 pãozinho integral, ½ xícara de arroz ou massa integral	2,5	= _____
Grãos refinados	Uma porção = 1 fatia de pão branco, 1 pãozinho branco, ½ muffin inglês, ½ xícara de arroz branco ou massa comum	1	= _____
Vegetais	Uma porção = ½ xícara de vegetais, 2 xícaras de verduras folhosas, ¾ de xícara de suco de vegetais	2	= _____
Leguminosas	Uma porção = ½ xícara de feijão-vermelho ou preto, lentilha ou ervilha seca cozida	6	= _____
Frutas	Uma porção = 1 fruta de tamanho médio, meia laranja, ½ xícara de frutas silvestres ou ¼ de xícara de frutas secas	2	= _____

* Consulte "Cereais matinais com 200 calorias", página 190 ou o rótulo de informações nutricionais nos alimentos

Total = _____

Foi aquela descarga final e roncos no estômago que esfriaram o entusiasmo de muitas pessoas que tentaram essa dieta. Se você começar a ingerir muito mais alimentos com alto teor de fibra, poderá se sentir inchado e com gases. Quando aumentar as fibras em sua dieta, deve fazê-lo muito gradualmente, ao longo de várias semanas, para evitar flatulência e outros efeitos gastrointestinais.

A ingestão de fibra tem sido ligada à magreza desde o início da década de 1970, quando estudos na África descobriram que a obesidade era rara nas áreas rurais, onde a dieta tradicional à base de plantas era excepcionalmente rica em fibras. Enquanto a ingestão diária média de fibra dos norte-americanos é de 15g, a de muitas pessoas nas áreas rurais da África é de 80g. Mesmo um aumento modesto nas fibras pode estar ligado ao peso corporal mais baixo. Na Inglaterra, a ingestão diária média de fibra dos adultos magros era de 19g, enquanto a dos obesos era de apenas 13. Os vegetarianos, que tendem a ter uma dieta com alto teor de fibra porque a fibra só é encontrada em alimentos de origem vegetal, costumam ser mais magros do que as pessoas que comem carne.

A fibra pode ajudar você a ficar satisfeito com menos calorias? Sim, um pouco. Ela baixa a densidade energética dos alimentos, aumenta a saciedade e pode reduzir a absorção corporal de calorias. Contudo, seu efeito na densidade energética é modesto comparado com o da água, mesmo se você aumentar a ingestão diária de fibra de 10g para 30g. Em contrapartida, tome uma xícara de sopa à base de caldo de baixa gordura antes do almoço e ingerirá 230g extras, a maior parte das quais, água.

Mas a fibra também parece aumentar a saciedade por meio de outros mecanismos. Os alimentos ricos em fibras exigem muita mastigação, fornecendo experiência sensorial que contribui para a saciedade. Elas também desaceleram a passagem do alimento pelo sistema digestivo, de modo que os sinais da saciedade são estimulados por mais tempo.

Ingerir mais fibras é particularmente útil no controle da fome quando você está mantendo as calorias baixas, isto é, tentando emagrecer. Tanto as solúveis quanto as insolúveis aumentam a saciedade e ajudam a emagrecer quando adicionadas como suplemento a uma bebida ou, melhor ainda, quando simplesmente se come mais pão, frutas, vegetais e cereais matinais, ricos em fibras, conforme mostram as pesquisas.

Considere as fibras quando fizer escolhas alimentares. Você escolhe suco ou um pedaço de fruta, que contém mais fibras? Come a batata assada, pepino ou maçã com a casca? Quando escolhe grãos, procura as versões com mais alto teor de fibra?

Teor de fibra dos alimentos

Para ingerir mais fibras, coma mais frutas, vegetais, grãos e feijões inteiros. Elas estão presentes nas nozes em grandes proporções, mas estas têm alta densidade energética, por isso coma pequenas porções. Use a lista a seguir para guiar suas escolhas alimentares. Ela é adaptada de uma pesquisa conduzida pela Tufts University School of Medicine, em Boston, e publicada em *Tufts Health & Nutrition Letter*. (Para informações sobre cereais matinais, uma fonte importante, veja "Cereais matinais com 200 calorias", página 190.

Frutas*	Gramas de fibra
Maçã (com casca)	4
Banana	3
Mirtilos, ½ xícara	2
Cantalupo cortado em cubos, 1 xícara	1
Tâmaras secas picadas, $^1/_8$ de xícara	2
Grapefruit, ½	2
Uvas, 1 xícara	2
Nectarina (com casca)	2
Laranja	3
Pêssego (com casca)	2
Pera (com casca)	4
Ameixa (com casca)	1
Ameixas secas, 10	2
Uvas-passas, $^1/_8$ de xícara	1
Framboesas, ½ xícara	4
Morangos, ½ xícara	2
Melancia picada, 1 xícara	1

* Todos os valores são de uma fruta de tamanho médio, salvo indicação em contrário.

Vegetais+	Gramas de fibra
Brócolis cozidos e picados, ½ xícara	2
Brócolis picados, ½ xícara	1
Couve-de-bruxelas cozida, ½ xícara	3
Cenoura, 1 média	2
Cenoura cozida, ½ xícara	3
Couve-flor cozida, ½ xícara	2

Aipo, 1 talo	1
Milho cozido, ½ xícara	2
Pepino fatiado, ½ xícara	0,5
Batata frita, 1 porção pequena (70g)	2
Vagem cozida (congelada), ½ xícara	2
Alface-americana rasgada em tiras, 1 xícara	1
Ervilha cozida (congelada), ½ xícara	4
Pimentão picado, ½ xícara	1
Batata assada, com casca	5
Batata assada, sem casca	2
Batata em purê, ½ xícara	2
Alface-romana rasgada em tiras, 1 xícara	1
Espinafre picado, ½ xícara	1
Espinafre cozido (congelado), ½ xícara	3
Batata-doce assada, com casca	3
Tomate, 1 médio	1

+ Todos os valores são de vegetais crus, salvo indicação em contrário.

Grãos, legumes (feijões**, grão-de-bico, lentilha, feijão-de-lima) e nozes	Gramas de fibra
Feijão-preto, ½ xícara	8
Pão branco, 1 fatia	1
Pão integral, 1 fatia	2
Muffin de farelo, 1 médio	3
Grão de bico, ½ xícara	5
Feijão-vermelho, ½ xícara	7
Lentilha, ½ xícara	8
Feijão-de-lima, ½ xícara	6
Farinha de aveia cozida, 1 xícara	4
Massas cozidas, ½ xícara	1
Amendoim, ½ xícara	6
Manteiga de amendoim, 2 colheres (sopa) cheias	2
Pipoca estourada em ar, 3 xícaras	2
Arroz branco cozido, 1 xícara	1
Arroz integral cozido, 1 xícara	2
Sementes de gergelim, 2 colheres de sopa	1
Sementes de girassol, $^1/_8$ de xícara	2
Nachos, 1 xícara (45g)	1
Nozes picadas, ¼ de xícara	2
Germe de trigo, ¼ de xícara	4

** Valores de feijões enlatados ou cozidos.

BENEFÍCIOS DO CAFÉ DA MANHÃ

É irônico que o café da manhã seja a refeição que as pessoas que fazem dieta mais pulam. Com isso, acabam ingerindo mais calorias, porque a compensam mais tarde no dia, quando estão cercadas de alimentos de alta densidade energética. Pular o café da manhã também diminui o ritmo de queima de calorias. O motivo é que o metabolismo se desacelera quando dormimos, enquanto o processo de digestão o acelera de novo. Se você não fizer essa refeição, seu metabolismo poderá permanecer lento durante toda a manhã.

As pessoas mais magras tendem menos que as obesas a pular o café da manhã. Se você estiver em uma dieta de emagrecimento, tomá-lo aumentará seu sucesso. Na Vanderbilt University, em Nashville, foi pedido a 52 mulheres obesas, que geralmente pulavam o café da manhã, que o tomassem durante três meses. Em consequência, elas passaram a ter mais controle sobre a alimentação, ingerir menos gordura e emagreceram mais do que um grupo de controle que continuou a pular essa refeição matinal.

Para muitas pessoas o café da manhã é a refeição em que é mais fácil aumentar a ingestão de fibra, porque é fácil incluir nela produtos integrais e frutas inteiras. As fibras extras no café da manhã, por sua vez, podem ajudar você a comer menos no almoço e durante o dia. Em Minneapolis, voluntários que comiam cereais com alto teor de fibra ingeriam menos calorias no café da manhã e no almoço, economizando 150 calorias no dia.

A melhor escolha é um cereal com alto teor de fibra e baixo de gordura (1%), ou leite desnatado e frutas. As pessoas que consomem cereais prontos para consumo ingerem mais ferro, cálcio, ácido fólico e fibra do que as que tomam outros tipos de café da manhã. Isso não se deve somente ao cereal, mas também ao que o acompanha: leite rico em cálcio e frutas, frequentemente uma boa fonte de fibra, ácido fólico e vitaminas C e A. Em vários estudos, começar a manhã dessa maneira também demonstrou estar associado a menos fome e ingestão de alimentos mais tarde no dia.

A *VOLUMETRIA* DE GRÃOS, VEGETAIS E FRUTAS

Há uma atitude que aumenta a ingestão de fibra e baixa muito a densidade energética da dieta: aumentar a quantidade e variedade de vegetais e frutas.

Esses alimentos, que contêm carboidratos, realmente são extraordinários. Você pode praticamente comer quanto quiser deles e ingerir menos calorias. No programa de emagrecimento de Roland Weinsier, na University of Alabama, em Birmingham, mesmo pessoas em dietas de emagrecimento de baixa caloria (1.200 calorias por dia) podem comer quantos vegetais (cozidos sem adição de gordura) e frutas inteiras quiserem. Elas controlam porções de alimentos com mais densidade energética, como frutas secas, vegetais amiláceos como batata, feijão-de-lima e milho, pães e grãos, carnes e laticínios — mas não de frutas inteiras e vegetais. Weinsier observa: "Esses alimentos substituem outros, com mais densidade energética. A menos que você se force a comer uma quantidade enorme, quando come muitas frutas e vegetais sua ingestão calórica diminui."

Cereais matinais com 160 calorias

É hora do café da manhã. Seu cereal está pronto. Mas o quanto você pode comer? Isso depende de vários fatores: gordura, fibra, açúcar e formato. Estes são os números sem leite:

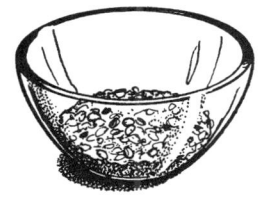 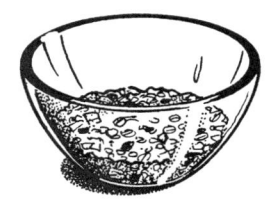 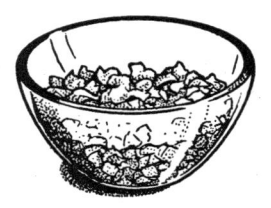

Granola comum. DE: 4,6. Tamanho da porção: ⅓ de xícara. Esse cereal de alta gordura e açúcar é firmemente compactado, por isso você só pode comer uma pequena porção.

Granola de baixa gordura. DE: 3,9. Tamanho da porção: um pouco menos de ½ xícara. A gordura reduzida ajuda um pouco, mas essa ainda é uma porção muito pequena.

Sucrilhos. DE: 4. Tamanho da porção: 1 xícara. Os sucrilhos, mesmo os açucarados, criam mais volume. Por isso, embora a densidade energética não tenha baixado, você obtém mais em uma tigela.

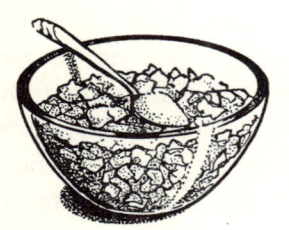

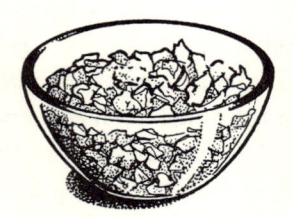

Flocos de trigo com 1 colher (chá) de açúcar. DE: 3,7. Tamanho da porção: 1 ⅓ de xícara. Quando você compra flocos sem açúcar e os adoça levemente, pode comer mais.

Flocos de farelo. DE: 3,3. Tamanho da porção: 1 ⅔ de xícara. A escolha mais volumétrica de todas: flocos com baixo teor de gordura e alto teor de fibra, que aumentam o volume. Se você acrescentar 1 colher de (chá) de açúcar, poderá ingerir as mesmas calorias comendo 1 ½ xícara de cereal. Ou use um substituto do açúcar.

Espaguete para o jantar com 400 calorias

O quanto os vegetais podem aumentar o tamanho de sua porção no jantar? Muito! Veja a seguir a diferença entre um prato de alta gordura e poucos vegetais e um prato de baixa gordura e muitos vegetais. Com menos gordura e a adição de uma grande quantidade de vegetais, a densidade energética cai mais da metade:

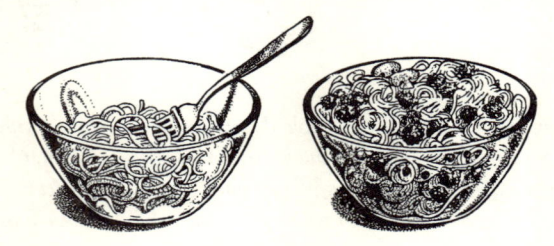

Espaguete Alfredo (esquerda). Ingredientes: 1 xícara de espaguete cozido, ½ xícara de molho Alfredo. DE: 1,5. Tamanho da porção: 1 ½ xícara.

Espaguete primavera (direita). Ingredientes: 1 xícara de espaguete cozido, ¾ de xícara de tomate enlatado, ¾ de xícara de abóbora-moranga cozida, ½ xícara de cogumelos cozidos, 1 xícara de brócolis cozidos, 2 colheres (chá) de azeite de oliva, manjericão, orégano, 2 colheres (chá) de queijo parmesão. DE: 0,6. Tamanho da porção: 3 ½ xícaras.

Aumentar a variedade de vegetais que você ingere é um modo relativamente simples de reduzir calorias. Para a maioria de nós, há muito espaço para melhora: metade de todos os vegetais que os norte-americanos ingerem é batata fresca e congelada (frequentemente frita), alface, tomate processado e cebola. As pessoas pensam que as frutas e os vegetais precisam ser crus para proporcionar o máximo de benefícios para a saúde, mas podem ser congelados, enlatados ou secos e ainda manter a mesma qualidade nutricional. Elizabeth Pivonka, presidente da Produce for Better Health Foundation, diz: "Se você preparar massa primavera com 2 xícaras de vegetais e ½ xícara de massa, em vez de 2 xícaras de massa e ½ xícara de vegetais, cortará as calorias pela metade."

Faça questão de encontrar frutas e vegetais de que goste e de incluí-los em suas refeições. Se não gostar de determinado vegetal, tudo bem. Não o coma. Mas procure outros. Todos os dias, tente incluir pelo menos uma fruta ou um vegetal verde-escuro ou amarelo, como alface verde ou roxa misturados com brotos de verduras, espinafre, abóbora, pimentão, damasco, pêssego, manga e melão-cantalupo. Coma frutas cítricas (laranja, tangerina) todos os dias. Algumas vezes por semana, coma um vegetal "crucífero" que protege contra o câncer, como brócolis, couve-flor, couve-de-bruxelas ou repolho-roxo e verde. Cozinhe com cebola e alho. Coma batata crua, ou cozida em molho, algumas vezes por semana. Coma mais maçãs, bananas, mirtilo, morangos, ameixas, peras, uvas e cerejas.

Em certa semana, acrescente uma nova fruta ou um novo vegetal a seu carrinho de compras. Na próxima, experimente outro. Cozinhe seu vegetal favorito de modo diferente, talvez com um novo tempero. Acrescentar vegetais a pratos de que você já gosta, como omelete, sopas, refogados e ensopados, é um modo fácil de baixar a densidade energética de sua dieta. Adicionar frutas a lanches e sobremesas também funciona.

MODOS FÁCEIS DE TER MAIS FRUTAS E VEGETAIS NA DIETA

Eis alguns modos fáceis de ter mais frutas e vegetais na vida:

- Acrescente frutas ao cereal do café da manhã.

- Adicione uvas e maçã fatiada a salada de frango; ou tomate, rabanete e pimentão a salada de atum.

- Cubra frango ou peixe grelhado com salsa-mexicana.

- Abasteça a cozinha com frutas e vegetais de fácil conservação, como cebola, alho, batata, abóbora, cenoura, maçã, laranja e banana. Então poderá escolher mais itens perecíveis, como alface ou verduras, a caminho de casa.

- Compre sacos plásticos para guardar vegetais. Eles têm pequenos furos que deixam o produto fresco por mais tempo. Ou simplesmente compre sacos plásticos para alimentos e faça vários pequenos furos com o garfo.

- Para sua conveniência, compre vegetais ensacados prontos para o consumo ou vegetais de um bufê de saladas. Ponha-os em um prato com molho livre de gordura e os petisque enquanto prepara o jantar — em vez de queijo ou salgadinhos.

- Ponha pequenos pedaços de frutas ou vegetais em marmitas para levar para a escola ou o trabalho: maçã, uva sem sementes, banana, cereja, laranja, tomate-cereja, minicenoura, ervilha fresca e vagem.

- Acrescente frutas e vegetais frescos a pratos de que gosta: frutas silvestres ou banana a iogurte; vegetais a massas e pizza; tomate, cebola, cenoura ralada e alfaces de folhas verde-escuras — como a romana — a sanduíches; vegetais frescos ou congelados a sopa enlatada.

- Em seu próximo churrasco, ponha vegetais em um espeto e frutas em outro.

- Em festas, sirva vegetais crus com salsa-mexicana e, em outro prato, fatias de frutas com molho de iogurte desnatado.

- Aprenda a usufruir do seu micro-ondas. Aspargos frescos, lavados e ainda pingando água, com um pouco de suco de limão ou uma colher (chá) de vinagre balsâmico em um prato coberto que possa ir ao forno, só demoram dois ou três minutos em temperatura alta para ficar prontos.

AÇÚCARES

Falando de sobremesa, e quanto ao açúcar? O açúcar pode ter trazido mais prazer para a humanidade do que qualquer outra substância alimentar. Contudo, inspira emoções conflitantes. Nós o apreciamos, mas nos sentimos culpados ao ingeri-lo. Tememos que nos faça mal, nos engorde e estrague nossos dentes. Nossa ambivalência tem raízes históricas: desde que o açúcar foi introduzido na Europa, no final da Idade Média, foi considerado um remédio de pureza quase divina — e uma terrível ameaça para a saúde.

Neste momento, o pêndulo está novamente oposto ao açúcar, com os livros populares sobre dietas nos dizendo que o açúcar causa obesidade, aumentando os níveis de insulina. A essa altura você sabe que essas teorias que relacionam a insulina e o índice glicêmico com o ganho de peso não foram comprovadas. O açúcar realmente tem um alto índice glicêmico, mas desde que você controle calorias, sua quantidade na dieta não faz nenhuma diferença para o emagrecimento. Na Duke University, mulheres acima do peso em uma dieta de 1.100 calorias emagreceram tanto em uma dieta com 43% de suas calorias provenientes de açúcar quanto em uma com apenas 4% de calorias de açúcar!

Contudo, os açúcares ainda podem influir na obesidade se nos levarem a ingerir mais calorias do que precisamos. É fácil abusar de doces, mas não porque os açúcares entrem em nossos corpos sem ser notados pelos sistemas reguladores da saciedade. Os açúcares e o amido, e até a gordura, têm efeitos parecidos na saciedade. O principal motivo de comermos muito açúcar é o sabor. Os seres humanos nascem com certa propensão aos doces. Mesmo no conforto aconchegante do útero, o feto engole fluido amniótico, que contém açúcares. Como o sistema do paladar começa a funcionar no útero, é provável que o sabor doce seja experimentado pela primeira vez ali. Horas após o nascimento, o bebê prefere o sabor doce. Isso incentiva a amamentação, porque o leite materno é rico em açúcar (lactose). A queda por doces acompanha as pessoas até a idade adulta. É claro que isso varia. Algumas nascem com certa preferência por doces, e comer muitos ou poucos alimentos açucarados não influi nessa preferência. Contudo, quando elas envelhecem, a paixão por doces diminui. É mais forte na infância, na adolescência e no início da idade adulta.

A principal preocupação com os açúcares é que eles podem estimular o consumo de muitas calorias. Isso é particularmente verdadeiro em relação aos alimentos que combinam gordura e açúcares, como chocolate, biscoitos, barras de doces e bolos, deliciosos e de alta densidade energética. Alguns pesquisadores descobriram que as combinações de açúcar e gordura estimulam os centros de prazer do cérebro, aumentando a produção de endorfinas, substâncias químicas do "bem-estar" do corpo. Não admira que seja difícil resistir!

Os açúcares podem contribuir com muitas calorias mesmo quando não são combinados com gordura. Eles têm uma densidade energética moderadamente alta, com 4 calorias por grama. Muitos confeitos e biscoitos de baixa gordura, ricos em açúcar, possuem um teor tão baixo de água que contêm quase tantas calorias por porção quanto as versões de alta gordura que substituem.

As diretrizes alimentares do U.S. Department of Agriculture (USDA) nos dizem para escolher uma dieta moderada em açúcares adicionados. Sugerem que estes açúcares adicionados— aqueles que não ocorrem naturalmente nos alimentos — não deveriam representar mais de 10% de nossas calorias totais. O USDA recomenda esses limites para os açúcares adicionados: 6 colheres (chá) para uma ingestão de 1.600 calorias, 12 para 2.200 calorias e 18 para 2.800 calorias. Uma lata de refrigerante de 350 mL contém cerca de 10 colheres (chá) de açúcares. A preocupação é com os adicionados, porque os açúcares que ocorrem naturalmente são encontrados, antes de mais nada, em alimentos que somos incentivados a comer, como frutas, vegetais, leite e laticínios semidesnatados. Uma banana média, com cerca de 4 colheres (chá) de açúcares, é uma boa fonte de fibra, potássio e vitamina C e, como a maioria das frutas, contém muita água. Por isso, sua densidade energética é de menos de 1 caloria por grama. A densidade energética do açúcar puro, como observamos, é 4.

Sua ingestão de açúcares adicionados é muito alta? Algumas pessoas claramente ingerem açúcar demais. É fácil fazer isso. Uma colher (chá) de açúcar contém cerca de 16 calorias. Suponha que você esteja em uma dieta de 1.600 calorias por dia. Se tomar uma bebida com 10 colheres (chá) de açúcar, ou 160 calorias, isso representará seus 10% de açúcares adicionados do dia. Eles também podem aumentar rapidamente em outros alimentos. Se você cortar 160 calorias de açúcares por dia, e não as substituir por outras, perderá 500g extras a cada três semanas.

Você não precisa banir os açúcares. Eles não são vilões nem heróis. Seu excesso, certamente, pode desequilibrar a dieta, mas quantidades moderadas podem tornar um pouco mais divertida a alimentação nutritiva. Um modo de satisfazer a preferência por doces sem acrescentar quilos ao corpo é enfatizar os alimentos naturalmente doces de baixa densidade energética, como sorvetes de frutas e sobremesas contendo frutas. Outro é o uso sensato de açúcares para melhorar o sabor de alimentos de baixa densidade energética, como pôr uma colher (chá) de açúcar no cereal. Se você fizer uma maçã assada com uma colher (chá) de açúcar, ainda terá uma sobremesa com baixa densidade energética. Ela ficará doce e deliciosa, e o saciará.

SUBSTITUTOS DO AÇÚCAR

Outro modo de apreciar o sabor doce controlando calorias é escolher comidas e bebidas feitas com substitutos do açúcar. Eles podem ajudá-lo a cortar calorias, controlar a fome e fornecer maior quantidade de opções de baixa densidade energética. Segundo evidências científicas, também são seguros. "Aspartame, acesulfame K, sucralose e sacarina são atóxicos", diz Stanley Segall, professor de ciência dos alimentos da Drexell University. "Os alimentos adoçados artificialmente, usados com moderação, não apresentam nenhum risco para a saúde."

Há um mito de que os substitutos do açúcar estimulam a fome. Nós e outros pesquisadores demonstramos que isso simplesmente não é verdade. Os substitutos do açúcar ajudam a reduzir a fome e a ingestão de alimentos. Podem baixar muito a densidade energética de certos alimentos doces e aumentar a quantidade que você pode ingerir. Pense no iogurte desnatado com sabor. Para ingerir 80 calorias você pode tomar ½ xícara de iogurte adoçado com açúcar ou ¾ de xícara do mesmo iogurte adoçado com aspartame.

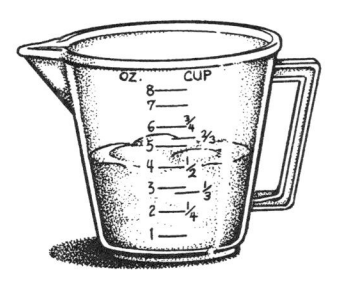 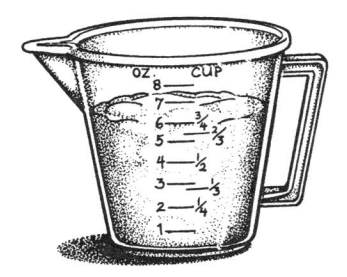

Iogurte desnatado com sabor adoçado com açúcar. DE: 0,7. Tamanho da porção: ½ xícara.

Iogurte desnatado com sabor adoçado com aspartame. DE: 0,5. Tamanho da porção: ¾ de xícara.

Você reduziu muito a densidade energética da sobremesa, por isso pode comer uma porção razoável. Mas para isso dar certo realmente tem de *substituir* um alimento açucarado por um adoçado com um substituto do açúcar.

Os substitutos do açúcar podem ser úteis como parte de um programa planejado para emagrecer e se manter magro. Na Harvard University, em um programa de emagrecimento de 19 semanas, mulheres obesas que foram incentivadas a usar produtos adoçados com aspartame perderam tanto peso quanto as que usaram açúcar. Mas as mulheres no grupo de aspartame gostaram mais da dieta e, três anos depois, tinham mantido metade da perda de peso, enquanto as do outro grupo recuperaram todo o peso perdido.

Em um plano integrado para reduzir a densidade energética da dieta, os substitutos do açúcar podem tornar as refeições e os lanches mais variados e agradáveis. Mas são apenas parte da estratégia, e não ajudarão se você simplesmente comer mais. As pessoas podem fazer jogos mentais com os alimentos. Se você pedir um refrigerante diet para tomar com cheeseburguer e muitas batatas fritas, a bebida não eliminará magicamente as calorias do cheeseburger e das batatas!

RESUMO

- Aprecie os alimentos de primeira necessidade — pão, massas, batata, arroz. Esses carboidratos complexos são a base de uma dieta saudável para administração do peso.

- Os carboidratos devem representar 55% de suas calorias. A maioria delas deve provir de carboidratos complexos ricos em amido e fibras. Prefira os de baixa densidade energética para aumentar a saciedade.

- Nem a resistência à insulina nem ingerir alimentos com alto índice glicêmico levam a ganho de peso. Contudo, se você estiver acima do peso e for sedentário, pode ser resistente à insulina; para reduzir os riscos para a saúde, corte calorias, emagreça e aumente a atividade física.

- Procure ingerir 20-30g de fibras por dia. Aumente gradualmente a ingestão de fibra comendo mais cereais, grãos integrais, legumes, vegetais e frutas. Se você estiver tentando reduzir a ingestão calórica, isso o ajudará a se sentir saciado e comer menos.

- Coma no mínimo duas porções de frutas e três de vegetais todos os dias. As frutas frescas inteiras e os vegetais cozidos sem gordura têm densidade energética tão baixa que você pode ingerir porções satisfatórias até em uma dieta de calorias controladas.

- Use açúcares adicionados com moderação para tornar mais saborosos alimentos nutritivos de baixa densidade energética. Se você comer doces com alta densidade energética ou alimentos que combinem açúcares e gorduras, mantenha as porções pequenas.

- Os substitutos do açúcar, como parte do programa para baixar a densidade energética da dieta, podem ajudá-lo a se sentir satisfeito com menos calorias.

Proteína

A carne é um alimento natural do homem porque seu estômago é pequeno demais para lidar com o volume de alimentos que teria de ingerir se sua dieta fosse restrita a frutas e vegetais.

— JEAN-ANTHELME BRILLAT-SAVARIN,
A fisiologia do gosto, 1825

NA REBELIÃO CONTRA AS DIETAS DE BAIXA GORDURA a proteína, agora, é soberana. Os livros de dieta dizem que você pode emagrecer comendo mais carne e queijo de alto teor de gordura. Dizem que mais proteína o mantém metabolicamente ajustado. A proteína realmente tem um papel na administração do peso, mas não pelos motivos que você pode ter lido. Eles negligenciaram o que poderia ser a maior vantagem para a administração do peso:

Os alimentos de alto teor de proteína podem diminuir a fome e prolongar a saciedade mais do que os alimentos com alto teor de carboidrato ou gordura.

Como as dietas de alta proteína que estão em voga restringem as escolhas alimentares, na verdade são dietas de baixa caloria disfarçadas. Enfatizando os alimentos proteicos, elas podem ajudar as pessoas a sentir menos fome e ao mesmo tempo restringir muito as calorias. Você pode emagrecer assim, mas não aprenderá hábitos alimentares que o manterão magro. Isso ocorre porque os alimentos-padrão de alto teor de proteína dos norte-americanos, como o cheeseburguer, têm alta densidade energética. Você precisa restringir porções para cortar calorias. Quando volta a comer porções normais, ingere muitas calorias e recupera o peso.

Temos duas sugestões melhores:

- *Mantenha a ingestão diária de proteína no nível recomendado, esteja tentando emagrecer ou permanecer magro.* A proteína precisa permanecer a mesma, independentemente do nível calórico, e depende do quanto você pesa. Para calcular o nível de proteína, veja "De quanta proteína você precisa?" (página 90).

- *Prefira fontes de proteína de baixa densidade energética.* Escolha porções moderadas de carne *magra* de vaca, rica em proteína, frango, frutos do mar, laticínios semidesnatados e legumes, que têm densidade energética relativamente baixa, e combine com grãos, vegetais e frutas de baixa densidade energética. Assim, a diminuirá em todo o seu padrão alimentar, o que permitirá que você encontre um modo de comer permanente que o deixará satisfeito com menos calorias.

Ingerir alimentos ricos em proteína e de baixa densidade energética é uma boa estratégia para aumentar a saciedade, especialmente se você estiver tentando emagrecer. Mas ingerir mais proteína do que seu corpo precisa não vai acelerar seu metabolismo, desenvolver músculos ou torná-lo mais magro!

PROTEÍNA AJUDA VOCÊ A SE SENTIR SACIADO

A maior saciedade associada à ingestão de proteína foi notada pela primeira vez em 1955, quando pessoas em dietas de baixa caloria, que ingeriam proteína suficiente, disseram se sentir saciadas. Quando a ingestão de proteína diminuía, elas sentiam fome o tempo todo.

Desde então o "efeito da proteína na saciedade" foi repetidamente demonstrado. Estudos na Escócia, Dinamarca, Suécia e Inglaterra mostraram que o café da manhã ou o almoço de alta proteína estava associado à redução da fome e da ingestão de alimentos na próxima refeição. E quando foram oferecidas a homens canadenses refeições de alta ou moderada proteína durante seis dias, e eles podiam comer o quanto quisessem, os que comeram mais proteína ingeriram menos calorias todos os dias. Angelo Tremblay, professor de nutrição da Laval University, conclui: "Uma dieta de alto teor de proteína produz saciedade com menos calorias."

O que é proteína?

Proteínas são cadeias de moléculas complexas chamadas aminoácidos. Quando ingerimos um alimento que contém proteína, nossos corpos a quebra em aminoácidos individuais, que são então reformados em muitas proteínas diferentes, das quais precisamos para funcionar, inclusive enzimas, hormônios e anticorpos. Nossos corpos precisam de proteína todos os dias para substituir as proteínas do corpo que normalmente são quebradas e precisam ser reconstruídas. Se ingerimos mais proteína do que precisamos para obter aminoácidos, ela é convertida em açúcares e queimada como combustível, ou armazenada como gordura corporal.

A psicologia pode ter um papel no efeito da saciedade. Consideramos as refeições mais completas ou substanciais se contêm carne ou outros pratos principais de alto teor de proteína. Certos tipos de proteína saciam mais do que outros? De fato, um estudo descobriu que tipos diferentes de carne influem de modos diferentes na saciedade. Os pesquisadores compararam uma refeição com a mesma quantidade de proteína de carne de vaca, frango ou peixe. Nas três horas seguintes, eles descobriram que uma fonte de proteína produzia constantemente uma sensação maior de saciedade: o peixe.

A proteína também pode influir no ritmo de queima de calorias. O corpo é muito ineficiente em converter calorias excessivas de proteína em gordura corporal. Podemos fazer isso, mas perdemos cerca de 40% das calorias excessivas de proteína nesse processo. "Você cria mais dióxido de carbono", explica o especialista em proteína Peter Reeds, do Baylor College of Medicine, em Houston. "Basicamente, elimina a proteína em excesso como calor."

POR QUE AS DIETAS DE ALTA PROTEÍNA SÃO INSUSTENTÁVEIS

A maior saciedade e queima de calorias como calor são benefícios para quem faz dieta. Mas é quase impossível permanecer em uma dieta de alto teor de proteína durante muito tempo. O modo como o metabolismo se acelera para queimar proteína em excesso indica o motivo: o corpo regula a proteína cuidadosamente. Se você ingerir muito pouco dela, seu corpo a conservará. Se ingerir muito, seu corpo a queimará.

Populações em todo o mundo ingerem 10-15% de calorias de proteína, não os 30% recomendados por alguns livros de dieta. Esse nível de 10-15% de proteína é encontrado em uma série de culturas notavelmente diversas em que as pessoas têm acesso a dietas adequadas. Nossos corpos têm mecanismos, como os receptores de aminoácidos no aparelho digestivo, que nos ajudam a perceber quanta proteína ingerimos. Reeds diz: "Acredito que os seres humanos regulam a ingestão de proteína."

Proteína demais faz mal à saúde?

A maioria dos adultos norte-americanos ingere mais proteína do que precisa. Proteína demais faz mal à saúde?

Há poucas evidências de que faça. Mesmo quando ingerimos o dobro das quantidades recomendadas, nossos corpos são bons em se livrar da proteína em excesso. Ela sobrecarrega os rins, mas isso é preocupante principalmente em crianças e adultos com falência renal ou diabetes. A proteína em excesso, especialmente de carne animal, também faz o corpo excretar cálcio extra, o que pode aumentar o risco de osteoporose, mas apenas nas pessoas que não ingerem quantidades adequadas de cálcio e vitamina D.

As dietas de alto teor de proteína e baixa caloria não representam um risco imediato para a saúde. A exceção: as dietas que também restringem carboidratos a níveis tão baixos que criam um estado metabólico que pode sobrecarregar os rins e causar um colapso muscular.

O real risco para a saúde surge quando você para de fazer a dieta. Se voltar a um nível calórico normal, mas continuar a ingerir principalmente proteína animal — como bifes e hambúrgueres — e poucas frutas e vegetais, aumentará o risco de doença cardíaca, diabetes e certos tipos de cânceres. "As pessoas que comem muita carne tendem a ter dietas de alto teor de gordura, inclusive saturada, *e* baixa ingestão de frutas e vegetais", diz Tim Byers, professor da University of Colorado School of Medicine. "Contudo, a única coisa que podemos concluir seguramente é que as pessoas que ingerem muitas frutas, vegetais e grãos integrais têm menos doença cardíaca e câncer."

Pesquisas não descobriram nenhuma associação entre a ingestão de proteína e a magreza. As pessoas magras não ingerem mais proteína do que as gordas. Quando pesquisadores descobriram um elo entre ingestão de proteína e gordura corporal, estar acima do peso foi associado à alta ingestão de proteína! É provável que tenha sido porque carnes muito gordurosas frequentemente são os alimentos preferidos dos homens acima do peso. Isso pode ajudar a explicar a popularidade das dietas de alto teor de proteína entre os homens. Mas a dieta de alto nível de proteína, seja baseada em carnes, ovos e laticínios, ou líquida, não é uma estratégia de administração do peso sustentável. Como vimos com Oprah Winfrey, que adotou uma dieta líquida de alto teor de proteína na década de 1980, é possível emagrecer em uma dieta de alto nível de proteína, mas o peso é totalmente recuperado quando ela é interrompida. Essas dietas não alcançam os hábitos alimentares que ajudam você a administrar calorias quando é cercado por vários alimentos saborosos de alta densidade energética.

O EMAGRECIMENTO QUE PERDURA

Você pode tirar proveito do poder saciador da proteína? A resposta é simples: mantenha a ingestão de proteína no nível recomendado para seu peso corporal. Esse é um bom conselho quando se está tentando emagrecer ou se manter magro.

- **Perda de peso.** Quando você cortar calorias, não ingira mais alimentos de alto teor de proteína do que costuma ingerir — mas não coma menos. Corte calorias escolhendo porções normais de fontes de proteína magra como carne magra de vaca, frango, frutos do mar, feijões, leite desnatado e laticínios semidesnatados; ingerindo menos alimentos de alto índice de gordura e porções menores de lanches ricos em carboidratos e de alta densidade energética; ficando atento às porções de pão e preferindo grãos integrais, vegetais e frutas. Corte calorias de gordura e excesso de carboidratos, não de proteína. Por quê? Isso não se resume a maior saciedade e queima de calorias. Quando você emagrece, perde não só gordura corporal como também músculo. Contudo, o músculo mantém o metabolismo alto, o que ajuda a evitar a recuperação do peso. Manter a ingestão de proteína adequada durante a perda de peso minimiza a perda muscular.

- **Manutenção do peso.** Somente quando você corta calorias bem abaixo do que é necessário para manter o peso corporal corre o risco de ingerir muito pouca proteína. Quando ingere alimentos e calorias suficientes para manter o novo peso corporal mais baixo, ingere proteína suficiente. A dieta norte-americana, seja prazerosa para um carnívoro ou o paraíso de um vegetariano, é tão rica em proteína que, se as calorias forem adequadas, a ingestão de proteína será ideal. Após a fase de perda de peso, continue a comer porções normais de fontes de proteína magra e aumente as calorias ingerindo mais alimentos ricos em carboidratos complexos de baixa densidade energética.

De quanta proteína você precisa?

A quantidade de proteína de que você precisa todos os dias se baseia em seu peso: 0,4 grama por 500g de peso corporal. A maioria das pessoas obtém mais do que o suficiente.

Se seu peso em quilos for...	Você precisará destes gramas de proteína
50	40
59	47
68	54
82	65
95	76

É fácil satisfazer essas necessidades. Você obterá mais do que o suficiente se ingerir 2 a 3 porções por dia de alimentos ricos em proteína, como carne, aves, ovos, frutos do mar e feijões. Laticínios também são boas fontes.

Alimento	Tamanho da porção	Proteína (g)	Calorias	Densidade energética
Ovo cozido	1	6	78	1,5
Bife de contrafilé	85g	26	315	1,8
Hambúrguer de carne magra moída, grelhado	85g	21	230	2,7
Peito de frango, assado e sem pele	85g	26	140	1,7
Atum enlatado em água	85g	20	110	1,3
Costeleta de porco magra grelhada	85g	26	172	2
Feijão-preto	½ xícara	7	110	0,9
Grão-de-bico	½ xícara	7	134	1,6
Leite integral	1 xícara (240 mL)	8	150	0,6
Leite desnatado	1 xícara (240 mL)	8	86	0,35
Iogurte de frutas semidesnatado	1 xícara (240 mL)	12	240	1
Queijo cheddar	30g	7	115	4

FAÇA ESCOLHAS PROTEICAS VOLUMÉTRICAS

Se você está emagrecendo ou se mantendo magro, certifique-se de que há uma boa fonte de proteína de baixa gordura na maioria das refeições. Pode ser leite desnatado com cereal, atum enlatado em água no almoço ou bife magro no jantar. Não precisa ser em todas as refeições. Você também pode descobrir alguns lanches de alto índice de proteína de que goste: iogurte, fatias de peru magro, sobras de kebabs ou dip de feijão-preto servido com vegetais.

Deixe a densidade energética guiar suas escolhas. Carnes vermelhas de baixo teor de gordura, como bife magro de pernil ou contrafilé, oferecem a você mais do que um hambúrguer "magro". Aves sem pele, como peito de peru assado, têm densidade energética ainda mais baixa, enquanto peixe magro, como perca assada, proporcionam a porção mais satisfatória de todas, como demonstram estas ilustrações de porções de 150 calorias.

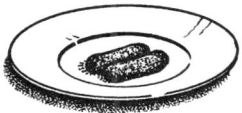 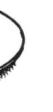 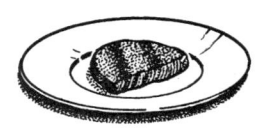

Linguiça de porco italiana. DE: 3,2. Tamanho da porção: 50g.

Hambúrguer grelhado de carne moída magra de vaca. DE: 2,7. Tamanho da porção: 60g.

Bife de contrafilé grelhado. DE: 1,9. Tamanho da porção: 80g.

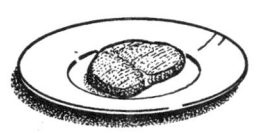 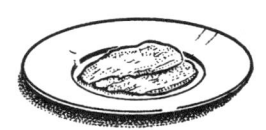 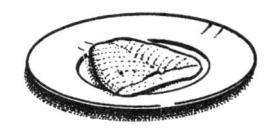

Presunto magro* (11% de gordura). DE: 1,8. Tamanho da porção: 80g.

Peito de peru, assado e sem pele. DE: 1,3. Tamanho da porção: 110g.

Perca assada. DE: 1,1. Tamanho da porção: 140g.

Escolha alimentos proteicos magros (peixe, peru, presunto ou bife muito magro) para comer porções mais satisfatórias.

* Se você escolher presunto extramagro (4% de gordura), sua porção poderá ser de 120g.

Fique atento aos lanches de alto índice de proteína e densidade energética. Por exemplo, um livro recente sobre emagrecimento recomenda lanches como sementes de girassol, nozes, macadâmia, amendoim, torresmo, carne, carne-seca, queijo e manteiga de amendoim em biscoitos tipo cracker. Todos esses alimentos têm alta densidade energética e é muito fácil abusar deles! Você comerá porções tão pequenas que, independentemente do teor de proteína, sentirá fome.

Use os princípios de *Volumetria* para aumentar a satisfação que obterá de uma porção de carne. Sessenta a 85g (um tamanho-padrão de porção) de carne de vaca, porco, frango ou peixe podem parecer pouco no prato. Mas corte o bife em tiras finas, refogue na frigideira antiaderente com uma grande quantidade de vegetais e obterá uma grande porção relativamente baixa em calorias totais. Quando você combina o poder saciador da proteína com os princípios centrais da densidade energética apresentados neste livro, obtém uma porção realmente satisfatória.

RESUMO

- Os alimentos ricos em proteína são particularmente saciadores. Podem ajudar a controlar a fome quando as calorias são restritas, e a emagrecer a curto prazo. Mas quando você volta a comer normalmente alimentos ricos em proteína, como carnes e laticínios de alta gordura, que frequentemente têm alta densidade energética, recupera o peso.

- Quando você estiver emagrecendo, mantenha quantidades adequadas de alimentos ricos em proteína, mas corte calorias e densidade energética escolhendo fontes de proteína magra.

- Para manter a perda de peso e evitar engordar, continue a ingerir a quantidade de proteína recomendada para seu peso corporal. Aumente as calorias para seu nível de manutenção comendo mais carboidratos complexos de baixa densidade energética.

- Para emagrecer e se manter magro, escolha alimentos de alto índice de proteína, baixa densidade energética e preparados com pouca gordura, como bife magro, lombinho de porco, frango ou peito de peru, peixe, crustáceos, omeletes de clara de ovo, feijões e tofu.

Álcool

Foi meu tio George que descobriu que o álcool era um alimento,
bem antes do pensamento médico moderno.

— P. G. WODEHOUSE,
O incomparável Jeeves, 1923

SE VOCÊ TOMA BEBIDAS ALCOÓLICAS, pode se perguntar como elas influem no peso. O mesmo fazem os cientistas. Esse é um tema polêmico, e as respostas são importantes para a administração do peso. O adulto norte-americano típico, que bebe com moderação, ingere 5-10% de suas calorias de álcool. ("Moderação" é definido como até uma bebida alcoólica por dia para as mulheres e duas bebidas para os homens.)

Estudos de populações não descobriram nenhuma ligação entre o consumo de álcool e o peso corporal. Quanto às mulheres, na verdade as que bebem pesam menos do que as que não bebem. Contudo, uma pesquisa cuidadosa sobre o metabolismo e o comportamento de comer e beber revela que as bebidas alcoólicas realmente representam um desafio para muitas pessoas que tentam controlar calorias. Certos padrões de ingestão de álcool e alimentos tendem particularmente a promover o ganho de peso. Considere:

- O álcool tem alta densidade energética. Um grama contém sete calorias, em comparação com as quatro do carboidrato ou da proteína. Trinta gramas de álcool puro contêm 200 calorias, e as bebidas misturadas frequentemente contêm mais.

- Nossos corpos metabolizam o álcool de modos que aumentam a probabilidade de o excesso de calorias se transformar em gordura corporal.

- As calorias das bebidas alcoólicas podem entrar em nossos corpos sem disparar os sinais de saciedade, fazendo com que não as compensemos comendo menos.

Não se preocupe: não vamos recomendar parar de beber para perder peso. Se você quiser fazer isso por algumas semanas para ver se o ajuda em seus esforços para emagrecer, tudo bem. Mas queremos dar a você opções que funcionem a longo prazo. Se agora bebe com moderação, abster-se de beber não tende a se tornar uma opção de longo prazo. Tampouco precisa ser. Beber com moderação é compatível com a administração do peso e traz benefícios para a saúde de muitos adultos.

Mas certos padrões de consumo de álcool podem tornar mais difícil controlar calorias. Diremos quais são esses padrões, para que você possa tentar mudá-los.

PARA ONDE VÃO AS CALORIAS DO ÁLCOOL?

Após uma bebida, você pode se sentir afogueado. Seu metabolismo está se acelerando? Você está queimando calorias extras? Infelizmente, para as pessoas que bebem moderadamente, a resposta é não. O álcool não faz o corpo queimar calorias mais rápido ou mais devagar do que qualquer outro nutriente. Essa é a conclusão de vários estudos do metabolismo, inclusive os realizados no Dunn Clinical Nutrition Centre, em Cambridge, Inglaterra. Homens jovens saudáveis ingeriram um almoço de alto índice de gordura em um "calorímetro de corpo inteiro" — uma sala que mede as calorias queimadas aferindo o uso de oxigênio. Em alguns dias, eles tomaram um conhaque Calvados com 40% de teor alcoólico como substituto de alguns dos carboidratos do almoço, e em outros as calorias do conhaque foram simplesmente acrescentadas às do almoço.

Quando as calorias permaneceram as mesmas, o álcool não teve nenhum efeito no metabolismo. Os homens metabolizaram seus almoços com álcool tão eficientemente quanto sem. Mas quando o álcool foi *acrescentado* à refeição de alto nível de gordura e caloria, menos gordura alimentar foi queimada e mais foi armazenada como

O que é álcool?

Há muitos tipos de álcool, mas só um é parte da dieta humana: o etanol, um líquido sem cor. Quase todos os carboidratos, quando lhes são acrescentadas leveduras, produzem dois resíduos: etanol e dióxido de carbono. Cevada e lúpulo produzem cerveja; uvas, vinho; grãos, bebidas destiladas como uísque, uísque escocês, gim ou vodca; cana de açúcar, rum; mel, hidromel; agave, tequila. Uma porção-padrão de bebida alcoólica é de 15 mL de álcool puro (100% de teor alcoólico), 30 mL de aguardente ou conhaque, 45 mL de bebida destilada com 40% de teor alcoólico (gim, vodca, uísque, rum), 150 mL de vinho ou 360 mL de cerveja comum.

gordura corporal. O motivo é que o corpo dá preferência a se livrar do álcool, um veneno que não pode ser armazenado. O corpo quebra mais rapidamente o álcool do que os carboidratos; os carboidratos, do que a proteína; e a proteína, do que a gordura. O excesso de calorias da gordura é então convertido eficientemente em gordura corporal. O grupo de Cambridge descobriu que o vinho tomado no jantar tem o mesmo efeito, e as mulheres reagem de modo idêntico ao dos homens.

A combinação de álcool, alimentos de alto teor de gordura e excesso de calorias é especialmente engordativa.

É cerveja ou pizza que dá a barriga de cerveja? Ambas, trabalhando juntas como um time metabólico. Isso só é uma preocupação se você ingere mais calorias do que precisa. "Se você bebe cerveja e come pizza, também pode chamá-la de barriga de pizza", diz Eric Rimm, professor da Harvard School of Public Health.

O ÁLCOOL INFLUI NO QUANTO VOCÊ COME?

Quando você toma uma bebida, come menos nas refeições para compensar essas calorias extras? Ou come tanto ou até mais do que comeria normalmente, de modo que as calorias do álcool são acrescentadas às totais? Infelizmente, o último caso é o verdadeiro.

As calorias das bebidas alcoólicas são acrescentadas às dos alimentos.

Em Atlanta, pessoas que bebiam com moderação e mantiveram diários alimentares por dez dias — cinco com álcool e cinco sem — afirmaram ter ingerido 200 calorias a mais de alimentos nos dias em que tomaram bebidas alcoólicas. Nesses dias, as refeições foram maiores e duraram mais. Ocasiões sociais, com grupos de amigos, podem nos incentivar tanto a comer quanto a beber mais, segundo mostram pesquisas. Por isso, tenha em mente que ocasiões sociais com alimentos deliciosos de alta gordura e bebidas alcoólicas podem ser particularmente perigosas para quem se preocupa com o próprio peso.

O EFEITO DO APERITIVO

O dicionário Aurélio define *aperitivo* como "bebida espirituosa (vermute, uísque, gim, etc.) ou coquetel ingerido antes das refeições, supostamente como aperitivo". Os dietistas frequentemente afirmam que uma bebida antes das refeições pode aumentar a ingestão de alimentos em mulheres e homens idosos com pouco apetite. Um coquetel realmente estimula o apetite?

Sim, pode estimular. Na Laval University, em Ste-Foy, Quebec, Canadá, homens tomaram um aperitivo com vinho ou suco antes do almoço; os dois aperitivos continham cerca de 300 calorias. Nos dias em que os homens tomaram o aperitivo com vinho, ingeriram 200 calorias adicionais no almoço. Na Inglaterra, um gim-tônica antes do jantar fez com que as pessoas comessem mais. Nos Países Baixos, vinho antes do almoço teve efeito parecido. Portanto, um aperitivo realmente estimula o apetite. "O álcool estimula o abuso de comida", diz Angelo Tremblay, professor de nutrição da Laval.

Se você está restringindo conscientemente calorias, o álcool pode fazê-lo perder sua disposição de comer menos. Na década de 1970, pesquisadores norte-americanos ofereceram a mulheres uma bebida alcoólica ou uma sem álcool com sabor similar — e depois sorvete. As mulheres preocupadas com o peso corporal e que normalmente restringiam a alimentação deixaram de fazê-lo e comeram mais após ingerir a bebida alcoólica. Para as mulheres que não restringiam sua alimentação para controlar o peso, o álcool não teve esse efeito. Portanto, para as pessoas preocupadas com o próprio peso, o álcool pode ser duplamente perigoso: *as bebidas alcoólicas não só são ricas em calorias como também acabam com a disposição de moderar a ingestão de alimentos.*

BEBIDAS TOMADAS À NOITE

Beber à noite pode ser o padrão mais calórico de todos. Na Johns Hopkins University, em Baltimore, um grupo liderado por Richard Foltin pediu a homens jovens para viverem em um laboratório residencial durante vários dias, tomando o equivalente a quatro bebidas extras em alguns dias. Elas tinham gosto similar, mas algumas continham álcool e outras calorias equivalentes de açúcar. Nos dias em que os homens tomaram qualquer dos dois tipos de bebida, ingeriram mais calorias totais. Um padrão de consumo de bebida foi particularmente associado a mais calorias: *tomar bebidas açucaradas ou alcoólicas à noite era o que tendia mais a acrescentar calorias extras ao total diário.*

"Quando as pessoas bebem tarde da noite, não compensam as calorias", diz Foltin. Se você beber à noite, apenas acrescentará calorias ao total diário, e no dia seguinte ingerirá tantas quanto normalmente ingere. "Beber tarde da noite é um padrão comum", diz ele. "Podem ser esses indivíduos que acabam ganhando peso."

Álcool e saúde

Se você bebe com moderação — até uma bebida alcoólica por dia para as mulheres e duas bebidas para os homens —, as chances são de que o hábito esteja melhorando sua saúde. O principal motivo é seu coração. "Há muitas evidências de que o consumo moderado de álcool reduz o risco de doença coronariana", diz Eric Rimm, de Harvard. Como a doença cardíaca é a causa mais comum de morte, isso se traduz em um risco 25% menor de mortalidade para as pessoas que bebem com moderação, comparadas com as abstêmias. Embora o vinho tinto contenha antioxidantes saudáveis, é o álcool em si que evita ataques cardíacos.

Contudo, para as mulheres, o câncer de mama tem sido uma preocupação. "O álcool de fato aumenta marginalmente o risco de câncer de mama", diz Rimm. Porém, tipicamente, o risco de uma mulher morrer de ataque cardíaco é dez vezes maior do que vir a falecer por câncer de mama. Se você for mulher com alto risco de desenvolver câncer de mama (como, por exemplo, com forte história familiar da doença), pode cortar uma ou duas bebidas alcoólicas por semana, sugere ele. Nesse nível, há pouco ou nenhum risco adicional e alguns benefícios cardiovasculares.

Se você bebe *sem moderação,* pode prejudicar sua saúde. Tomar seis ou mais bebidas alcoólicas mesmo uma vez pode aumentar o risco de ataque cardíaco, e as pessoas que tomam constantemente três ou mais bebidas por dia apresentam taxas mais altas de doença cardíaca, AVC, certos tipos de câncer, acidentes, violência, suicídio e morte prematura. Certas pessoas nunca deveriam beber: crianças, adolescentes, indivíduos com doença hepática e, é claro, alcoólatras. Mulheres grávidas também deveriam abster-se de álcool. Os perigos de beber e dirigir também estão muito bem-estabelecidos. Entretanto, para a maioria dos norte-americanos que bebem com moderação, o hábito pode tornar a vida mais longa e saudável.

ESTRATÉGIAS INTELIGENTES

Estamos apenas começando a entender os elos entre bebidas alcoólicas específicas e escolhas alimentares. Sabemos que certos alimentos "combinam" com determinadas bebidas — cerveja com nozes ou batatas fritas enquanto assistimos a um jogo na tevê, coquetéis com tira-gostos, vinho com um jantar elegante.

"Meu conselho é pensar sobre como o que você está bebendo pode influir em como está comendo", diz Richard Foltin. "Se beber uma cerveja significa ansiar por batatas fritas, isso pode quebrar todo o padrão. Uma festa com comida altamente calórica e gordurosa é particularmente perigosa."

Como *você* bebe? O que come quando bebe? Uma bebida significa que você perderá seu controle e comerá mais em uma festa? Se e como você inclui álcool em sua dieta é uma decisão pessoal. Para alguns indivíduos, o álcool é uma fonte oculta de calorias, algo que eles não consideram quando examinam suas dietas, e pode estar ligado a hábitos de estilo de vida que tornam difícil a administração do peso.

Vários anos atrás, eu (Bob) estava me exercitando perto de um homem de 28 anos que me contou que havia perdido oito quilos em seis meses apenas cortando a cerveja. Apenas fazendo isso? Não. Conforme fiquei sabendo depois, ele parou de ir a bares com amigos duas ou três vezes por semana, beber cinco ou seis cervejas por noite, comer pizza e frequentemente se sentir cansado demais para se exercitar na manhã seguinte. Começou a fazer menos lanches e mais refeições nutritivas, caminhar uma a duas horas cinco dias por semana e levantar pesos três vezes por semana. Quando conversei com ele, só estava saindo para beber cerveja a cada duas semanas e bebia apenas duas cervejas em cada uma dessas ocasiões.

As calorias em uma bebida

As calorias do álcool podem ser furtivas. Em particular, fique atento às bebidas misturadas, que também contêm calorias extras de outros ingredientes, particularmente açúcar (note a densidade energética relativamente alta de um daiquiri ou uma margarita, em comparação com cerveja ou vinho). Os tamanhos das porções de bebidas alcoólicas a seguir são em mililitros: 360 mililitros equivalem a um copo e meio; algumas marcas podem diferir um pouco em calorias. Embora forneçamos a densidade energética de cada bebida, use-a para comparar bebidas, não, por exemplo, para comparar uma cerveja com uma maçã; regulamos a ingestão de bebidas alcoólicas diferentemente da de alimentos. Além disso, fique atento às porções: 480 mililitros de pina colada em um bar ou restaurante na verdade representam quatro "porções", com mais de 1.000 calorias!

Bebida	Tamanho da porção	Peso (g)	Calorias	Densidade energética
Cerveja	360 mL	356	160	0,4
Cerveja light	360 mL	354	100	0,3
Cerveja sem álcool	360 mL	360	32	0,1
Vinho tinto	120 mL	118	85	0,7
Vinho branco	120 mL	118	80	0,7
Cooler de vinho	240 mL	240	120	0,5
Daiquiri	120 mL	121	225	1,9
Margarita	120 mL	124	270	2,2
Gim-tônica	120 mL	120	150	0,7
Pina colada	120 mL	141	262	1,9

Se você tentar incluir bebidas alcoólicas em um plano de calorias controladas, precisará incorporar essas bebidas a um padrão de consumo que minimize a tendência do álcool a acrescentar calorias. Um desses padrões pode ser beber com moderação durante as refeições, em vez de entre elas, durante lanches calóricos. Na Colorado State University, em Fort Collins, foi pedido a jovens rapazes para incluir dois copos de vinho — e nenhuma outra bebida alcoólica — nas refeições noturnas, durante seis semanas. Nas seis semanas que se seguiram, eles se abstiveram de álcool. Comeram o que quiseram e onde geralmente comiam. Nesse estudo naturalista, beber com moderação durante as refeições *não* aumentou as calorias totais. Esse padrão também pode ser o mais saudável.

"A regra que sigo é só beber durante as refeições", diz Foltin. "Isso me impede de beber muito. E também de comer demais." Ele acredita que as pessoas são mais capazes de compensar as calorias do álcool comendo menos quando tomam bebidas alcoólicas durante as refeições. "Como o álcool influi no peso depende do restante da dieta. Se você tomar um copo de vinho ou cerveja durante um jantar de sopa, bife magro, verduras e salada de frutas, não comerá demais. O vinho, ou a cerveja, combina com outros ingredientes que promovem a saciedade com menos calorias", diz Tremblay.

RESUMO

- Com sete calorias por grama, o álcool tem alta densidade energética, tornando fácil ingerir calorias extras.

- Combinar bebidas alcoólicas com alimentos de alto índice de gordura e densidade energética promove o ganho de peso.

- As calorias do álcool são acrescentadas às dos alimentos. Quando bebemos, frequentemente comemos tanto às refeições como quando não bebemos.

- O álcool reduz as inibições, inclusive as relativas ao abuso de comida. Isso representa um problema para as pessoas que normalmente restringem a alimentação para controlar o peso.

- Beber tarde da noite é um padrão que pode levar a calorias diárias extras.

- Preste atenção aos alimentos que ingere quando bebe. Se a cerveja o fizer comer batatas fritas, você precisará mudar essa associação ou beber cerveja com menos frequência.

- Se você bebe, o melhor padrão para o peso e a saúde é tomar vinho ou cerveja com uma refeição satisfatória de baixa densidade energética.

Água e outras bebidas

Água, bebida com moderação, não pode fazer mal a ninguém.
— MARK TWAIN, *Notebook*

A ÁGUA TEM PAPEL CRUCIAL em *Volumetria*. Tem peso, mas não calorias. Sua densidade energética é zero. Para abaixar a densidade energética da dieta você poderá ingerir naturalmente alimentos ricos em água, como frutas e vegetais, assim como pratos que contenham água, como cereais quentes, massas, arroz, peixe cozido no vapor, cozidos, sopas, ensopados e sobremesas congeladas de baixo nível de gordura.

Mas e quanto às bebidas? Você pode ir mais longe e simplesmente comer grande porção da dieta em forma líquida? As bebidas não o ajudariam ainda mais do que os alimentos sólidos a se sentir saciado?

Isso não é tão simples assim.

A água e outras bebidas saciam a sede, mas não a fome. Descobrimos em estudos controlados que simplesmente beber água durante a refeição não ajudará você a comer menos nessa refeição, ou na seguinte. Mas a água *saciará* sua sede sem calorias, o que pode ajudar a satisfazer a necessidade de líquido sem acrescentar calorias à dieta.

Você está bebendo água suficiente?

Os seres humanos não são como os camelos. Não armazenamos água. Precisamos repor líquido diariamente. De quanto precisamos? O National Research Council recomenda cerca de 1 litro (4 copos) para cada 1.000 calorias gastas. Isso representa 12 copos para o homem e 9 para a mulher. Você precisa de bem mais se passou muito tempo ao ar livre no calor, ou é muito ativo. A fibra também aumenta a necessidade de água.

O líquido não precisa provir inteiramente de água pura. Também o obtemos de suco de frutas, leite, bebidas gasosas e alimentos. Uma dieta balanceada típica de 2.000 calorias contém 2 a 3 copos de água no alimento. Também obtemos água em bebidas cafeinadas (café, chá, refrigerantes) ou alcoólicas (cerveja, vinho), embora você perca um pouco, porque o álcool e a cafeína agem como diuréticos, aumentando a perda de água do corpo pela urina.

Para a maioria das pessoas, a sede é o melhor modo de saber se elas precisam de mais líquido. Mas há exceções:

- **Exercícios intensos, especialmente em tempo quente.** Você pode perder líquido tão rápido que quando seu mecanismo da sede é acionado, já está um pouco desidratado. Beba dois copos de água duas horas antes de se exercitar e de ½ a 1 copo a cada 15 minutos, enquanto se exercita.

- **Idade.** Os idosos não sentem muita sede. No Eating Lab, quando rapazes e idosos não ingeriram líquidos durante a noite, no dia seguinte os jovens sentiram mais sede e logo beberam água suficiente para restabelecer o equilíbrio de líquido. Mas os idosos só sentiram um pouco de sede e beberam tão pouca água que permaneceram desidratados. Os leitores mais velhos devem ter o cuidado de beber água suficiente quando estiverem doentes, se exercitando ou com muito calor.

Outro indicador da suficiência da ingestão de líquido é a cor da urina: ela deve ser amarelo-clara. Se sua urina é frequentemente muito concentrada e amarelo-escura, tente beber mais água.

A ÁGUA NÃO FAZ VOCÊ SE SENTIR CHEIO

Você já ouviu dizer que beber água é um bom modo de evitar a fome? Essa é uma crença comum. "Para evitar os rigores da fome", escreveu a escritora de gastronomia M. F. K. Fisher em *A Cordial Water*, na década de 1960, "beba algo muito ralo e aguado, como café fraco frio de uma garrafa, ou vinho misturado com pelo menos cinco partes iguais de água, ou água com um pouco de vinagre."

Não sabemos ao certo de onde surgiu essa ideia, mas ela tem sido testada e considerada errada. Experimentos controlados concluíram que beber água antes das refeições ou água extra durante as refeições não tem nenhum efeito na ingestão de alimentos. A água pode sair do estômago rápido demais para influir na saciedade. O ponto principal: *as pessoas ingerem a mesma quantidade de alimentos no almoço ou jantar se beberam água extra ou não.*

É POSSÍVEL CONFUNDIR SEDE COM FOME?

Vemos isso o tempo todo em dicas para quem faz dieta: "Você pode comer porque está com sede, não com fome." Somos céticos a esse respeito.

O corpo sente fome e sede por meio de mecanismos separados. Os mecanismos da fome detectam mudanças no nível de combustíveis do corpo, como açúcar sanguíneo (glicose). Por outro lado, os mecanismos da sede respondem a sinais como aumentos nos níveis sanguíneos de sódio ou diminuições no volume de sangue. Quando você toma água ou outras bebidas, elas diluem o sódio e aumentam o volume de sangue, e você sente menos sede. Se ingere um alimento, especialmente salgado ou açucarado, sente *mais* sede. Como a fome e a sede são controladas por mecanismos diferentes, é improvável que você coma mais porque está com sede.

Um dos motivos pelos quais as pessoas podem confundir fome com sede é que elas frequentemente ocorrem ao mesmo tempo, perto da hora das refeições. Quase três quartos do consumo de bebidas ocorrem com o de alimentos. Para satisfazer às duas necessidades você deve tomar bebidas de zero ou baixa caloria e ingerir alimentos de baixa densidade energética para saciar a fome. Outro motivo pelo qual as pessoas podem confundir sede com fome é a ânsia de colocarem algo na boca. Se isso acontecer com você, descubra estratégias que o ajudem a controlar a sede, como mascar chicletes, que aumenta a salivação, ou beber água ou outras bebidas de baixa caloria.

Os benefícios da água para a saúde

A água auxilia todas as células do corpo. Ajuda os alimentos a se moverem pelo trato digestivo, carrega nutrientes do aparelho digestivo para o sangue e as células e elimina resíduos. É crucial para manter a temperatura do corpo. Lubrifica as articulações e dá forma às células. Contudo, muitos de nós bebem pouca água.

"Pelo menos metade dos norte-americanos estão levemente desidratados", diz Susan M. Kleiner, da University of Washington, Seattle. Os sintomas de desidratação incluem fadiga e dor de cabeça brandas, e garganta ou tosse seca. Está bem-estabelecido que beber água suficiente ajuda a evitar cálculo renal (mesmo nas pessoas que já expeliram um). Também há um elo protetor contra o câncer. Pesquisadores de Harvard descobriram que os homens que bebem mais de seis copos de água por dia tendem 50% menos a desenvolver câncer de bexiga do que os que bebem menos de um copo diário. A ingestão adequada de líquido também pode ajudar a reduzir o risco de câncer de cólon e mama.

Seguindo os princípios de *Volumetria,* **você ingere** mais alimentos ricos em água como frutas, vegetais e sopas. Beber mais água é outra ação positiva para a saúde.

A ARMADILHA DO REFRIGERANTE

Para a administração do peso o maior benefício de beber água é que isso ajuda a evitar uma armadilha comum: tomar bebidas altamente calóricas quando você de fato sente sede, não fome. Os refrigerantes saciam a sede, mas não tanto quanto a água. Tudo que é líquido, principalmente se frio, diminui a sede. Mas com os refrigerantes você ingere calorias extras que fazem pouco para promover a saciedade, de modo que você ingere a mesma quantidade de alimentos.

Nossos corpos reagem aos refrigerantes açucarados principalmente como líquidos para saciar a sede, o que faz com que não regulemos eficientemente suas calorias. Isso foi repetidamente demonstrado. As bebidas carregadas de açúcar têm pouco efeito no quanto as pessoas comem em uma refeição, várias refeições ou mesmo durante várias semanas. Acrescentam calorias ao total diário. Quando foram oferecidos a homens 480 mililitros de limonada com 166 calorias uma ou meia hora antes do almoço, ou durante o almoço, isso não teve nenhum impacto em quantas calorias do alimento eles ingeriram nessa refeição — as calorias da bebida foram acrescentadas ao total. Não importa se as bebidas são gasosas ou não, ou se o açúcar é sacarose ou xarope de milho de alta frutose. Todas elas acrescentam calorias extras. Pesquisas na Georgia State University descobriram que, refeição após refeição, dia após dia, as pessoas ingeriram a mesma quantidade de alimentos independentemente se tomaram bebidas calóricas ou não.

O consumo de refrigerantes está aumentando há décadas, sem um fim à vista. Na década de 1950, a Coca-Cola era vendida apenas em uma garrafa de 200 mililitros. Agora uma garrafa-padrão contém 600 mililitros. Esse volume maior torna mais fácil beber grandes quantidades. Um refrigerante de 1 litro de um restaurante de fast-food pode facilmente conter 500 calorias. O Center for Science in the Public Interest — um grupo de interesse público — calcula que, em média, todos os adultos norte-americanos bebem mais de uma lata e meia de 360 mililitros de refrigerante todos os dias. Isso é mais do dobro da quantidade que bebiam em 1974. Apenas cerca de um quarto desses refrigerantes é diet. Pesquisas sobre nutrição revelam que os adultos que bebem muito refrigerante ingerem mais calorias do que aqueles que bebem menos.

Essas calorias extras podem levar a ganho de peso. Quando pesquisadores do Monell Chemical Senses Center, Philadelphia, pediram a homens e mulheres para beberem 3 ½ refrigerantes por dia durante três semanas, os homens engordaram 1 quilo e as mulheres 500g. Quando beberam refrigerantes diet, as mulheres permaneceram com o mesmo peso, enquanto os homens perderam 500g. O ponto principal: *não beba refrigerantes açucarados para saciar a sede. Eles acrescentam calorias a seu total diário.*

ESCOLHAS INTELIGENTES

Para saciar a sede, beba água. Uma bebida de baixa caloria ou livre de calorias, desde que também seja livre de cafeína e álcool, é outra boa escolha. Não tome bebidas esportivas, que são altamente calóricas. Se quiser cafeína, tome café ou chá, mas fique atento às calorias do leite e açúcar acrescentados. Se você realmente quiser saborear uma bebida calórica, como um refrigerante, e puder se dar o luxo de ingerir essas calorias, consuma uma porção pequena. Pense nisso como um lanche ou uma sobremesa.

E quanto aos sucos de frutas? Até os sucos 100% de fruta contêm muito açúcar e, portanto, calorias. Contudo, alguns sucos, como o de laranja, são nutritivos, por isso você deve continuar a tomá-los; tenha em vista ¾ de copo (180 mL), um volume que você pode querer aumentar com refrigerantes de zero caloria. Os sucos com polpa podem saciar mais do que os coados, mas não temos evidências convincentes a respeito. Maçãs, laranjas e uvas saciam mais do que suco de maçã, laranja ou uva. Portanto, não deixe de tomar sucos, mas também coma frutas inteiras.

Em vez de refrigerante ...

Um refrigerante comum de 360 mL contém 150 calorias. Elas podem ser acrescentadas a outras. O que você pode beber em vez disso? Uma alternativa é o refrigerante diet. Há mais:

- **Água.** Substituir bebidas calóricas por água é um modo fácil de cortar calorias. Em nossos estudos, também mata mais a sede do que as bebidas açucaradas. Água mineral natural ou gasosa também é livre de calorias, mas fique atento às "flavorizadas", que contêm tantas calorias quanto os refrigerantes.

- **Chá gelado.** Não beba os industrializados, que são carregados de açúcar e calorias. Faça seu próprio chá gelado pondo dois saquinhos de chá, 1 ½ colher (sopa) de açúcar (e um raminho de hortelã, se tiver) e 1 ½ xícara de água fria em um copo alto em uma janela ensolarada. Cubra e deixe descansar por 20 minutos. Remova os saquinhos de chá, acrescente gelo e beba. Calorias: 60. Experimente também chás de ervas gelados.

- **Limonada.** Em vez das versões calóricas em lata ou garrafa, esprema o suco de um limão em um pote com tampa. Em uma xícara apropriada, ferva no micro-ondas ¼ de xícara de água com 1 ½ colher (sopa) de açúcar. Agora acrescente o xarope de açúcar ao suco de limão no pote, junte uma xícara de água fria e raspas de limão. Volte a tampar e sacuda; sirva em um copo alto com gelo. Calorias: 60.

- **Suco de frutas com água mineral gasosa.** Acrescente água mineral gasosa a suco de laranja ou outras frutas. Com 1 xícara de água mineral e ½ de suco de laranja, você obterá 60 calorias. Com de abacaxi, 70. Você pode também experimentar acrescentar água mineral gasosa a refrigerantes para cortar calorias.

- **Quente, quente, quente.** Chá quente com limão, chocolate quente de baixa caloria adoçado com um substituto do açúcar, limonada quente e outras bebidas podem ser tomadas devagar, fornecendo uma experiência sensorial que dura muito tempo.

BEBIDAS QUE SACIAM A FOME

Algumas bebidas *podem* saciar a fome. Atravessam a linha entre ser bebidas que apenas saciam a sede para se tornar alimentos que saciam a fome. Suco de vegetais, como V-8, é um exemplo. Quando demos a homens jovens quase 480 mililitros (88 calorias) de suco de vegetais antes do almoço, eles ingeriram 136 calorias a menos na refeição. "Suco de tomate é, na verdade, uma suspensão, não um líquido como refrigerante", explica Kenneth Koch, professor de medicina do Penn State College of Medicine. "Deixa um pouco de resíduo no estômago, o que o faz esvaziar mais devagar." Isso, por sua vez, aumenta a saciedade.

Descobrimos que as bebidas à base de leite também são saciadoras. Ajudam as pessoas a se sentir satisfeitas e comer menos na próxima refeição. "O leite se torna pastoso no estômago", explica Koch. "Há mais trabalho neuromuscular a fazer, o que aumenta os sinais de saciedade que vão para o cérebro e dizem que você não está mais vazio. Quando você bebe um copo de leite, não sente fome por algum tempo." Isso vale para o desnatado e o integral, e bebidas à base de leite batido, como milk-shake de baixa gordura.

A água no alimento

Nem toda água é encontrada em um copo. Muitos alimentos "sólidos" também a contêm em grande quantidade. Estes têm um papel importante em *Volumetria*.

Quando a água é incorporada a um alimento, isso é mais saciador do que quando consumida como uma bebida. Muitos dos alimentos de baixa densidade energética que você ingerirá são boas fontes de água.

Alimento	Teor de água
Frutas e vegetais	80-95%
Cereal quente	85%
Ovo cozido	75%
Massa	65%
Peixe e frutos do mar	60-85%
Carnes	45-65%
Pão	35-40%
Queijo	35%
Nozes	2-5%
Óleo	0%

Fonte: *Bowes & Church's Food Values of Portions Commonly Used*, 17ª ed. (Lippincon, 1998).

Surpreendentemente, quanto mais diluídas forem as bebidas à base de leite, menor é a ingestão de alimentos a seguir, conforme descobrimos em nossos estudos. Esse efeito está relacionado com o volume das bebidas. Quando as calorias são mantidas constantes, aumentar o volume e reduzir a densidade energética das bebidas com a adição de água aumenta o efeito na saciedade. O mesmo fenômeno ocorre com as sopas, como você verá no próximo capítulo.

Como baixar a densidade energética usando alimentos ricos em água

- Coma frutas no café da manhã: metade de uma laranja, uma maçã ou uma banana. Faça uma salada de frutas com duas ou mais de suas frutas favoritas.

- Cubra cereais, panquecas e waffles com frutas como pêssego, mirtilo, morango e framboesa.

- Como lanche, escolha frutas frescas em vez de secas ou alimentos assados ou fritos.

- Acrescente vegetais como abobrinha, abóbora-amarela, pimentão, cebola, berinjela e espinafre a pratos de massa e pizzas.

- Ponha vegetais extras em sanduíches.
- Aumente a proporção de vegetais em pratos salteados, fajitas, sopas e ensopados.
- Comece o almoço ou o jantar com uma sopa à base de caldo.
- Inclua uma salada verde mista ou salada de frutas no jantar.
- Escolha sobremesas que contenham frutas.

RESUMO

- A água sacia a sede, não a fome. Você não come menos se bebe água antes ou durante a refeição. Para aumentar a saciedade, incorpore alimentos de baixa densidade energética e ricos em água à dieta.

- Quando estiver com sede, limite o consumo de bebidas altamente calóricas, como refrigerantes. Elas acrescentam calorias à dieta sem satisfazer a fome, o que pode levar a ganho de peso.

- Para saciar a sede, a água é a melhor escolha, seguida de bebidas de zero ou baixa caloria como suco de fruta diluído em água mineral gasosa, refrigerante diet ou chá de ervas.

- Bebidas mais densas, como o coquetel de vegetais, e as que contenham proteína, como as que são à base de leite, saciam a fome. Esses "alimentos líquidos" são boas escolhas para aumentar a saciedade.

Sopas

Eu vivo da boa sopa e não de belas palavras.

— MOLIÈRE

A SOPA É UM ALIMENTO QUE VOCÊ BEBE. É, principalmente, água. Contudo, nossos corpos a percebem como alimento, não bebida. A sopa à base de caldo, em vez de em forma de creme ou purê de amido, está na extremidade baixa do espectro da densidade energética.

A diferença entre a água bebida sozinha ou como um ingrediente da sopa é notável. Demonstramos isso quando demos a mulheres um primeiro prato de 270 calorias antes do almoço. Em determinados dias, as mulheres receberam um prato de caçarola de frango e arroz. Em outros, a mesma caçarola e mais um copo de 300 mL de água. Em outra ocasião, elas receberam a mesma caçarola com 300 mL de água extra dentro para torná-la uma sopa. Somente a sopa reduziu as calorias que as mulheres ingeriram no almoço que se seguiu (veja abaixo).

As mulheres não só ingeriram cerca de 100 calorias a menos no almoço como sentiram menos fome depois, e não comeram mais no jantar para compensar a diferença. Em Paris, experimentadores relataram o mesmo: a água bebida durante as refeições não aumentou a saciedade, mas os mesmos ingredientes transformados em sopa, sim. Eles descobriram que sopa com pedaços de alimentos saciava mais do que a coada.

Experimentos com sopa

Beber água durante a refeição de caçarola não reduz as calorias ingeridas — mas acrescentar água à caçarola para torná-la sopa, sim.

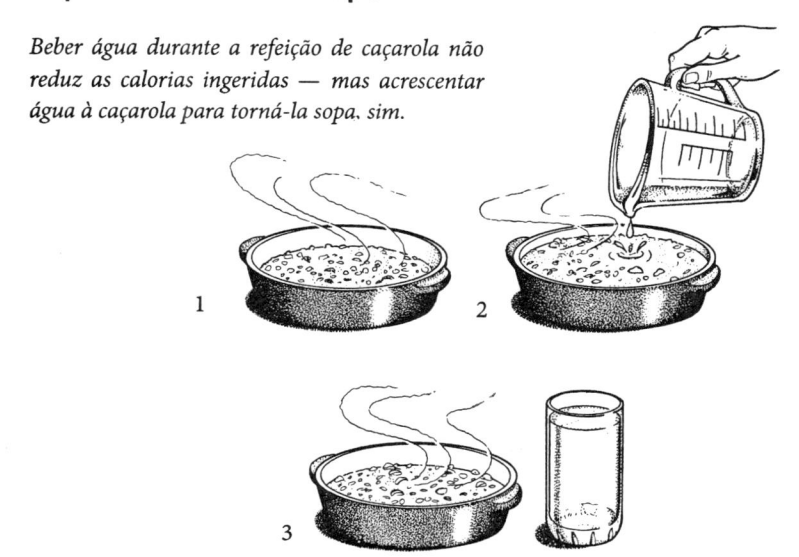

1. *Caçarola de frango, arroz e vegetais. DE: 0,8. Tamanho da porção 1 ½ xícara. Calorias ingeridas no almoço: 392.*

2. *Sopa de galinha, arroz e vegetais. DE: 0,4. Tamanho da porção: 2 ½ xícaras. Calorias ingeridas no almoço: 289.*

3. *Caçarola de frango, arroz e vegetais. DE: 0,8. Mais 300 mL de água. Tamanho da porção: 1 ⅓ de xícara de alimento, 2 ½ xícaras, incluindo água. Calorias ingeridas no almoço: 396.*

"O estômago se esvazia de líquidos diferentemente de como se livra de sólidos, e dos líquidos mais leves e diluídos de um modo diferente de como se desfaz dos mais pesados", diz Kenneth Koch, professor da Penn State. "A água que você bebeu se foi há muito tempo, quando o estômago se esvazia de um alimento que contém água, como sopa." Esta pode conter um pouco de gordura, que desacelera sua liberação pelo estômago, e também pedaços pequenos ou grandes de alimento sólido, que o estômago precisa quebrar mais antes de enviar para os intestinos. "Quando você cozinha macarrão, ele absorve água, mas seu estômago não reconhece mais isso como água, " agora o identifica como macarrão", diz ele.

Portanto, na próxima vez que você sentir fome, experimente uma grande e reconfortante tigela de sopa à base de caldo. Se a tomar como um primeiro prato antes do almoço, será mais fácil ingerir menos calorias em sua refeição, e provavelmente você não comerá mais no jantar. Se a tomar como um primeiro prato antes do jantar, também tenderá a comer menos nessa refeição.

PARA PERDER PESO, PEGUE SUA COLHER DE SOPA

No início da década de 1980, Henry Jordan, M.D., na época na University of Pennsylvania, pediu a quinhentas pessoas em um programa de emagrecimento que registrassem todas as suas refeições durante dez semanas. Algumas foram instruídas a tomar sopa pelo menos quatro vezes por semana. Quanto mais sopa tomaram, menos calorias ingeriram e mais peso perderam. Em média, elas ingeriram 100 calorias a menos por dia em comparação com as pessoas que tomaram sopa com menos frequência.

Tomar mais sopa também ajuda você a se manter magro. No Baylor College of Medicine, em Houston, mulheres e homens acima do peso em uma dieta de baixa caloria que foram instruídos a tomar sopa todos os dias gostaram mais dessa estratégia do que de apenas reduzir calorias, e mantiveram melhor a perda de peso no ano seguinte. "Sopa funciona", diz John Foreyt, do Baylor. "Ajuda as pessoas a comer menos."

SOPA E SACIEDADE

"Que bela sopa, tão rica e verde, esperando no caldeirão a ferver!", escreveu Lewis Carroll em *Alice no país das maravilhas* (1865). "Quem consegue parar de comer?" Se a sopa for boa, substancial, mas não pesada, ela o saciará, dará prazer à língua, à boca e ao nariz; enviará uma mensagem visual para o cérebro de que um grande e satisfatório alimento está prestes a ser ingerido e ativará uma série de sinais biológicos que informam que você comeu o suficiente.

O principal motivo é a baixa densidade energética da sopa. No Eating Lab, quando oferecemos sopa à base de caldo antes do almoço, as pessoas comeram menos do que quando demos o mesmo número de calorias em um tira-gosto de queijo e biscoitos tipo cracker. Isso não surpreende, quando você percebe que um tira-gosto de 200 calorias de queijo e biscoitos tipo cracker antes do almoço só pesa 45g enquanto a sopa pesava 570g (2 ½ xícaras). Sabemos que não é a temperatura da sopa a responsável pelo poder saciador — a fria funcionou tão bem quanto a quente.

Sopa evoca saciedade de todos os modos que sabemos que é possível a um alimento. Quando você começa uma refeição com uma xícara ou mais de sopa, vê uma porção razoável à sua frente. Essa pista visual o leva a esperar que ela seja satisfatória. O mesmo fenômeno ocorre quando comemos uma grande porção de qualquer alimento de baixa densidade energética, seja uma salada ou uma tigela de cereal com fruta.

Agora você dá seu primeiro gole. Se gostar da sopa, experimentará uma agradável estimulação sensorial: os aromas que chegam ao nariz, os sabores doce, amargo, azedo e salgado na língua, o calor quando você engole. Com uma grande porção de sopa de baixa densidade energética, você obtém muita estimulação sensorial. Sabemos por nossos estudos que quanto mais estimulação sensorial você obtém de um alimento, mais ele é satisfatório. Precisamos de certa quantidade de mastigação, de provar, cheirar, saborear e engolir para sentir que ingerimos o suficiente de um determinado alimento. Quando você engole uma colher após a outra de uma sopa deliciosa, ela desce pela garganta para o estômago, onde seu grande volume o enche. Isso ativa os receptores de "estiramento" do estômago, enviando sinais de saciedade para o cérebro. Quanto mais alimento é ingerido, mais dessas mensagens são transmitidas. "Mesmo se as calorias forem baixas, se você ingerir um grande peso de alimento, seu estômago terá de fazer a mesma quantidade de trabalho no mesmo tempo", diz Koch.

Quando o estômago se esvazia da sopa, os hormônios da saciedade são liberados para o sangue, o que nos ajuda a nos sentirmos satisfeitos. Se você tomar sopa com grãos integrais e vegetais com alto teor de fibra, assim como carne, ela deixará o estômago lentamente. Quando a sopa é digerida, algumas de suas calorias são convertidas em açúcar sanguíneo (glicose), o que faz os níveis de insulina subirem, e estes também fornecem ao corpo sinais de quanto alimento foi ingerido. Essa sequência perfeita de eventos, que se segue ao ato de comer, é crucial para a saciedade.

Sopa é um alimento ideal para ativar esses mecanismos. É o único? Claro que não. Qualquer alimento de baixa densidade energética permite que você coma uma porção satisfatória e reduz a fome com relativamente poucas calorias. Se você não gosta de sopa, comece sua refeição com uma salada, um pedaço de fruta, um copo de suco de vegetais ou qualquer outro primeiro prato de baixa densidade energética.

ESTRATÉGIAS DA SOPA

Nem pense em viver apenas de sopa. Quando eu (Barbara) apareci no programa *20/20* da ABC, em 1998, esclarecendo sobre os princípios que formariam a base deste livro, o segmento iniciou apresentando o perfil de uma mulher na dieta da "sopa de repolho". Ela explicou que, sempre que sentisse fome, deveria tomar sopa de repolho, fosse manhã, tarde ou noite. Ela parecia infeliz! Vários meses depois, quando foi novamente entrevistada, tinha recuperado o peso perdido naquela dieta. Se você seguir uma dieta altamente restritiva, poderá comer menos por um período de puro tédio, mas não conseguirá manter a estratégia.

Por outro lado, se você gosta de sopa, pode achar agradável tomá-la com certa frequência. Use-a como entrada ou prato principal. Sopa é apenas parte da resposta para ingerir menos calorias e ao mesmo tempo apreciar um dos prazeres da vida: a comida. Dietas apenas de sopa não funcionam. Mas sopa funciona.

SUMÁRIO

- Tomar sopa como entrada ajudará você a comer menos e perder peso.

- Sopas à base de caldo têm muito baixa densidade energética, de modo que você pode comer uma porção satisfatória com menos calorias.

- A água, que baixa a densidade energética dos alimentos, deve ser incorporada a eles para aumentar a saciedade.

- Tome sopas à base de caldo como primeiro prato ou prato principal com a frequência que achar prática, ou comece as refeições com outros alimentos de baixa densidade energética, como salada, suco de vegetais ou um pedaço de fruta.

200 calorias de sopa

Se você está controlando calorias, sopa é *quase* sempre uma boa escolha. Isso depende do tipo: se for à base de caldo, terá baixa densidade energética, mas se for em forma de creme, tudo é possível. Para cada sopa a seguir, relacionaremos a densidade energética e mostraremos quanto você pode comer para ingerir 200 calorias.

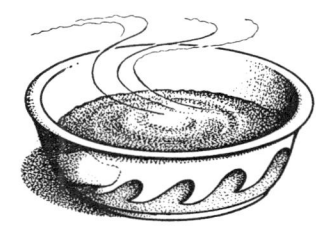

Creme de brócolis com queijo.
DE: 0,8. Tamanho da porção: 1 xícara.
Esta sopa à base de creme e com muito queijo é a que tem mais alta densidade energética, por isso a porção é pequena.

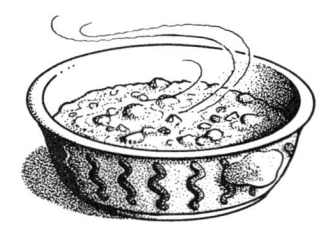

Sopa de mariscos da Nova Inglaterra.
DE: 0,7. Tamanho da porção: 1 ¼ de xícara.
Esta sopa-creme clássica também fornece uma pequena porção.

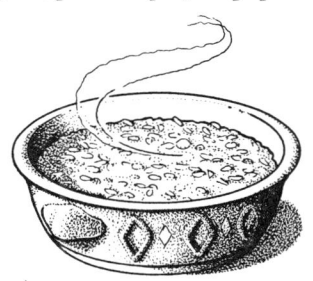

Sopa de galinha com arroz.
DE: 0,5. Tamanho da porção: 1 ¾ de xícara.
Uma boa escolha: tem muito baixa densidade energética e fornece uma porção satisfatória.

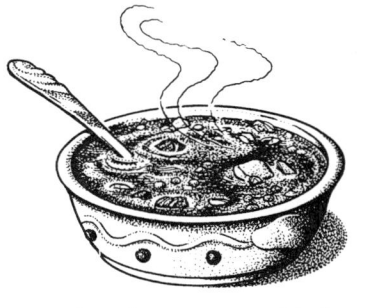

Sopa de vegetais com caldo de carne.
DE: 0,3. Tamanho da porção: 2 ½ xícaras.
Com muitos vegetais ricos em água, esta sopa tem densidade energética ainda mais baixa, de modo que a porção é maior.

Parte 4

O guia para a escolha de alimentos

QUAIS SÃO AS MELHORES ESCOLHAS ALIMENTARES para a administração do peso? A essa altura você sabe da importância de escolher alimentos de baixa densidade energética para manter porções satisfatórias. Nesta parte mostraremos as densidades energéticas de um vasto espectro de alimentos comuns, para que você possa fazer escolhas inteligentes.

As densidades energéticas dos alimentos se encaixam em quatro amplas categorias:

Categoria 1: alimentos de muito baixa densidade energética. São aqueles que fornecem menos de 0,6 caloria por grama. Em geral, você pode comer grandes quantidades deles sem ingerir muitas calorias. Esta categoria inclui a maioria das frutas e dos vegetais, leite desnatado e sopas à base de caldo. Quanto mais alimentos você ingerir deste grupo, maior a chance de baixar a densidade energética geral de seu padrão alimentar. Em particular, você pode comer grandes porções de frutas inteiras e vegetais sem adição de gordura. (A maior exceção nesta categoria: bebidas calóricas, frequentemente de muito baixa densidade energética — tanto a cerveja comum quanto os refrigerantes de cola contêm 0,4 caloria por grama —, mas que podem fornecer calorias sem saciar a fome. Por isso, devem ser evitadas em um programa de administração do peso.)

Categoria 2: alimentos de baixa densidade energética. São os que fornecem 0,6 a 1,5 caloria por grama. Esta é uma categoria muito importante. A maioria de suas escolhas alimentares deveria pertencer a este grupo, que inclui muitos grãos cozidos, cereais matinais (quando servidos com leite semidesnatado com 1% de gordura ou desnatado), carnes de baixa gordura, leguminosas (feijões secos, ervilha, grão-de-bico, feijão-de-lima, soja, lentilha), muitos pratos combinados, saladas, queijo cottage e molhos para salada de baixa gordura. Embora você não possa comer tanto quanto quiser deste grupo se está controlando calorias, pode ingerir porções relativamente grandes de alimentos.

Categoria 3: alimentos de média densidade energética. São aqueles que fornecem de 1,5 a 4 calorias por grama. Esta é uma categoria ampla que inclui grande variedade: carnes, queijos, alguns pratos combinados, molhos para salada, lanches e sobremesas. Escolha mais alimentos da extremidade mais baixa desta categoria. Você precisará ficar muito atento ao tamanho das porções de alimentos da extremidade mais alta, porque é fácil abusar deles.

Categoria 4: alimentos de alta densidade energética. São os que fornecem 4 a 9 calorias por grama — a mais alta densidade energética que um alimento pode ter. Esta categoria inclui biscoitos tipo cracker, batata frita, bombons, coberturas para bolo, biscoitos, nozes, manteiga e condimentos com gordura total. Você precisará administrar muito bem sua ingestão de alimentos desta categoria. Pode fazer isso substituindo alimentos por outros de uma categoria de mais baixa densidade energética (por exemplo, maionese com gordura total por maionese com redução de gordura) ou limitando conscientemente o tamanho das porções (2 colheres [chá] em vez de 2 colheres [sopa] de manteiga de amendoim). Alguns desses alimentos, como nozes, são nutritivos, por isso comer pequenas porções deles é uma estratégia saudável.

O Espectro da Densidade Energética a seguir deve lhe dar uma boa ideia geral de como alimentos comuns se encaixam nessas quatro categorias. (Forneceremos a você informações mais completas nas tabelas das páginas 125-159.) Mas a densidade energética não deve ser o único guia para a escolha de alimentos. O melhor guia nutricional para a dieta saudável continua a ser a Pirâmide Alimentar do United States Department of Agriculture. A seguir mostraremos como você deve se guiar pela Pirâmide segundo a *Volumetria*.

O ESPECTRO DA DENSIDADE ENERGÉTICA PARA ALIMENTOS SELECIONADOS

Categoria 1: alimentos de muito baixa densidade energética
(0 a 0,6 caloria por grama)

Água	0
Alface	1
Tomate	0,2
Morango	0,2
Brócolis (cozidos)	0,3
Salsa	0,3
Toranja	0,3
Sopa vegetariana	0,3

Melão-cantalupo	0,4
Leite desnatado	0,4
Abóbora-menina	0,4
Molho de maçã	0,4
Cenoura	0,4
Sopa de galinha com arroz e vegetais	0,5
Molho italiano livre de gordura	0,5
Laranja	0,5
Iogurte desnatado com adoçante aspartame	0,5
Chili vegetariano	0,5
Iogurte natural desnatado	0,6
Mirtilos	0,6
Maçã	0,6

Categoria 2: alimentos de baixa densidade energética (0,6 a 1,5 caloria por grama)

Tofu	0,6
Leite integral	0,6
Mingau de aveia preparado com água	0,6
Maionese livre de gordura	0,6
Queijo cottage desnatado	0,7
Uvas	0,7
Feijão-preto	0,8
Ervilha verde	0,8
Milho verde (cozido e escorrido)	0,9
Peixe olho-de-vidro laranja (grelhado)	0,9
Banana	0,9
Creme de leite light	0,9
Iogurte 99% livre de gordura	1,0
Pudim de baunilha preparado com leite com 2% de gordura	1,0
Queijo cottage com gordura integral	1,0
Cereal Cheerios com leite semidesnatado com 1% de gordura	1,1

Atum enlatado em água	1,1
Cereal Crispix com leite semidesnatado com 1% de gordura	1,1
Batata assada com casca	1,1
Costeleta de vitela assada na panela	1,2
Iogurte de baunilha desnatado	1,2
Frozen iogurte de frutas variadas	1,3
Arroz branco de grão longo cozido	1,3
Presunto extramagro com 5% de gordura	1,3
Peito de peru, assado e sem pele	1,4
Molho Ranch livre de gordura	1,4
Espaguete cozido	1,5

Categoria 3: alimentos de média densidade energética (1,5 a 4 calorias por grama)

Ovo cozido	1,6
Peito de frango, assado e sem pele	1,7
Homus	1,7
Presunto com 11% de gordura	1,8
Bife de contrafilé magro grelhado	1,9
Carré de porco grelhado	2,0
Torta de abóbora	2,1
Margarina de baixa caloria	2,1
Damasco seco	2,4
Pão integral	2,5
Geleia de uva	2,5
Muffin inglês	2,6
Pão de ló	2,6
Queijo mussarela light	2,6
Molho Ranch de gordura reduzida	2,7
Batata frita livre de gordura	2,7
Pão italiano branco	2,7
Bagel simples	2,8

Uvas-passas	3
Batata frita	3,2
Maionese light	3,3
Donut recheado com geleia	3,4
Cream cheese com gordura integral	3,5
Chewy cookies de frutas	3,6
Molho italiano com gordura integral	3,6
Manteiga light	3,6
Bolo de chocolate com cobertura	3,7
Cherry Licorice	3,7
Queijo suíço	3,8
Pretzels duros	3,8
Pipoca natural estourada em ar (e não em micro-ondas)	3,8
Bolinhos de arroz — orientais	3,9
Nachos assados	3,9

Categoria 4: alimentos de alta densidade energética
(4 a 9 calorias por grama)

Graham crackers	4,2
Biscoitos de chocolate caseiros	4,6
Nachos	4,6
Biscoitos de chocolate recheados com creme	4,9
M&M	4,9
Bacon	5
Batata frita	5,4
Barra de chocolate ao leite	5,4
Amendoim assado	5,9
Molho Ranch com gordura total	5,9
Manteiga de amendoim cremosa	5,9
Nozes-pecãs assadas	6,6
Maionese com gordura total	7,1
Manteiga	7,2
Margarina em tabletes	7,2
Óleo	8,8

Volumetria e a Pirâmide Alimentar

VOLUMETRIA MELHORA A NUTRIÇÃO. É compatível com a Pirâmide Alimentar do United States Department of Agriculture (*figura a seguir*).

A Pirâmide Alimentar é particularmente boa para demonstrar a melhor *proporção* dos grupos de alimentos na dieta balanceada. A "base" de nossa dieta deveria ser pão, cereais, arroz e batata. O nível seguinte é composto de vegetais e frutas, que deveríamos comer em abundância. Mas precisamos de porções

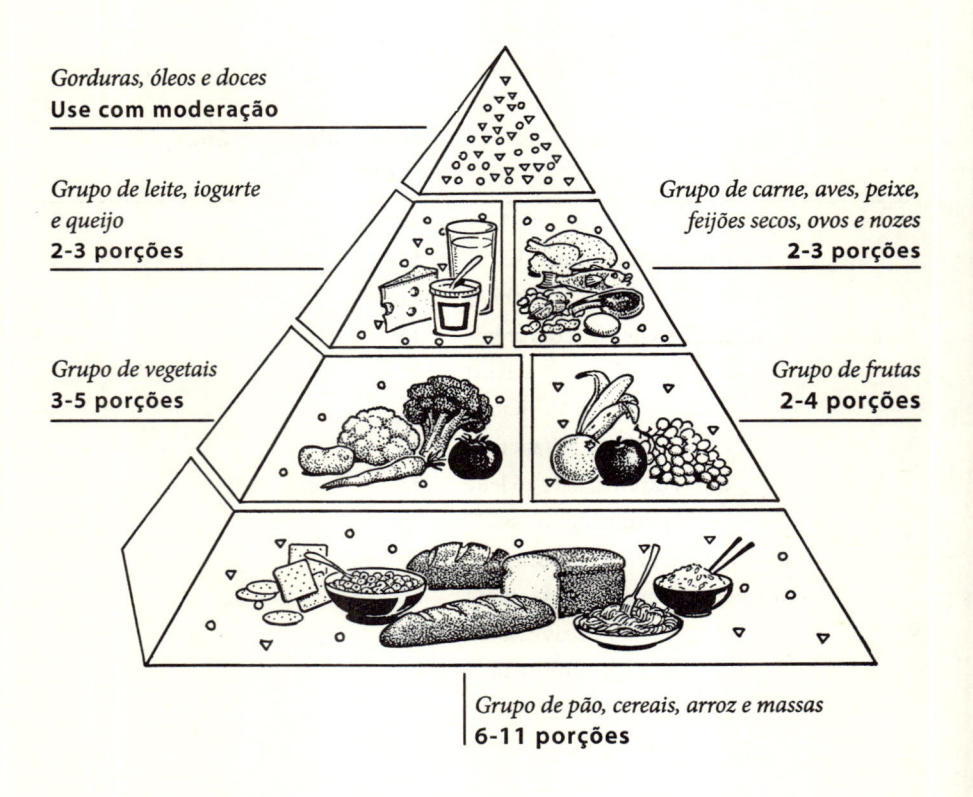

Gorduras, óleos e doces
Use com moderação

Grupo de leite, iogurte e queijo
2-3 porções

Grupo de carne, aves, peixe, feijões secos, ovos e nozes
2-3 porções

Grupo de vegetais
3-5 porções

Grupo de frutas
2-4 porções

Grupo de pão, cereais, arroz e massas
6-11 porções

menores do próximo nível, composto de laticínios (leite, iogurte, queijo) e alimentos ricos em proteína (carne; aves; peixe; leguminosas, incluindo feijões secos; ovos e nozes). O nível menor é o de gorduras, óleos e doces, alimentos que deveríamos ingerir com moderação. A Pirâmide recomenda a ingestão de 6-11 porções diárias do grupo de pão, cereais, arroz e massas; 3-5 do grupo de vegetais; 2-4 do grupo de frutas; 2-3 do grupo de leite, iogurte e queijo; e 2-3 do grupo de carne, aves, peixe, leguminosas, ovos e nozes. A faixa se baseia nas necessidades calóricas. Por exemplo, se você estiver ingerindo 1.600 calorias por dia, ingerirá o menor número dessa faixa.

Contudo, para a administração do peso, a Pirâmide não é um guia completo. Deixa de fora uma informação crucial: a densidade energética. Isso não é uma crítica à Pirâmide, que não foi feita para guiar escolhas de mais baixa caloria, mas como uma ilustração gráfica para uma dieta balanceada saudável. Ainda serve para esse objetivo, motivo pelo qual a incluímos. Mas, para a administração do peso, a densidade energética faz uma diferença crucial. É importante se você escolhe leite integral ou desnatado, presunto extramagro ou costelinhas de porco, pão integral ou donuts. Sua escolha em cada grupo de alimentos influi muito nas calorias que ingere.

O tamanho das porções também é uma fonte de grande confusão na Pirâmide. Como é muito importante para *Volumetria*, queremos esclarecer isso para que você possa usar a Pirâmide ao fazer escolhas alimentares. O principal é lembrar de que os tamanhos das porções da Pirâmide são menores do que a quantidade de alimentos que a maioria das pessoas ingere. (O "tamanho da porção" em um rótulo nutricional se baseia nas porções tipicamente ingeridas, e em geral é maior do que o da Pirâmide.) Uma porção da Pirâmide é pequena, como meia xícara de arroz cozido, massas ou purê de batata; um pedaço "médio" de fruta do tamanho de uma bola de tênis e um pedaço de carne, ave ou peixe do tamanho de um baralho de cartas. Eis os tamanhos desses alimentos em seu prato:

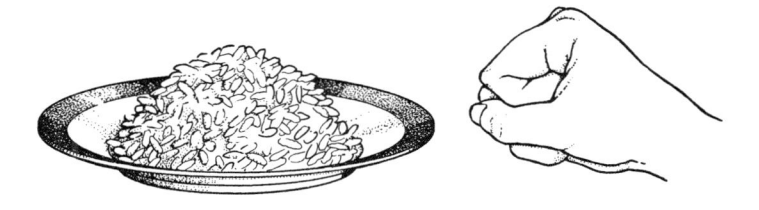

Uma porção de arroz = um punho pequeno

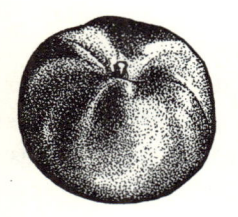
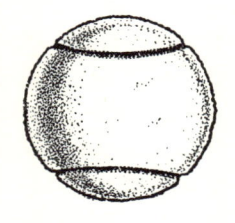

Uma porção de fruta = uma bola de tênis

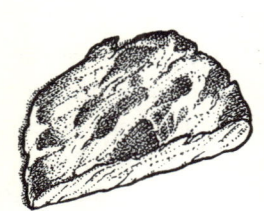
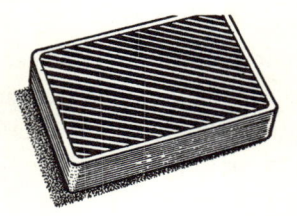

Uma porção de carne = um baralho de cartas

Como o tamanho da porção é menor do que a maioria das pessoas pensa, é fácil subestimar quantas porções você comeu. Por isso, é importante entender melhor os tamanhos das porções. Contudo, isso não significa que você precisa se limitar a uma porção de um grupo de alimentos de cada vez, o que é importante, especialmente no caso de alimentos de baixa densidade energética, como frutas e vegetais. Queremos que você ingira mais desses alimentos saudáveis. Se ingerir 1 ½ xícara de brócolis cozidos no vapor com 1 colher (sopa) de vinagrete de limão de baixa gordura, isso representará três porções. Mas tudo bem. Esses alimentos têm densidade energética tão baixa que comer mais de uma porção deles ainda fornece uma pequena quantidade de calorias e o sacia.

Você também não precisa se limitar a uma porção de grãos, laticínios semidesnatados ou alimentos magros ricos em proteína em uma refeição. Pode comer 1 xícara de arroz (duas porções) em vez de ½ xícara (uma porção) ou um pedaço de peixe de 170g (duas porções) em vez de 60 ou 85g (uma porção). Mas realmente precisa saber qual é o tamanho de uma porção, para calcular se seu padrão alimentar está balanceado. A maior parte da confusão sobre os tamanhos das porções da Pirâmide provém destes dois grupos de alimentos: grãos e carne, por isso preste particular atenção. (O grupo de laticínios é mais fácil, porque quase todas as pessoas sabem o que é uma xícara de leite ou iogurte.)

A maioria dos norte-americanos ingere alimentos suficientes do grupo de grãos, poucas frutas e vegetais, mais do que o suficiente do grupo de proteína/carne e um pouco menos do que o ótimo de laticínios. Também ingere muitos alimentos do topo da Pirâmide: "gorduras, óleos e doces" do vértice. Tenha isso em mente ao escolher alimentos. Se você seguir os princípios de *Volumetria*, ingerirá mais frutas e vegetais, e quantidades adequadas dos outros grupos de alimentos. Também escolherá alimentos *dentro* de cada grupo alimentar com densidade energética mais baixa. Isso é crucial para a administração do peso. No próximo capítulo (página 125), mostraremos como.

O que é uma porção?

Eis como o USDA define uma porção dos cinco grupos da Pirâmide Alimentar.

Grupo de pão, cereais, arroz e massas

1 fatia de pão

½ xícara de massa cozida, arroz, cereais meio moídos

½ xícara de cereal quente

30g de cereal pronto para comer

½ muffin inglês

½ pão de hambúrguer

¼ de bagel grande (120 a 140g)

1 pão francês, biscoito ou muffin pequeno

1 pão sírio pequeno (10cm)

5 ou 6 biscoitos tipo cracker pequenos

3 grissinis médios

12 nachos

1 tortilha de 20cm de farinha ou milho

2 xícaras de pipoca

$^1/_5$ de um pão de ló de 25cm

Grupo de vegetais

½ xícara de vegetais cozidos

1 xícara de vegetais folhosos crus, como salada de verduras

1 tomate médio

½ xícara de molho de tomate

1 cenoura média

1 espiga de milho média

2 ramos de brócolis

¾ de xícara de suco 100% de vegetais

1 xícara de sopa de vegetais

Grupo de frutas

¼ de xícara de frutas secas

¼ de melão-cantalupo médio

½ manga média

½ toranja média

½ xícara de frutas, enlatadas ou cozidas

½ xícara de frutas frescas cortadas

½ xícara de frutas congeladas

½ xícara de morangos

¼ de xícara de suco 100% de frutas

1 kiwi grande

1 maçã média

1 banana média

1 laranja média

1 pêssego médio

2 damascos médios

2 ½ xícaras de fatias de abacaxi, escorridas

Grupo de leite, iogurte e queijo

1 xícara de leite

1 xícara de iogurte

45g de queijo natural

60g de queijo processado

½ xícara de leite em pó

1 xícara de frozen iogurte ou sorvete semidesnatado, ou 1 ½ xícara de sorvete com menos de 10% de gordura de leite (ice milk)

60-90g de carne magra de vaca, porco, vitela ou cordeiro

60-90g de ave, sem pele

60-90g de peixe (sem espinha)

60-90g de peixe, enlatado e escorrido

60-90g de frutos do mar

1 xícara de feijões secos cozidos

1 xícara de feijões assados

1 xícara de tofu (255g)

2 ovos

4 colheres (sopa) de manteiga de amendoim

¼ de xícara de sementes (de girassol, abóbora)

⅓ de xícara de nozes (amêndoas, nozes, amendoins)

O Espectro da Densidade Energética

COMO USAR ESSAS TABELAS

O principal critério para fazer escolhas mais volumétricas dentro de cada grupo da Pirâmide Alimentar é a densidade energética, abreviada nas tabelas que se seguem como DE e expressa como calorias por grama de alimento. Use esse número de DE para comparar alimentos dentro de cada grupo. As tabelas relacionam alimentos de DE mais baixa a mais alta dentro de cada grupo alimentar, por isso é fácil examiná-las e comparar alimentos. Em geral, escolha alimentos com DE mais baixa dentro de cada grupo. Portanto, na tabela "Produtos de Panificação e Grãos" a seguir, a torrada Melba tem uma DE de 3,9, enquanto tortilha de trigo integral livre de gordura tem uma de 1,6; isso significa que, grama por grama, a tortilha contém metade das calorias da torrada Melba.

Portanto, a tortilha de trigo integral livre de gordura é uma escolha melhor para a saciedade.

É claro que há exceções. Medimos a DE pelas calorias em um determinado peso (gramas) de alimento, não pelo volume. Alguns alimentos, como a pipoca, têm DE relativamente alta, mas muito volume de fato é bastante saciador para a quantidade de calorias. Então você também desejará examinar o tamanho padrão das porções que apresentamos e as calorias, para ter uma ideia melhor do quanto de um determinado alimento pode ingerir para obter as calorias. Procure alimentos que forneçam porções grandes com poucas calorias.

Comparação é o principal objetivo dessas tabelas. Na maioria dos casos, usamos os tamanhos das porções da Pirâmide Alimentar, mas em alguns utilizamos porções habituais para que você possa comparar alimentos similares. Por exemplo, apresentamos cereais matinais com uma porção de uma xícara, em vez de 30g, para que você possa comparar as calorias na mesma porção. Na tabela de "leite, iogurte e queijo" apresentamos informações sobre iogurte relativas a 170g (¾ de xícara), em vez de 1 xícara, porque essa é a quantidade de iogurte que você tipicamente obtém em um pote. Relacionamos alimentos dessa maneira para você poder comparar contagens calóricas e densidade energética de alimentos similares.

Finalmente, nem *todas* as escolhas alimentares que você fizer deveriam ser determinadas pela densidade energética. Alguns alimentos de densidade energética mais alta, como nozes, são muito nutritivos, e você pode querer incluí-los em sua dieta. Outros, como chocolate, são saborosos demais para que desista deles. Mas as tabelas a seguir ajudarão você a fazer escolhas mais inteligentes, informando quais alimentos pode comer em porções satisfatórias sem muitas calorias e quais exigem um cuidadoso controle das porções.

Como um guia visual rápido, também incluímos espectros de densidade energética para cada tabela. O objetivo deles é permitir-lhe ver num relance o leque de opções que há. Contudo, não queremos dizer que esses são os leques definitivos para cada categoria de alimento. Para as sopas, por exemplo, incluímos principalmente as condensadas, em lata e preparadas com água ou leite, não aquelas de restaurante, que frequentemente são mais altas em gordura e densidade energética.

A primeira série de tabelas é organizada segundo os grupos da Pirâmide Alimentar. A segunda inclui bebidas, pratos combinados, fast-food e sobremesas.

GRUPO DE PÃO, CEREAIS, ARROZ E MASSAS

Nossas tabelas cobrem o grupo de alimentos em duas partes: produtos de panificação e grãos, e cereais matinais.

Dicas

- Escolha mais frequentemente carboidratos complexos de grãos integrais com alto teor de fibra, como pão e arroz integral.

- Grãos cozidos, mesmo quando refinados, como massas, cuscuz e arroz branco, também são boas escolhas.

- Pães brancos, inclusive pão francês e bagels, têm densidade energética um pouco mais alta do que versões integrais ou grãos cozidos.

- Cereais matinais com alto teor de fibra frequentemente são os mais baixos em densidade energética.

- Preste especial atenção aos tamanhos das porções desse grupo. É fácil comer aquelas que contenham 3, 4 ou mais porções. Em vez de um bagel grande de manhã (4 porções), coma meio (2 porções), com iogurte semidesnatado e geleia.

1. Produtos de panificação e grãos. Note que os grãos cozidos são mais baixos em densidade energética do que os pães, e que os biscoitos tipo cracker, com redução de gordura, ainda têm alta densidade energética. (Os dados sobre grãos se baseiam em quantidades cozidas, não cruas.)

ESPECTRO DA DENSIDADE ENERGÉTICA

0,9 ——————————— *5*

Produtos de panificação e grãos	Tamanho da porção	Calorias	DE (cal/g)
Arroz espanhol	½ xícara	108	0,9
Arroz selvagem cozido	½ xícara	83	1,0
Arroz integral de grão longo cozido	½ xícara	108	1,1

Produtos de panificação e grãos	Tamanho da porção	Calorias	DE (cal/g)
Cuscuz cozido	½ xícara	88	1,1
Arroz branco de grão longo cozido	½ xícara	103	1,3
Massas, talharim com ovo, cozidos	½ xícara	106	1,3
Massas, macarrão com ovo, cozidos	½ xícara	99	1,4
Massas, macarrão, cozidos	½ xícara	95	1,5
Pilaf de arroz	½ xícara	140	1,5
Tortilha de trigo integral livre de gordura	1 unidade (23cm de diâmetro)	60	1,6
Recheio, pão	½ xícara	178	1,8
Recheio, pão de milho	½ xícara	179	1,8
Pão de banana e nozes	40g	246	2
Tortilha de milho	1 unidade (15cm de diâmetro)	56	2,2
Panqueca, simples	1 unidade (18cm de diâmetro)	166	2,3
Rabanada feita com leite com 2% de gordura e margarina	1 fatia	149	2,3
Pão integral	1 fatia	62	2,5
Waffle simples congelado	2 unidades (12cm de diâmetro)	191	2,5
Muffin inglês	1 unidade	128	2,6
Pão de milho	1 fatia	140	2,6
Pão de centeio	1 fatia	65	2,6
Pão sírio integral	1 unidade (17cm de diâmetro)	170	2,7
Pão branco	1 fatia	67	2,7
Pão com passas	1 porção	106	2,7
Pão italiano	1 fatia (12 x 8 x 2cm)	81	2,7
Bagel com passas e canela	1 unidade (9cm de diâmetro)	195	2,7
Pão francês	1 fatia (12 x 10 x 1,30cm)	69	2,7
Pão de massa azeda	1 fatia	69	2,7

Produtos de panificação e grãos	Tamanho da porção	Calorias	DE (cal/g)
Bagel simples	1 unidade (9cm de diâmetro)	195	2,8
Pão sírio branco	1 unidade (16,5cm de diâmetro)	165	2,8
Muffin de farelo	1 unidade (7 x 5cm)	161	2,8
Muffin de mirtilo	1 unidade (7 x 5cm)	162	2,9
Pão de hambúrguer	1 unidade	123	2,9
Pão para cachorro-quente	1 unidade	123	2,9
Waffle simples, preparado	1 unidade (18cm de diâmetro)	218	2,9
Tortilha de trigo	1 unidade (23cm de diâmetro)	114	3,3
Donut recheado com geleia	1 unidade (9 x 6,5cm)	289	3,4
Biscoitos tipo cracker salgados, livres de gordura	10 unidades	100	3,6
Biscuit	1 unidade (5 x 3cm)	102	3,6
Pão doce de canela	1 unidade (8cm de diâmetro)	230	3,7
Pão de abobrinha com nozes	1 fatia	151	3,8
Torrada Melba	3 unidades	63	3,9
Minitorta de frutas comprada pronta para esquentar na torradeira	1 unidade	204	3,9
Pão ázimo simples	1 unidade (15 x 15cm)	112	4
Biscoitos tipo cracker, biscoito crocante de centeio	2 unidades	60	4
Donut com cobertura de glacê	1 unidade (8cm de diâmetro)	242	4
Crackers, Nabisco Triscuits, com redução de gordura	8 unidades	130	4,1
Croissant, manteiga	1 unidade	173	4,1
Massa para torta	⅛ de 1 massa	110	4,1
Crackers, Wheat Thins, com redução de gordura	18 unidades	120	4,1

Produtos de panificação e grãos	Tamanho da porção	Calorias	DE (cal/g)
Donut tradicional	1 unidade (8cm de diâmetro)	198	4,2
Graham crackers	4 unidades (6,5 x 6,5cm de diâmetro)	118	4,2
Biscoitos tipo cracker salgados	10 unidades	130	4,3
Crackers, Nabisco Triscuits, originais	7 unidades	140	4,5
Biscoitos tipo cracker de trigo	10 unidades	142	4,7
Crackers, Wheat Thins, originais	16 unidades	140	4,8
Biscoitos tipo cracker de queijo	30 unidades (2,5 x 2,5 cm de diâmetro)	151	5

2. Cereais matinais. Um café da manhã à base de cereais pode ser um ótimo modo *Volumétrico* de começar o dia. Você desejará escolher um cereal com alto teor de fibra, usar leite semidesnatado ou desnatado e incluir frutas. Note nesta tabela o quanto a densidade energética baixa quando você acrescenta leite semidesnatado. Meia xícara de leite semidesnatado com 1% de gordura acrescenta cerca de 50 calorias.

Também preste atenção ao volume. Ele se reflete no tamanho da porção. Alguns cereais inflados ou em flocos ocupam muito espaço na tigela, e isso é importante para a saciedade, assim como o peso. Como lanches, cereais secos podem ser bastante altos em densidade energética, portanto, fique atento às porções.

ESPECTRO DA DENSIDADE ENERGÉTICA

0,5 ————————— 1,8

Cereais matinais	Tamanho da porção	Calorias	DE 1/DE 2* (cal/g)
Creme de trigo comum preparado com água, Nabisco	1 xícara	121	0,6[+]/0,5
Farinha (trigo) enriquecida preparada com água e sal	1 xícara	117	0,5[+]/0,5

* DE 1 = cereal seco; DE 2 = com ½ xícara de leite semidesnatado com 1% de gordura

Cereais matinais	Tamanho da porção	Calorias	DE 1/DE 2* (cal/g)
Cereal quente de trigo e cevada preparado com água	1 xícara	122	0,5+/0,5
Mingau de aveia preparado com água	1 xícara	145	0,6+/0,6
Puffed Wheat Cereal, Quaker	1 xícara	40	3,3/0,7
All-Bran Extra Fiber, Kellogg's	1 xícara	100	1,7/0,8
Bran Flakes, Kellogg's	1 xícara	98	3,3/1
Rice Chex, General Mills	1 xícara	96	3,9/1
Toasties, Post	1 xícara	100	3,6/1
Cheerios, General Mills	1 xícara	110	3,7/1,1
Corn Chex, General Mills	1 xícara	110	3,7/1,1
Corn Flakes, Kellogg's	1 xícara	110	3,7/1,1
Product 19, Kellogg's	1 xícara	110	3,7/1,1
Wheaties, General Mills	1 xícara	110	3,7/1,1
Grape-Nuts Flakes Cereal, Post	1 xícara	116	3,5/1,1
Crispix, Kellogg's	1 xícara	115	3,6/1,1
Honey Nut Cheerios, General Mills	1 xícara	120	4/1,1
All-Bran, Kellogg's	1 xícara	165	2,5/1,2
Rice Krispies, Kellogg's	1 xícara	138	3,7/1,2
Total, General Mills	1 xícara	147	3,7/1,2
Smacks, Kellogg's	1 xícara	147	3,7/1,2
Bran Flakes, Post	1 xícara	154	3,3/1,2
Raisin Bran, Kellogg's	1 xícara	170	3,1/1,3
Golden Crisp, Post	1 xícara	147	4,1/1,3
Toasted Oatmeal, original, Quaker	1 xícara	160	3,9/1,3
Honey Bunches of Oats, Post	1 xícara	160	4/1,3
Shredded Wheat, Post	2 biscoitos	170	3,6/1,3
Spoon Size Shredded Wheat, Post	1 xícara	170	3,6/1,3
Raisin Bran, Post	1 xícara	190	3,2/1,3
Bite Size Frosted Mini-Wheats, Kellogg's	1 xícara	190	3,5/1,4
Multi-Bran Chex, General Mills	1 xícara	200	3,5/1,4

Cereais matinais	Tamanho da porção	Calorias	DE 1/DE 2* (cal/g)
Shredded Wheat 'n Bran, Post	1 xícara	198	3,6/1,4
100% Bran, Post	1 xícara	215	3,3/1,4
Shredded Wheat, Quacker	3 biscoitos	220	3,5/1,5
Wheat Chex, General Mills	1 xícara	240	3,6/1,5
Cracklin' Oat Bran, Kellogg's	1 xícara	307	4,2/1,8
Grape-Nuts, Post	1 xícara	400	3,5/1,9
Granola, Healthy Choice, com redução de gordura	1 xícara	380	3,9/2
100% Granola, Quaker	1 xícara	440	4,6/2,3

* DE 1 = cereal seco; DE 2 = com ½ xícara de leite semidesnatado com 1% de gordura

* Nota: a densidade energética dos cereais quentes se refere aos cozidos com água; a informação sobre servir com ½ xícara de leite se refere a cozinhar o cereal com água e ½ xícara de leite.

GRUPO DE VEGETAIS

Dicas

- Coma mais! Vegetais, sem adição de gordura, apresentam a mais baixa densidade energética de qualquer grupo de alimentos.

- A maioria dos vegetais na Categoria 1 é o que os nutricionistas chamam de vegetais não amiláceos. Incluem vegetais verdes, verduras para salada, tomate, vagem, abóbora-moranga e cebola. Incentivamos você a ingerir mais dos alimentos desta categoria. *Considere as recomendações como um mínimo, não um máximo.*

- A maioria dos vegetais na Categoria 2 são aqueles que os nutricionistas chamam de vegetais amiláceos. Incluem batata, batata-doce, milho, feijões secos, ervilha, lentilha e abóbora-menina. Também devem ter um papel importante na dieta. Mas você não pode ingeri-los em quantidades ilimitadas.

- Vegetais fritos como batata frita ou anéis de cebola pertencem às Categorias 3 e 4; se você ingeri-los, controle cuidadosamente as porções.

0,1 ———————————— 4,1

Vegetais	Tamanho da porção	Calorias	DE (cal/g)
Pepino cru	1 xícara	14	0,1
Alface-romana	1 xícara	8	0,1
Aipo cru	1 xícara	19	0,2
Alface-crespa	1 xícara	10	0,2
Broto de bambu, enlatado	½ xícara	12	0,2
Chucrute, enlatado	½ xícara	22	0,2
Vagem, enlatada e escorrida	½ xícara	14	0,2
Abóbora-moranga, cozida e escorrida	½ xícara	18	0,2
Broto de feijão, cozido e escorrido	½ xícara	13	0,2
Tomate cru	1 (médio)	26	0,2
Nabo, cozido e escorrido	½ xícara	16	0,2
Tomate em cubos, enlatado	½ xícara	25	0,2
Espinafre picado	1 xícara	7	0,2
Couve-flor, cozida e escorrida	½ xícara	14	0,2
Aspargo, cozido e escorrido	½ xícara	22	0,2
Tomate inteiro, enlatado	½ xícara	25	0,2
Repolho cru	1 xícara	18	0,3
Couve-flor crua	½ xícara	13	0,3
Cogumelos crus	½ xícara	9	0,3
Couve-manteiga, cozida e escorrida	½ xícara	25	0,3
Cogumelos, cozidos e escorridos	½ xícara	21	0,3
Pimentão verde cru	½ xícara	20	0,3
Vagem congelada, cozida e escorrida	½ xícara	19	0,3
Brócolis, cozidos e escorridos	½ xícara	22	0,3
Berinjela, cozida e escorrida	½ xícara	13	0,3

Vegetais	Tamanho da porção	Calorias	DE (cal/g)
Brócolis crus	½ xícara	12	0,3
Broto de alfafa	¼ de xícara	2	0,3
Alho-poró, cozido e escorrido	½ xícara	16	0,3
Bulbo de erva-doce, cozido e escorrido	1 (médio)	73	0,3
Quiabo, cozido e escorrido	½ xícara	26	0,3
Abóbora, enlatada	½ xícara	42	0,3
Vagem, cozida e escorrida	½ xícara	22	0,3
Cebola crua	¼ de xícara	15	0,4
Couve-de-bruxelas, cozida e escorrida	½ xícara	30	0,4
Abóbora-menina assada	½ xícara	40	0,4
Cenoura crua	1 xícara	52	0,4
Beterraba, cozida e escorrida	½ xícara	37	0,4
Cebola picada, cozida e escorrida	½ xícara	46	0,4
Cebola fatiada, cozida e escorrida	½ xícara	35	0,5
Castanha-d'água, cozida e escorrida	½ xícara	35	0,5
Ervilha verde congelada, cozida e escorrida	½ xícara	62	0,8
Pastinaca, cozida e escorrida	½ xícara	63	0,8
Milho cozido, enlatado e escorrido	½ xícara	66	0,8
Ervilha verde crua	½ xícara	59	0,8
Batatas gratinadas	½ xícara	105	0,9
Milho-verde, cozido e escorrido	1 (médio)	77	0,9
Batata-doce assada	½ xícara	103	1
Purê de batata feito com margarina e leite integral	½ xícara	111	1,1
Batata assada com casca	1 (média)	220	1,1
Batata picada e dourada	½ xícara	163	2,1
Batata frita	30g	91	3,2
Cebola congelada empanada e frita	7 (médias)	285	4,1

GRUPO DE FRUTAS

Dicas

- A maioria das frutas frescas inteiras se encaixa na Categoria 1, e incentivamos você a comer mais delas. *Considere as recomendações como um mínimo, não um máximo.*

- Frutas enlatadas em calda pertencem à Categoria 2. Aprecie-as, mas preste atenção aos tamanhos das porções. Procure frutas enlatadas em calda light ou em seus sucos naturais, em vez de em calda concentrada.

- Frutas secas pertencem à Categoria 3 e têm densidade energética bastante alta. São alternativas saudáveis às barras de doces, mas mantenha as porções pequenas: ¼ de xícara ou menos.

- Os sucos de frutas estão relacionados na tabela "Bebidas" (página 145).

ESPECTRO DA DENSIDADE ENERGÉTICA

0,2 ———————————— 3

Fruta	Tamanho da porção	Calorias	(DE (cal/g)
Morango	½ xícara	18	0,2
Framboesa	½ xícara	18	0,3
Melancia cortada em cubos	1 xícara	49	0,3
Melão-cantalupo cortado em cubos	1 xícara	56	0,4
Melão doce cortado em cubos	1 xícara	62	0,4
Mamão-papaia	½ xícara	27	0,4
Pêssego enlatado em calda light	½ xícara	52	0,4
Molho de maçã não adoçado	½ xícara	52	0,4
Pêssego	1 unidade (médio)	42	0,4
Tangerina	2 unidades (médias)	74	0,4
Laranja	1 unidade (média)	62	0,5

Fruta	Tamanho da porção	Calorias	(DE (cal/g)
Damasco	4 unidades (médios)	67	0,5
Pera enlatada em calda light	½ xícara	60	0,5
Abacaxi	½ xícara	38	0,5
Abacaxi enlatado em calda light	½ xícara	66	0,5
Ameixa	1 unidade (média)	36	0,6
Mirtilo	½ xícara	40	0,6
Salada de frutas enlatada em calda light	½ xícara	69	0,6
Maçã	1 unidade (média)	81	0,6
Pera	1 unidade (média)	98	0,6
Tangerina enlatada em calda light	½ xícara	77	0,6
Manga	½ xícara	54	0,7
Uva	1 ½ xícara	92	0,7
Kiwi descascado	1 unidade (médio)	53	0,7
Pera enlatada em calda concentrada	½ xícara	90	0,7
Cereja-doce	½ xícara	52	0,7
Salada de frutas enlatada em calda concentrada	½ xícara	91	0,7
Pêssego enlatado em calda concentrada	½ xícara	128	0,9
Banana	1 unidade (média)	109	0,9
Damasco seco	¼ de xícara	77	2,4
Ameixa seca	¼ de xícara	102	2,4
Tâmara	¼ de xícara	122	2,7
Uva-passa	¼ de xícara	109	3

GRUPO DE LEITE, IOGURTE E QUEIJO

Dicas

- Esta categoria varia muito em densidade energética! Leite, iogurte, queijo cottage e creme de leite light têm baixa densidade energética. O controle da porção é importante nos queijos duros, e se torna essencial nos queijos duros com gordura total, que têm densidade energética muito alta.

- Leite semidesnatado (com 1% de gordura) ou desnatado se encaixam na Categoria 1. Iogurte desnatado também. São ótimas escolhas.

- Queijo cottage e creme de leite light pertencem à Categoria 2, assim como as versões desnatadas desses alimentos. Todos eles são boas escolhas.

- Frozen iogurte ou sorvete light e sorvete com menos de 10% de gordura de leite (ice milk), têm baixa densidade energética, quando comparados com outras opções de sobremesa.

- Queijos duros como cheddar, mesmo os com gordura reduzida, são bastante altos em densidade energética. Use-os com moderação. Contudo, queijos ralados de sabor forte e alta densidade energética, como o parmesão, podem ser usados em pequenas quantidades para acrescentar sabor aos alimentos, mas com poucas calorias.

ESPECTRO DA DENSIDADE ENERGÉTICA

0,4 ———————————— *4*

Leite, iogurte e queijo	Tamanho da porção	Calorias	DE (cal/g)
Leite desnatado/magro	240 mL	86	0,4
Leite semidesnatado (com 1% de gordura)	240 mL	102	0,4
Leite com redução de gordura (com 2% de gordura)	240 mL	121	0,5
Iogurte light (com 1% de gordura) livre de açúcar e com sabor de frutas	180 mL	90	0,5
Iogurte desnatado natural	1 xícara	137	0,6
Leite integral (com 3,3% de gordura)	240 mL	150	0,6
Queijo cottage desnatado	½ xícara	80	0,7

Chocolate com leite com gordura reduzida (com 2% de gordura)	240 mL	179	0,7
Chocolate com leite integral	240 mL		0,8
Queijo cottage com redução de gordura (2%)	½ xícara	101	0,9
Creme de leite light	2 colheres (sopa)	30	0,9
Iogurte com sabor de frutas 99% livre de gordura	180 mL	170	1
Queijo cottage com gordura total (4%)	½ xícara	109	1
Cream cheese desnatado	2 colheres (sopa)	30	1,1
Frozen iogurte desnatado de baunilha	½ xícara	80	1,2
Frozen iogurte com sabor de frutas	½ xícara	144	1,3
Half and half *	2 colheres (sopa)	39	1,3
Sorvete light de baunilha	½ xícara	92	1,4
Creme azedo semidesnatado	2 colheres (sopa)	45	1,5
Creme, light	2 colheres (sopa)	59	2,0
Creme de leite integral	2 colheres (sopa)	60	2
Cream cheese semidesnatado	2 colheres (sopa)	70	2,5
Sorvete premium de baunilha/ chocolate	½ xícara	270	2,6
Mussarela light	30g	73	2,6
Queijo feta	30g	74	2,6
Mussarela integral	30g	79	2,8
Queijo cheddar semidesnatado	30g	90	3,2
Queijo provolone	30g	98	3,5
Cream cheese com gordura integral	2 colheres (sopa)	100	3,5
Queijo azul	30g	100	3,5
Queijo americano	30g	106	3,8
Queijo suíço	30g	105	3,8
Queijo cheddar	30g	110	3,9
Queijo parmesão ralado	2 colheres (chá)	20	4
Queijo parmesão light ralado	2 colheres (chá)	20	4

---

* Creme de leite diluído em uma parte igual de leite integral. (*N. do T.*)

GRUPO DE CARNE, AVES, PEIXE, LEGUMES, OVOS E NOZES

Distribuímos este grupo de alimentos em quatro tabelas: legumes; carne, aves e peixe; ovos; nozes e sementes.

Dicas

- Legumes como feijão-branco ou feijão-rajado são os alimentos proteicos de menor densidade energética. Situam-se na extremidade mais baixa da Categoria 2.

- Peixes magros e a maioria dos frutos do mar estão na extremidade mais baixa da Categoria 2. Até os peixes gordos como atum e salmão, com óleos benéficos, pertencem à Categoria 2. São ótimas escolhas.

- Aves magras, vitela e presunto extramagro também pertencem à Categoria 2.

- Os substitutos do ovo se situam na extremidade mais baixa da Categoria 2, enquanto ovos cozidos sem adição de gordura (por exemplo, ovos quentes) estão na extremidade superior da Categoria 2. Os ovos fritos pertencem à Categoria 3.

- Carnes magras de vaca e porco, com a gordura aparada, estão na extremidade mais baixa da Categoria 3. Bife de contrafilé, por exemplo, tem densidade energética mais baixa do que hambúrguer.

- Fritar aumenta tanto a densidade energética que o peixe frito tem muito mais densidade energética do que o bife de contrafilé grelhado.

- Nozes e sementes têm densidade energética muito alta, pertencendo à Categoria 4. Use-as em pequenas quantidades. Contudo, se você for vegetariano, pode querer incluir 2-4 colheres (sopa) por pessoa como fonte de proteína em pratos que contenham grãos integrais e vegetais de baixa densidade energética.

- Fique atento ao tamanho da porção de alimentos ricos em proteína, frequentemente servidos em porções muito grandes. Tudo bem se você quiser no jantar uma porção de 170g de peito de frango sem pele grelhado; apenas se lembre de contá-la como duas porções. Experimente pratos combinados, inclusive caçarolas e refogados, que contenham 60-85g de carne magra de vaca, ave ou peixe por pessoa, e muitos vegetais.

1. Leguminosas. Feijões secos, ervilha, grão-de-bico, lentilha e produtos de soja, como tofu, são nutritivos e fontes de proteína. Também são ricos em muitas vitaminas, minerais e fibras. Tofu, que contém boa quantidade de água, está quase na Categoria 1! O restante está na Categoria 2, exceto homus, que tem adição de gordura e se encontra em um nível mais baixo da Categoria 3.

ESPECTRO DA DENSIDADE ENERGÉTICA

0,6 ——————————— 1,7

Legumes	Tamanho da porção	Calorias	DE (cal/g)
Tofu suave cru	115g	69	0,6
Feijão-preto, enlatado	½ xícara	100	0,8
Feijão-vermelho, enlatado	½ xícara	104	0,8
Feijão assado, enlatado	½ xícara	118	0,9
Feijão refogado, enlatado e livre de gordura	½ xícara	123	1
Feijão refogado, enlatado	½ xícara	125	1
Lentilha cozida	½ xícara	115	1,2
Ervilha seca cozida	½ xícara	116	1,2
Grão-de-bico, enlatado	½ xícara	143	1,2
Feijão-de-lima, cozido e escorrido	½ xícara	105	1,2
Feijão-branco cozido	½ xícara	129	1,4
Homus	½ xícara	210	1,7

2. Carne, Aves e Peixe. Seleções magras deste grupo, preparadas com pouca adição de gordura, são ótimas escolhas. Encaixam-se na Categoria 2 ou nos níveis mais baixos da Categoria 3. Os peixes, mesmo os gordos como o salmão, são escolhas particularmente boas de baixa densidade energética.

0,9 ——————————— 5,0

Carne, aves e peixe	Tamanho da porção	Calorias	DE (cal/g)
Olho-de-vidro laranja cozido em calor seco	85g	76	0,9
Camarão fervido ou cozido no vapor	85g	84	1
Atum enlatado em água	60g	60	1,1
Costeleta de vitela assada na panela	85g	99	1,2
Perca cozida em calor seco	85g	99	1,2
Lombo de peru	85g	110	1,3
Presunto extramagro com 5% de gordura	85g	111	1,3
Atum albacora cozido em calor seco	85g	118	1,4
Halibute cozido em calor seco	85g	119	1,4
Peito de peru moído 99% livre de gordura	85g	120	1,4
Salmão cozido em calor seco	85g	127	1,5
Fígado de frango cozido em fogo brando	85g	133	1,6
Peito de peru, assado e sem pele	85g	133	1,6
Peito de frango, assado e sem pele	85g	140	1,7
Peixe-espada grelhado com margarina	85g	151	1,8
Presunto com 11% de gordura	85g	155	1,8
Bife de contrafilé magro grelhado	85g	158	1,9
Peru magro (com 7% de gordura) moído	85g	160	1,9
Atum enlatado em óleo	60g	110	2
Peito de frango assado	85g	167	2

Carne, aves e peixe	Tamanho da porção	Calorias	DE (cal/g)
Carré de porco grelhado	85g	172	2
Peito de frango frito	85g	189	2,2
Peixe empanado e frito	85g	198	2,3
Mortadela Bologna de porco	2 fatias (10cm de diâmetro x 3mm de espessura)	114	2,5
Pernil de cordeiro (6mm de gordura)	85g	219	2,6
Salame cozido de carne de vaca	2 fatias (10cm de diâmetro x 12mm de espessura)	121	2,6
Salsicha Bratwurst	1 unidade (15cm)	240	2,6
Pedaços de frango sem osso empanados e fritos	6 pedaços	287	2,7
Carne magra, de vaca, moída e grelhada	85g	231	2,7
Carne-seca	30g	80	2,9
Asa de frango com pele, assada	85g	247	2,9
Mortadela Bologna de carne de vaca	2 fatias (11cm de diâmetro x 3mm de espessura)	177	3,1
Salsicha Frankfurter de carne de vaca (defumada)	1 unidade (13 x 2cm)	142	3,2
Linguiça italiana (de porco)	85g (cozidas)	275	3,2
Bacon	2 fatias	70	5
Torresmo frito	30g	155	5,5

3. Ovos. Ovos e substitutos do ovo, cozidos com pouca adição de gordura, são boas escolhas proteicas.

ESPECTRO DA DENSIDADE ENERGÉTICA

0,8 ——————————— 2,0

Ovo	Tamanho da porção	Calorias	DE (cal/g)
Substituto do ovo (farelo de linhaça, p. ex.)	½ xícara	106	0,9
Ovo pochê	1 unidade (grande)	75	1,5
Ovo cozido	1 unidade (grande)	78	1,6
Ovo mexido com leite e manteiga	½ xícara	183	1,6
Ovo frito	1 unidade (grande)	92	2

4. Nozes e sementes. São muito nutritivas, mas também têm alta densidade energética.

ESPECTRO DA DENSIDADE ENERGÉTICA

5,7 _____ 6,6

Nozes	Tamanho da porção	Calorias	DE (cal/g)
Sementes de gergelim torradas	¼ de xícara	204	5,7
Castanha-de-caju torrada	¼ de xícara	197	5,7
Sementes de girassol torradas	¼ de xícara	186	5,8
Amendoim torrado	¼ de xícara	214	5,9
Amêndoas torradas, salgadas, com pele	¼ de xícara	203	5,9
Nozes-pecãs torrada, salgadas	¼ de xícara	178	6,6

BEBIDAS E ALIMENTOS COMBINADOS

A PIRÂMIDE ALIMENTAR DO USDA dá conselhos sobre alimentos sozinhos, mas na maioria das vezes os ingerimos em refeições mistas. Aqui fornecemos o espectro da densidade energética de alguns alimentos e bebidas comuns.

BEBIDAS

Como a sede é regulada diferentemente da fome, a densidade energética das bebidas deveria ser usada para compará-las umas com as outras, não com alimentos. Assim, refrigerantes ou cervejas, com densidades energéticas "baixas", de apenas 0,4, podem acrescentar centenas de calorias ocultas à dieta. Bebidas destiladas e misturadas têm densidade energética ainda mais alta. Escolhas de baixa DE: água, refrigerante diet, chá ou café, cerveja sem álcool, suco de vegetais ou chocolate quente livre de açúcar.

ESPECTRO DA DENSIDADE ENERGÉTICA

0 ——————————— 3,7

Bebidas	Tamanho da porção	Calorias	DE (cal/g)
Club soda	360 mL	0	0
Refrigerante de limão diet	360 mL	0	0
Água potável	240 mL	0	0
Chá gelado com limão não adoçado	360 mL	0	0
Refrigerante de cola diet	360 mL	2	0
Root Beer diet*	360 mL	2	0
Refrigerante de laranja diet	360 mL	3	0,1
Chá preparado por infusão, sem açúcar	240 mL	2	0,1
Café	240 mL	5	0,2
Café com 1 colher (chá) de creme e 1 colher (chá) de açúcar	360 mL	32	0,1
Cerveja sem álcool	360 mL	32	0,1
Bebidas esportivas	240 mL	50	0,2
Suco de vegetais	240 mL	50	0,2
Cacau quente preparado com mistura de cacau livre de açúcar e água	240 mL	64	0,3
Cerveja light	360 mL	99	0,3
Leite de soja natural	240 mL	79	0,3
Chá gelado com limão, pré-adoçado	360 mL	120	0,3
Ginger ale	360 mL	124	0,3
Ponche de frutas	240 mL	97	0,4
Suco de grapefruit	240 mL	96	0,4
Sidra	120 mL	47	0,4
Suco de cenoura	240 mL	98	0,4
Limonada	240 mL	99	0,4

* Refrigerante feito a partir da mistura de raízes de várias plantas. (*N. da R.T.*)

Bebidas	Tamanho da porção	Calorias	DE (cal/g)
Refrigerante de limão	360 mL	147	0,4
Refrigerante de cola	360 mL	152	0,4
Root Beer	360 mL	152	0,4
Cerveja	360 mL	146	0,4
Suco de laranja	240 mL	112	0,5
Suco de abacaxi	240 mL	110	0,5
Suco de maçã	240 mL	117	0,5
Refrigerante de laranja	360 mL	179	0,5
Cacau quente preparado com mistura de cacau e água	240 mL	124	0,5
Cooler de vinho	240 mL	120	0,5
Cream Soda	360 mL	189	0,5
Cranberry Juice Cocktail	240 mL	144	0,6
Suco de uva	240 mL	154	0,6
Bebida de malte preparada com mistura de leite integral	240 mL	170	0,6
Vinho branco	120 mL	80	0,7
Champanhe	120 mL	84	0,7
Gim-tônica	210 mL	151	0,7
Vinho tinto	120 mL	85	0,7
Egg-nog*	240 mL	342	1,4
Xerez, seco	120 mL	168	1,4
Pina colada	135 mL	262	1,9
Daiquiri	120 mL	225	1,9
Margarita	120 mL	271	2,2
Álcool destilado (com 40% de teor alcoólico)	30 mL	64	2,3
Gim	30 mL	64	2,3
Conhaque	30 mL	73	2,4
Uísque	30 mL	73	2,6
Álcool destilado (com 50% de teor alcoólico)	30 mL	82	3
Creme de menta (com 36% de teor alcoólico)	30 mL	125	3,7

* Gemada muito semelhante à brasileira, mas pode levar álcool e, nos Estados Unidos, é servida no Natal.(*N. do T.*)

SOPAS

Você já sabe o quanto as sopas podem ser *Volumétricas,* mas elas realmente variam em densidade energética. Você obterá menos da metade das calorias de uma xícara de sopa de carne e vegetais do que de uma xícara de sopa-creme de cogumelos preparada com leite de gordura reduzida (2% de gordura).

ESPECTRO DA DENSIDADE ENERGÉTICA

0,1 ————————————— *0,8*

Sopas	Tamanho da porção	Calorias	DE (cal/g)
Caldo de galinha livre de gordura	1 xícara	15	0,1
Caldo de carne	1 xícara	30	0,1
Caldo de galinha	1 xícara	39	0,2
Gaspacho, enlatado	1 xícara	46	0,2
Sopa de cebola concentrada, em lata e preparada com água	1 xícara	58	0,2
Sopa vegetariana	1 xícara	72	0,3
Sopa de galinha com macarrão, concentrada, em lata e preparada com água	1 xícara	75	0,3
Sopa minestrone concentrada, em lata e preparada com água	1 xícara	82	0,3
Sopa de carne com vegetais	1 xícara	82	0,3
Sopa de tomate, concentrada, em lata e preparada com água	1 xícara	85	0,4
Sopa de mariscos da Nova Inglaterra, concentrada, em lata e preparada com água	1 xícara	95	0,4
Sopa de galinha com arroz e vegetais	1 xícara	110	0,5
Sopa de feijão-preto, concentrada, em lata e preparada com água	1 xícara	116	0,5
Sopa de lentilha e presunto, enlatada	1 xícara	139	0,6
Sopa de tomate, concentrada, em lata e preparada com leite com 2% de gordura	1 xícara	161	0,7

A dieta volumétrica – perca peso comendo mais

Sopas	Tamanho da porção	Calorias	DE (cal/g)
Sopa de ervilha seca com presunto	1 xícara	160	0,7
Sopa-creme de brócolis com queijo	1 xícara	190	0,8
Sopa-creme de cogumelos, concentrada, em lata e preparada com leite com 2% de gordura	1 xícara	203	0,8

SALGADINHOS, PRETZELS E OUTROS LANCHES

Os salgadinhos de baixo teor de gordura e livres de gordura têm menos densidade energética dos que os com gordura total, mas ainda assim ela é razoavelmente alta.

ESPECTRO DA DENSIDADE ENERGÉTICA

2,5 ——————————— 5,4

Salgadinhos, pretzels e outros lanches	Tamanho da porção	Calorias	DE (cal/g)
Pretzel, macio	1 unidade (85g)	210	2,5
Batata frita livre de gordura	30g	75	2,7
Nachos de milho branco livres de gordura (com olestra)	30g (6 grandes)	90	3,2
Pretzels duros salgados	30g	108	3,8
Pipoca natural	3 xícaras	92	3,8
Bolo de arroz natural	3 unidades	104	3,9
Nachos de milho branco de baixa gordura (assados)	30g (9 médios)	110	3,9
Batatas em rodelas finas assadas	30g	113	4
Pipoca doce	1 xícara	152	4,3
Mistura de frutas secas e castanhas variadas	¼ de xícara	173	4,6

Salgadinhos, pretzels e outros lanches	Tamanho da porção	Calorias	DE (cal/g)
Nachos de milho branco	30g (6 grandes)	130	4,6
Pipoca estourada em óleo	3 xícaras	135	5
Salgadinhos de queijo	15 (30g)	150	5,4
Batata frita comum	30g	150	5,4
Salgadinhos de milho	30g	153	5,4

ALIMENTOS COMBINADOS

Escolhas de mais baixa densidade energética incluem chili vegetariano de três feijões, ensopado de carne de vaca com vegetais, atum e macarrão, e chow mein de frango.

ESPECTRO DA DENSIDADE ENERGÉTICA

0,7 ——————————— 3,2

Alimentos combinados	Tamanho da porção	Calorias	DE (calg)
Chili vegetariano com três feijões	1 xícara	160	0,7
Salada de repolho cru	½ xícara	41	0,7
Salada de três feijões	1 porção	48	0,9
Ensopado de carne de vaca com vegetais	1 xícara	220	0,9
Atum e macarrão	1 porção	254	1
Salada de macarrão, embalada	¾ de xícara	250	1
Chow mein de frango	1 xícara	255	1
Chili com feijões, enlatado	½ xícara	143	1,1
Salada de batata	½ xícara	134	1,1
Carne de porco com feijões, enlatado	½ xícara	157	1,2
Chop suey com carne de vaca e porco	1 xícara	300	1,2

Alimentos combinados	Tamanho da porção	Calorias	DE (calg)
Chile com carne e feijões, enlatado	1 xícara	322	1,3
Espaguete com molho de carne	¾ de xícara	320	1,5
Salada de macarrão	½ xícara	134	1,5
Lasanha com carne	1 pedaço (9 x 10cm)	370	1,6
Hambúrguer vegetal	1 unidade	130	1,8
Salada de atum	½ xícara	192	1,9
Pão de carne	1 porção (125g)	232	1,9
Burrito de feijão e queijo	1 unidade	189	2
Fettuccine Alfredo, congelado	285g	580	2
Empadão de frango, congelado	1 unidade	410	2,1
Taco	1 unidade	369	2,2
Salada de frango	½ xícara	209	2,3
Salada de cenoura e passas	½ xícara	210	2,4
Macarrão com queijo	¾ de xícara	355	2,5
Cachorro-quente, simples	1 unidade	242	2,5
Pizza de calabresa, de massa fina e congelada	½ pizza	380	2,5
Nachos com carne de vaca, feijões, queijo, tomate e cebola	1 porção	394	2,7
Pizza de queijo, de massa grossa	1 fatia (4cm)	202	2,9
Pizza de pepperoni, de massa fina	¼ de pizza	400	2,9
Ravióli de queijo, refrigerado	1 xícara	280	3,2

FAST-FOOD

Você pode comer correndo e ainda seguir o estilo alimentar de *Volumetria*? Sim, se fizer escolhas cuidadosas. Um grande sanduíche de peito de peru da Subway, preparado sem óleo ou maionese, tem uma densidade energética de apenas 1,2, o que significa que só fornece 290 calorias. Mas um grande pedaço de peito de frango Hot and Spicy Chicken da KFC (DE: 2,9) garante 530 calorias. Uma escolha melhor nesse restaurante: peito de frango (sem pele) Tender Roast Chicken (DE: 1,4; calorias: 170).

0,4 ——————————— 4,2

Fast-food	Tamanho da porção	Calorias	DE (cal/g)
Crazy Sauce, da Little Caesar	1 pacote (180 mL)	74	0,4
Batatas e molho, da Church's Chicken	1 porção (105g)	90	0,9
Chili, pequeno, da Wendy's	240 g	210	0,9
Milkshake de baunilha, da Hardee's	365 mL	350	1
Molho barbecue, da Arby's	15 mL	15	1,1
Sanduíche de peito de peru com alface, tomate, cebola, picles, pimentão verde e azeitonas em pão branco, da Subway	1 sanduíche (15cm)	289	1,2
Peito de frango (sem pele) Tender Roast Chicken, da KFC	1 pedaço (120g)	169	1,4
Sanduíche de três frios com alface, tomate, cebola, picles, pimentão verde e azeitonas em pão branco, da Subway	1 sanduíche (15cm)	362	1,5
Sanduíche de atum, alface, tomate, cebola, picles, pimentão verde e azeitonas em pão branco, da Subway	1 sanduíche (15cm)	391	1,6
Salada de taco com molho picante, da Taco Bell	1 salada (540g)	850	1,6
Big Beef Burrito Supreme, da Taco Bell	1 burrito (300g)	520	1,8
Peito de frango (com pele) Hot and Spicy Chicken, da KFC	1 pedaço (140g)	251	1,8
Hambúrguer, com tudo, da Wendy's	1 sanduíche (220g)	420	1,9
Peixe empanado, do Long John Silver's	1 pedaço (85g)	170	2

Fast-food	Tamanho da porção	Calorias	DE (cal/g)
Steak Fajita Wrap, da Taco Bell	1 (230g)	470	2,1
Thin 'N Crispy Pizza*, Veggie Lover's, da Pizza Hut	1 fatia de pizza média	222	2,1
Sanduíche de frango empanado, com maionese, da Wendy's	1 sanduíche (210g)	440	2,1
Salada de repolho cru, da Hardee's	1 porção (115g)	240	2,1
Egg McMuffin, do McDonald's	1 unidade	290	2,1
Sanduíche de frango grelhado com maionese, do Burger King	1 sanduíche	530	2,2
Taco, da Taco Bell	1 *taco* (80g)	180	2,3
Sanduíche Fish Filet Deluxe com molho tártaro e queijo, do McDonald's	1 sanduíche	560	2,5
Coxa de frango, da Church's Chicken	1 pedaço (60g)	140	2,5
Nachos BellGrande, da Taco Bell	1 porção (315g)	770	2,5
Peito de frango, da Church's Chicken	1 pedaço (80g)	200	2,5
Sanduíche de rosbife, comum, da Arby's	1 sanduíche	388	2,5
Sanduíche Beef 'n Cheddar, da Arby's	1 sanduíche (190g)	487	2,6
Sanduíche Whopper com queijo e maionese, do Burger King	1 sanduíche	760	2,6
Sanduíche Big Mac, do McDonald's	1 sanduíche	560	2,6
Cheeseburguer, da Hardee's	1 sanduíche	320	2,6
Peito de frango Original Recipe Chicken, da KFC	1 pedaço (155g)	400	2,6
Sanduíche Quarteirão com Queijo, sem maionese, do McDonald's	1 sanduíche	530	2,7

* Conhecida no Brasil como Fininha. (*N. do T.*)

Fast-food	Tamanho da porção	Calorias	DE (cal/g)
Crazy Bread, da Little Caesar	1 pedaço (40g)	106	2,7
Chicken McNuggets, do McDonald's	4 pedaços	190	2,7
Pizzas Hand Tossed, Super Supreme, da Pizza Hut	1 fatia de pizza média	359	2,7
Cheeseburguer duplo, do Jack in the Box	1 sanduíche	460	2,8
Peito de frango Extra Tasty Crispy, da KFC	1 pedaço (170g)	470	2,8
Peito de frango Hot and Spicy Chicken, da KFC	1 pedaço (185g)	530	3
Batata frita, da Wendy's	1 porção pequena (90g)	270	3
Pizza Hand Tossed de queijo, da Pizza Hut	1 fatia de pizza média	309	3
Batata frita, da Hardee's	1 porção média (100g)	340	3
Batata frita, do McDonald's	1 porção pequena (70g)	210	3,1
Batatas fritas com formato de espiral temperadas, do Jack in the Box	1 porção (130g)	410	3,3
Pan Pizza, pepperoni, da Pizza Hut	1 fatia de pizza média	353	3,3
Torta de maçã, assada, do McDonald's	1 unidade	260	3,4
Batatas fritas, da Arby's	1 porção (70g)	246	3,5
Biscoito, bacon, ovo e queijo, do McDonald's	1 unidade	547	3,5
Croissant com salsicha, ovo e queijo, do Burger King	1 unidade	530	3,5
Donut com cobertura de glacê, do Dunkin' Donuts	1 unidade (45g)	160	3,5
Donut recheado com geleia, do Dunkin' Donuts	1 unidade (70g)	240	3,5

Fast-food	Tamanho da porção	Calorias	DE (cal/g)
French Toast Sticks, do Burger King	1 porção (5 unidades)	440	3,9
Anéis de cebola, do Burger King	1 porção (média)	380	4
Horsey Sauce, da Arby's	15 mL	60	4,2

CONDIMENTOS, RECHEIOS E MOLHOS

O que você passa no pão, o que usa para fazer o sanduíche e o que joga sobre a salada varia muito em densidade energética. Se mergulhar vegetais em salsa-mexicana (DE: 0,3), em vez de em molho Ranch com gordura total (DE: 4), reduzirá em 90% as calorias!

ESPECTRO DA DENSIDADE ENERGÉTICA

0,1 ———————— *8,9*

Condimentos, recheios e molhos	Tamanho da porção	Calorias	DE (cal/g)
Vinagre	1 colher (sopa)	2	0,1
Picles condimentado com endro	1 unidade (10cm de comprimento)	12	0,2
Suco de limão	1 colher (sopa)	4	0,3
Salsa-mexicana	2 colheres (sopa)	4	0,3
Molho italiano livre de gordura	2 colheres (sopa)	15	0,5
Caldo de peru	60 mL	29	0,5
Xarope de bordo livre de açúcar	¼ de xícara	30	0,5
Molho de soja	1 colher (sopa)	10	0,5
Compota de damasco livre de açúcar	1 colher (sopa)	10	0,6
Compota de morango livre de açúcar	1 colher (sopa)	10	0,6
Maionese light	1 colher (sopa)	10	0,6
Molho inglês	1 colher (chá)	4	0,7

Condimentos, recheios e molhos	Tamanho da porção	Calorias	DE (cal/g)
Molho barbecue	2 colheres (sopa)	23	0,8
Raiz-forte	1 colher (chá)	4	0,9
Molho Cocktail	1 colher (sopa)	15	0,9
Ketchup	1 colher (sopa)	15	0,9
Mostarda amarela	1 colher (chá)	5	1
Picles, tempero em conserva	1 colher (sopa)	15	1
Vinagrete com pouca gordura	2 colheres (sopa)	35	1
Molho de tomate temperado	½ xícara	140	1,1
Picles doce de pepino	1 unidade (6cm)	18	1,2
Molho Thousand Island livre de gordura	2 colheres (sopa)	40	1,2
Molho de queijo azul livre de gordura	2 colheres (sopa)	50	1,4
Molho Ranch livre de gordura	2 colheres (sopa)	50	1,4
Compota de morango, com açúcar reduzido	1 colher de sopa	25	1,5
Molho italiano com redução de gordura	2 colheres de sopa	50	1,6
Azeitonas pretas, enlatadas	6 unidades	25	1,7
Azeitonas verdes, enlatadas	7 unidades	25	1,7
Cobertura de creme, congelada e livre de gordura	2 colheres (sopa)	15	1,7
Xarope de bordo, de calorias reduzidas	¼ de xícara	100	1,7
Manteiga de maçã	1 colher (sopa)	30	1,8
Margarina de baixa caloria	1 colher (sopa)	30	2,1
Molho Thousand Island com redução de gordura	2 colheres (sopa)	70	2,2
Cobertura de creme, congelada e com redução de gordura	2 colheres (sopa)	20	2,2
Molho pesto, congelado	30 g	66	2,3
Geleia de uva	1 colher (sopa)	50	2,5

Condimentos, recheios e molhos	Tamanho da porção	Calorias	DE (cal/g)
Geleia de laranja	1 colher (sopa)	50	2,5
Compota de damasco	1 colher (sopa)	50	2,5
Compota de framboesa	1 colher (sopa)	50	2,5
Compota de morango	1 colher (sopa)	50	2,5
Xarope de chocolate	2 colheres (sopa)	102	2,6
Molho Ranch com redução de gordura	2 colheres (sopa)	80	2,7
Cobertura de creme, congelada e com gordura total	2 colheres (sopa)	25	2,8
Mel	1 colher (sopa)	60	2,9
Maionese light	1 colher (sopa)	50	3,3
Cobertura de marshmallow	2 colheres (sopa)	40	3,3
Cobertura de calda de chocolate	2 colheres (sopa)	130	3,4
Molho italiano com gordura total	2 colheres (sopa)	110	3,6
Molho Thousand Island com gordura total	2 colheres (sopa)	110	3,6
Manteiga light	1 colher (sopa)	50	3,6
Xarope de bordo	¼ de xícara	210	3,6
Vinagrete	2 colheres (sopa)	120	3,8
Molho de queijo azul com gordura total	2 colheres (sopa)	120	4
Molho tártaro	1 colher (sopa)	72	5,2
Manteiga de amendoim com redução de gordura	2 colheres (sopa)	190	5,3
Molho Ranch com gordura total	2 colheres (sopa)	170	5,9
Manteiga de amendoim	2 colheres (sopa)	190	5,9
Manteiga batida	1 colher (sopa)	60	6,7
Maionese com gordura total	1 colher (sopa)	100	7,2
Manteiga	1 colher (sopa)	108	7,2
Margarina	1 colher (sopa)	101	7,2
Óleo, vegetal	1 colher (sopa)	120	8,8

SOBREMESAS

Nesta categoria as escolhas de mais baixa densidade energética incluem gelatina, frutas assadas, raspadinha italiana, sorbet, sorvete à base de água, pudim, barras de frutas congeladas e barras de chocolate livres de gordura.

ESPECTRO DA DENSIDADE ENERGÉTICA

0,1 ———————————————— 0,5

Sobremesas	Tamanho da porção	Calorias	DE (cal/g)
Gelatina com sabor de frutas livre de açúcar	½ xícara	10	0,1
Gelatina com sabor de frutas	½ xícara	80	0,6
Maçã assada não adoçada	1 unidade (média)	102	0,6
Raspadinha italiana de limão	1 unidade	140	0,8
Barra de suco de fruta congelado	1 unidade (85g)	75	0,8
Picolé de fruta	1 unidade	45	0,9
Pudim de baunilha, preparado com leite com 2% de gordura	½ xícara	141	1
Pudim de chocolate, preparado com leite com 2% de gordura	½ xícara	151	1,1
Sorbet, todos os sabores	½ xícara	133	1,4
Barra de chocolate, congelada	1 unidade (70g)	104	1,4
Pudim de arroz	½ xícara	175	1,6
Torta de abóbora	⅙ de torta de 20cm	229	2,1
Torta de pêssego	⅙ de torta de 20cm	261	2,2
Torta de maçã	⅛ de torta de 23cm	296	2,4
Bolo de café, canela e maçã livre de gordura	⅑ de bolo de 480g	130	2,4
Pão de ló	¹⁄₁₂ de pão de ló de 25cm	129	2,6

Sobremesas	Tamanho da porção	Calorias	DE (cal/g)
Torta de cereja	⅛ de torta de 23cm	325	2,6
Torta de banana com creme	⅛ de torta de 23cm	398	2,7
Chewy cookies de frutas (Fig Newtons) livres de gordura	2 unidades	90	3,1
Cheesecake	⅙ de cheesecake de 480g	257	3,2
Chewy cookies de frutas (Fig Newtons)	2 unidades	110	3,6
Cupcake* de chocolate recheado com creme	2 unidades	230	3,59
Bolo de chocolate com cobertura	½ de bolo de camadas de 23cm	235	3,67
Sorvete de casquinha	1 unidade	30	3,8
Bolo branco com cobertura	½ de bolo de camadas de 23cm	252	3,8
Bolo inglês, industrializado	$1/10$ de bolo de 340g	116	3,9
Barra de granola com chocolate de baixa gordura	1 unidade	110	3,9
Cobertura de chocolate caseira	2 colheres (sopa)	193	3,9
Cobertura de chocolate industrializada	2 colheres (sopa)	130	3,9
Cobertura branca caseira	2 colheres (sopa)	163	4,1
Cobertura branca industrializada	2 colheres (sopa)	140	4,1
Bolo de café com cobertura de farofa doce	$1/9$ de bolo de 570g	263	4,2
Graham crackers	4 unidades (6,5 x 6,5cm)	118	4,2
Barra de granola com chocolate	1 unidade	120	4,3
Barra de granola com aveia e mel	2 unidades	180	4,3
Bolo de cenoura com cobertura de cream cheese	$1/12$ de bolo de 23cm	484	4,4

* Bolinho decorado assado em forminhas. (*N. do T.*)

Sobremesas	Tamanho da porção	Calorias	DE (cal/g)
Waffers de baunilha	8 unidades	140	4,4
Biscoitos recheados de creme com redução de gordura	2 unidades	130	4,5
Cookies de chocolate com redução de gordura	3 unidades	140	4,5
Biscoitos de manteiga de amendoim caseiros	2 unidades	165	4,6
Cookies de chocolate caseiros	2 unidades	143	4,6
Brownie industrializado	1 unidade (5 x 5cm)	112	4,7
Biscoitos em formato de animais	10 unidades	140	4,7
Biscoitos recheados de creme	2 unidades	140	4,8
Biscoitos recheados de chocolate	3 unidades	160	4,9
Cookies de chocolate	3 unidades	160	5
Biscoitos amanteigados	3 unidades	160	5

DOCES

Mesmo os doces livres de gordura ou de baixa gordura (marshmallow, alcaçuz, candy corn*, balas de goma) ainda têm densidade energética razoavelmente alta, porém mais baixa do que doces de alto teor de gordura.

ESPECTRO DA DENSIDADE ENERGÉTICA

3,2 ——————————— *5,6*

---

* Doce em forma de milho seco, feito de açúcar e xarope de milho, tradicionalmente oferecido nos Estados Unidos no Halloween. (*N. do T.*)

Doce	Tamanho da porção	Calorias	DE (cal/g)
Marshmallows	4 unidades	92	3,2
Twizzlers, cereja	70g	242	3,4
Candy corn	¼ de xícara	182	3,6
Balas de goma, grandes	10 unidades	104	3,7
Caramelo	6 unidades	271	3,8
Balas duras	2 unidades	47	3,9
Chocolate Milky Way	barra de 61g	280	4,6
Chocolate Butterfinger	barra de 61,5g	280	4,7
Chocolate Snickers	barra de 61,5g	291	4,8
Gotas de chocolate, meio amargo	⅛ de xícara	102	4,8
M&M simples	69 unidades (50g)	236	4,9
Chocolate Almond Joy	barra de 48g	246	5
M&M, amendoim	25 unidades (49g)	253	5,2
Barra de chocolate ao leite com flocos de arroz	1 barra (43g)	230	5,2
Barra de chocolate ao leite	1 barra (43g)	233	5,4
Reese's Peanut Butter Cup	2 pedaços (50g)	271	5,4
Barra de chocolate ao leite com amêndoas	1 barra (43g)	228	5,6

Parte 5

O plano de cardápio

Nosso plano fornece uma base de 1.600 calorias, com sugestões para um nível de 2.000. Também mostraremos a você como usá-lo em níveis calóricos diferentes. Se ainda não fez isso, por favor leia "Criando seu próprio programa de administração do peso" (página 35) e especialmente "De quantas calorias você precisa?" (página 41) para ter uma ideia clara de um objetivo calórico apropriado.

O plano de 1.600 calorias:

Café da manhã com 400 calorias.

Almoço com 500 calorias.

Jantar com 500 calorias.

Lanches *Volumétricos* com 200 calorias. Podem ser feitos a qualquer hora do dia ou da noite, como dois lanches com 100 calorias cada ou um lanche com 200. Essa categoria inclui sobremesas.

O plano de 2.000 calorias fornece alimentos adicionais no almoço e no jantar, e mais lanches:

Café da manhã com 400 calorias.

Almoço com 600 calorias.

Jantar com 600 calorias.

Lanches com 400 calorias, incluindo sobremesas.

O plano de cardápio pode ser facilmente adaptado para níveis calóricos mais altos ou mais baixos, como logo explicaremos. Não é uma dieta convencional que determina o que comer diariamente em cada refeição. Em vez disso, o plano é flexível e modular: cada um dos cafés da manhã contém o mesmo número de calorias, assim como cada um dos almoços, jantares e lanches. Assim você pode, por exemplo, trocar um almoço por outro. Oferecemos a você 12 cafés da manhã com 400 calorias, dez almoços com 500 calorias, 25 jantares com 500 calorias e dúzias de lanches com menos de 100 ou 200 calorias.

Esses planos de cardápio também tiram proveito de listas de sopas modulares, acompanhamentos de vegetais e entradas de sopa, que seguem os planos de cardápio. Por exemplo, em vez de sugerir que você comece o almoço com uma sopa específica, permitimos que escolha como entrada qualquer uma das várias porções de sopa com 100 calorias.

Alguns desses cardápios usam receitas *Volumétricas,* na sequência. Outros incluem instruções para preparar pratos específicos. Outros, ainda, não exigem cozimento. Sempre que possível, daremos a opção de usar comida pronta em vez de uma receita. Muitas delas podem ser preparadas previamente, refrigeradas ou congeladas e usadas em porções individuais.

Para cada dia, você pode escolher qualquer café da manhã, almoço, jantar e lanche em seu nível calórico. Também pode trocar um almoço por um jantar ou vice-versa. Queremos dar a você o máximo de liberdade possível para que possa tornar seu plano de emagrecimento uma parte normal de sua vida. Se gostar de três ou quatro de nossos almoços, poderá repeti-los durante semanas. Por outro lado, se costuma apreciar variedade, há dúzias de opções. Esse plano é o *seu.*

NÍVEIS CALÓRICOS DIFERENTES

Embora tenhamos escrito este plano para níveis de 1.600 e 2.000 calorias, você pode modificá-lo para qualquer nível calórico de que precise. É fácil adicionar ou subtrair um lanche, seja como antepasto ou parte da refeição, entre refeições ou como sobremesa. Eis como personalizar o plano:

1.400 calorias. Use o plano de 1.600 calorias, mas abandone os lanches. (Não recomendamos ir abaixo de 1.400 calorias, porque é difícil manter a adequação nutricional ou se sentir saciado abaixo desse nível.)

1.600 calorias. Use o plano de 1.600 calorias.

1.800 calorias. Use o plano de 1.600 calorias com 400 calorias de lanches.

2.000 calorias. Use o plano de 2.000 calorias.

2.200 calorias. As refeições principais contêm mais proteína e nutrientes do que a maioria dos lanches, por isso aumente o tamanho da porção do café da manhã e jantar. Para cafés da manhã que recomendem 100 calorias de frutas, ingira 1 ½ porção do prato principal; para os que recomendem menos de 100 calorias de frutas, acrescente 100 calorias extras de frutas. Mantenha o almoço igual. No jantar, ingira 1 ½ porção do prato principal do jantar, como Chili Ranchero ou Lasanha aos Quatro Queijos; se o cardápio do jantar recomendar um alimento proteico e um vegetal amiláceo, como salmão e batata assada (jantar 25 da página 184), coma 1 ½ porção de ambos. Inclua 300 calorias de lanches.

2.400 calorias. Siga o plano de 2.200 calorias, mas coma 2 porções no jantar. Mantenha os lanches em 300 calorias.

2.600 calorias. Siga o plano de 2.200 calorias, mas coma 2 porções no jantar e inclua 500 calorias de lanche, distribuídas por todo o dia, e não todas como sobremesa.

BEBIDAS

E quanto às bebidas? Exceto pelo café e chá no café da manhã, e um ocasional copo de suco, esses cardápios não incluem bebidas calóricas como refrigerantes ou bebidas alcoólicas. Recomendamos água ou bebidas não calóricas, como refrigerantes diet. Se você quiser um refrigerante, um copo de vinho ou uma cerveja, tudo bem; primeiro considere a bebida um lanche (a maioria dos refrigerantes de 360 mL contém cerca de 150 calorias) e deixe de fazer um.

Se você bebe leite semidesnatado ou desnatado, por favor, continue a fazer isso. Essas são ótimas fontes de proteína e cálcio. Nossos cafés da manhã com leite ou iogurte semidesnatado são ricos em cálcio e nossos jantares e lanches incluem laticínios, mas beber leite semidesnatado ou desnatado também é uma boa ideia. Uma xícara de leite desnatado ou semidesnatado contém cerca de 100 calorias. Se você está no plano de 2.000 calorias, pode beber um copo de leite com o almoço ou jantar básico de 500 calorias para chegar às suas 600 calorias desejadas. Ou beber um copo de leite com um lanche de 100 calorias para completar um lanche de 200 calorias.

COMO USAR ESTE PLANO

Quando você atingir seu objetivo de perda de peso poderá usar este plano para manutenção no nível calórico apropriado para seu novo peso corporal.

(Para recalculá-lo, volte a usar "De quantas calorias você precisa" página 41.) A essa altura, este estilo alimentar não deveria lhe parecer um programa, apenas seu modo de comer.

Mais algumas dicas:

- Coma tudo em cada refeição. Você deve se sentir saciado!

- Em qualquer refeição, você pode comer mais vegetais (exceto os amiláceos, como batata e milho), ao mesmo tempo diminuindo apenas um pouco a ingestão calórica.

- Para cortar ainda mais calorias, use leite desnatado em vez do semidesnatado (com 1% de gordura), substitutos do açúcar em vez de açúcar e margarina com redução de gordura ou livre de gordura.

- Use frigideira antiaderente para cozinhar com pouca adição de gordura.

- Acrescente sabor sem calorias usando temperos, ervas, alho, vinagre, pimenta-do-reino e suco de limão.

- Como essas refeições não são cheias de alimentos "especiais de dieta", é fácil partilhá-los com o cônjuge, amigo ou alguém da família. Se as outras pessoas precisarem de mais calorias, apenas aumente o tamanho da porção.

- Este é um programa de emagrecimento para adultos. Embora as refeições sejam apropriadas para famílias, este plano não se destina a crianças que precisam emagrecer. Converse com o pediatra de seu filho antes de colocá-lo em um programa de emagrecimento.

- Não se preocupe em contar exatamente as calorias, mas preste atenção ao tamanho da porção. As proporções de alimentos que especificamos se destinam a manter os níveis calóricos adequados. Você não tem de medir tudo perfeitamente para que este programa de emagrecimento funcione.

Nosso objetivo é mostrar a você um estilo alimentar que pode saciá-lo com menos calorias, permitindo-lhe emagrecer sem sentir privação. Ainda mais importante: queremos demonstrar o quanto esse método alimentar pode ser agradável, esteja você emagrecendo ou evitando engordar.

Incentivamos aqueles que não pretendem seguir um plano de emagrecimento formal a experimentar alguns desses cardápios, assim como as receitas. Mesmo se você ingerir um jantar de *Volumetria* apenas uma vez por semana, aprenderá um novo estilo alimentar. Vamos começar!

Cardápios

DOZE CAFÉS DA MANHÃ COM 400 CALORIAS

Esteja você em um plano de 1.600 ou 2.000 calorias, deve ingerir um café da manhã satisfatório, com 400 calorias. Aprecie qualquer um destes, com qualquer uma das variações sugeridas, em qualquer dia da semana.

1. CEREAL FRIO COM FRUTA

Qualquer cereal de "Cereais matinais com 200 calorias" (página 190).

1 xícara de leite semidesnatado (com 1% de gordura) ou desnatado.

100 calorias de frutas de "Frutas com 100 calorias ou menos" (página 191).

1 colher (chá) de açúcar (opcional).

Café ou chá.

2. MINGAU DE AVEIA QUENTE COM AÇÚCAR MASCAVO

1 ⅓ de xícara de mingau de aveia preparado com água.

1 xícara de leite semidesnatado (com 1% de gordura).

½ laranja, mais ½ maçã acrescentada ao mingau de aveia, ou qualquer fruta de "Frutas com 100 calorias ou menos" (página 191).

1 colher (chá) de canela em pó.

2 colheres (chá) de açúcar mascavo.

Café ou chá.

3. Waffles comprados prontos para esquentar na torradeira com frutas

2 waffles livres de gordura ou de baixo teor de gordura.

1 xícara de morangos e ¾ de xícara de mirtilo, ou qualquer fruta de "Frutas com 100 calorias ou menos" (página 191).

1 xícara de leite semidesnatado (com 1% de gordura).

Café ou chá.

4. Muffin inglês e salada de frutas

1 *muffin* inglês.

2 colheres (chá) de margarina de baixa caloria.

4 colheres (chá) de geleia ou compota com baixo teor de açúcar.

Salada de futas cítricas: 1 laranja descascada e fatiada ou qualquer fruta de "Frutas com 100 calorias ou menos" (página 191).

1 xícara de leite semidesnatado (com 1% de gordura).

Café ou chá.

5. Iogurte e fruta com granola

¾ de xícara de iogurte natural desnatado.

1 pêssego médio fatiado ou qualquer fruta de "Frutas com 100 calorias ou menos" (página 191).

2 colheres (sopa) de granola de baixa gordura.

2 colheres (chá) de mel.

¾ de xícara de suco de laranja.

Café ou chá.

Nota: misture o iogurte, a fruta e o mel; cubra com a granola. O suco de laranja é para beber.

6. MUFFIN DE FARELO E FRUTA

1 ½ de muffin de farelo de cereais.

Qualquer fruta de "Frutas com 100 calorias ou menos" (página 191).

1 xícara de leite semidesnatado (com 1% de gordura).

Café ou chá.

7. SMOOTHIE SAILING

1 porção de smoothie como o smoothie de banana e morango (página 265) ou smoothie de pêssego e abacaxi (página 266).

1 muffin inglês tostado com 1 colher (chá) de manteiga ou 2 colheres (chá) de margarina.

Café ou chá.

8. TORRADA DE PÃO INTEGRAL E FRUTA

Escolha qualquer pão com cerca de 70 calorias por fatia.

2 fatias de pão integral torrado.

4 colheres (chá) de compota com baixo teor de açúcar.

Qualquer fruta de "Frutas com 100 calorias ou menos" (página 191).

1 xícara de leite semidesnatado (com 1% de gordura).

Café ou chá.

9. FRITTATA DE VEGETAIS

Este é um ótimo prato para servir no fim de semana, quando você tem mais tempo para cozinhar.

1 porção de Frittata de vegetais (página 269).

Qualquer salada de frutas de 75 calorias de "Frutas com 100 calorias ou menos" (página 191), como ½ kiwi, ¼ de xícara de uvas vermelhas e pêssego cortado em cubos por porção.

1 xícara de leite semidesnatado (com 1% de gordura).

Café ou chá.

10. HUEVOS RANCHEROS E FRUTA

1 porção de Huevos Rancheros (página 270).

1 xícara de morangos.

1 xícara de leite semidesnatado (com 1% de gordura).

Café ou chá.

11. OMELETE DE VEGETAIS COM FRUTA

1 porção de omelete de vegetais (página 271).

1 fatia de torrada de pão integral.

2 colheres (chá) de compota com baixo teor de açúcar.

1 xícara de melão cortado em cubos.

1 xícara de leite semidesnatado (com 1% de gordura).

Café ou chá.

12. OVO MEXIDO COM PRESUNTO CANADENSE

1 ovo acrescido de 2 claras de ovos (ou ½ xícara de substituto do ovo) mais 2 colheres (sopa) de água, mexido com 30g de presunto canadense.

1 fatia de torrada de pão integral.

2 colheres (chá) de compota com baixo teor de açúcar.

1 laranja picada ou cortada ao meio.

1 xícara de leite semidesnatado (com 1% de gordura).

Café ou chá.

DEZ ALMOÇOS COM 500 CALORIAS

Como ocorre com nossos cafés da manhã e jantares, você pode ter qualquer um desses almoços em qualquer dia. Os cardápios de almoço básicos fornecem 500 calorias, com sugestões para aumentar a contagem para 600.

1. SOPA E SANDUÍCHE

Qualquer escolha de "Entradas de sopas com 100 calorias" (página 203).

Sanduíche de frios: 2 fatias de pão integral, 6 fatias de peito magro de peru defumado,* 2 pedaços de alface (ou mais), 3 fatias de tomate, 1 colher (sopa) de brotos de alfafa, 30g de queijo cheddar com redução de gordura e 2 colheres (chá) de mostarda.

Qualquer vegetal de "Vegetais crus com menos de 30 calorias" (página 192), como 8 minicenouras.

Cerca de 60 calorias de frutas: ¾ de xícara de mirtilo ou 1 xícara de uvas, 1 laranja, ou 1 ¾ de xícara de morangos. Veja "Frutas com 100 calorias ou menos" (página 191).

PARA UM ALMOÇO COM 600 CALORIAS: *Beba 1 xícara de leite semidesnatado (com 1% de gordura) ou desnatado, ou uma porção dupla de sopa, ou coma mais frutas: 1 banana; 1 pera; 1 xícara de melão-cantalupo e 1 xícara de melão doce; 1 pêssego, ½ xícara de mirtilos e ½ xícara de morangos; 1 laranja; ½ xícara de uvas, ½ kiwi e ½ maçã (cada escolha com cerca de 100 calorias). Ou faça qualquer escolha de "Lanches com 100 calorias" (página 185).*

2. SALADA DE FRANGO GRELHADO

Salada de frango: cubra 3 xícaras de alface-romana com ¼ de xícara de pepino fatiado, 4 fatias de pimentão verde ou vermelho, 2 colheres (sopa) de queijo azul esmigalhado, 1 colher (sopa) de nozes grosseiramente moídas e 85g de peito de frango grelhado.

---

* *Você pode substituí-lo por qualquer uma destas carnes: 6 fatias de presunto extramagro ou rosbife magro. Procure peru, presunto ou rosbife com não mais de 1,5g de gordura por 6 fatias. (N. do T.)*

Regue com 2 colheres (sopa) de vinagrete de tomate e ervas (página 229), molho Ranch cremoso de pepino (página 227) ou molho para salada de baixa caloria industrializado.

1 pão sírio integral (15cm).

Cerca de 40 calorias de frutas, como 1 pêssego, 1 ameixa, ½ laranja ou 1 xícara de morangos. Veja "Frutas com 100 calorias ou menos" (página 191)

PARA UM ALMOÇO COM 600 CALORIAS: *Qualquer escolha de "Entradas de sopas com 100 calorias" (página 203), "Lanches com 100 calorias" (página 185) ou 1 xícara de leite semidesnatado (com 1% de gordura) ou desnatado.*

3. SOPA E HAMBÚRGUER VEGETARIANO

Qualquer escolha de "Entradas de sopas com 100 calorias" (página 203).

Hambúrguer vegetariano cozido com pouca adição de gordura (como assado no forno ou grelhado), coberto com 30g de mussarela light, 1 pedaço de alface-romana, 2 fatias de tomate e 1 colher (sopa) de molho barbecue em um pão redondo integral.

Salada de frutas (cerca de 80 calorias): ½ maçã, ¼ de xícara de uvas e ¼ de xícara de mirtilos; ½ xícara de abacaxi, ½ kiwi e ¾ de xícara de morangos; 1 pêssego, ¼ de xícara de blueberries e ½ xícara de framboesas; ½ xícara de melão doce, ½ xícara de melão-cantalupo e ⅓ de xícara de uvas; ou ½ banana e ½ laranja. Veja "Frutas com 100 calorias ou menos" (página 191).

PARA UM ALMOÇO COM 600 CALORIAS: *Qualquer escolha de "Lanches com 100 calorias" (página 185) ou 1 xícara de leite semidesnatado (com 1% de gordura) ou desnatado.*

4. SALADA DE ESPINAFRE E PÃO SÍRIO

Salada de espinafre: 3 xícaras de espinafre fresco, ¼ de xícara de cogumelos fatiados, $1/3$ de xícara de grão-de-bico, ½ xícara de gomos de laranja e 2 colheres (sopa) de queijo feta. Regue com 2 colheres (sopa) de vinagrete cítrico (página 228) ou até 4 colheres (sopa) de vinagrete de tomate e ervas (página 229), molho Ranch cremoso de pepino (página 227) ou molho para salada de baixa caloria industrializado (verifique o rótulo nutricional).

½ pão sírio integral (15cm).

Cerca de 80 calorias de frutas: 1 maçã, 1 xícara de abacaxi, 1 ¼ de xícara de melão doce, 2 pêssegos ou 2 ameixas. Veja "Frutas com 100 calorias ou menos" (página 191).

4 wafers de baunilha de gordura reduzida.

PARA UM ALMOÇO COM 600 CALORIAS: *Qualquer escolha de "Lanches com 100 calorias" (página 185), "Entradas de sopas com 100 calorias" (página 203) ou 1 xícara de leite semidesnatado (com 1% de gordura) ou desnatado.*

5. BURRITO DE FEIJÃO E QUEIJO

1 burrito de feijão e queijo (página 253).

8 nachos assados com ¼ de xícara de salsa-mexicana.

Cerca de 80 calorias de frutas: 1 maçã, 1 banana pequena, ¾ de xícara de cerejas-doces, 2 pêssegos ou 2 ameixas. Veja "Frutas com 100 calorias ou menos" (página 191).

PARA UM ALMOÇO COM 600 CALORIAS: *Qualquer escolha de "Lanches com 100 calorias" (página 185), "Entradas de sopas com 100 calorias" (página 203) ou 1 xícara de leite semidesnatado (com 1% de gordura) ou desnatado.*

6. SALADA RANCH DE ATUM

1 porção de salada Ranch de atum (página 171).

60 calorias de qualquer mistura de "Vegetais crus com menos de 30 calorias" (página 192).

½ pão sírio integral (15cm).

Cerca de 80 calorias de frutas, como 2 ¼ xícaras de morangos, 1 maçã, 1 laranja, 2 pêssegos ou 1 banana pequena. Veja "Frutas com 100 calorias ou menos" (página 191).

PARA UM ALMOÇO COM 600 CALORIAS: *Qualquer escolha de "Lanches com 100 calorias" (página 185), "Entradas de sopas com 100 calorias" (página 203) ou 1 xícara de leite semidesnatado (com 1% de gordura) ou desnatado.*

7. BATATA ASSADA COM BRÓCOLIS E QUEIJO

Batata assada: cubra 1 batata assada com 1 colher (chá) de manteiga (ou margarina em tablete, macia), 1 xícara de brócolis levemente cozidos (no micro-ondas por 2-3 minutos) e ¼ de xícara (30g) de queijo cheddar com redução de gordura.

Salada mista: combine 2 xícaras de alface, ¼ de xícara de pepino fatiado e ¼ de xícara de cenoura ralada. Regue com 2 colheres (sopa) de vinagrete de tomate e ervas (página 229), molho Ranch cremoso de pepino (página 227) ou cerca de 40 calorias de um molho para salada industrializado.

Cerca de 40 calorias de frutas: ¾ de xícara de framboesas, 1 pêssego, 1 ameixa ou 1 xícara de morangos. Veja "Frutas com 100 calorias ou menos" (página 191).

PARA UM ALMOÇO COM 600 CALORIAS: *Qualquer escolha de "Lanches com 100 calorias" (página 185), "Entradas de sopas com 100 calorias" (página 203) ou 1 xícara de leite semidesnatado (com 1% de gordura) ou desnatado.*

8. SOPA E SALADA DE FRANGO E FRUTAS

Qualquer escolha de "Entradas de sopas com 100 calorias" (página 203).

1 porção (1 xícara) de salada de frango e frutas (página 242) em 2 fatias de pão integral picadas, cobertas com alface, tomate e pepino fatiado.

Cerca de 30 calorias de vegetais. Veja "Vegetais crus com menos de 30 calorias" (página 192), como 8 minicenouras ou 1 talo de aipo, ½ xícara de pepino e ½ xícara de brócolis crus.

Cerca de 40 calorias de frutas: 1 ameixa, ½ laranja, ⅔ de xícara de melão doce ou ¾ de xícara de melão-cantalupo. Veja "Frutas com 100 calorias ou menos" (página 191).

PARA UM ALMOÇO COM 600 CALORIAS: *Qualquer escolha de "Lanches com 100 calorias" (página 185) ou 1 xícara de leite semidesnatado (com 1% de gordura) ou desnatado.*

9. SALADA DE TACO

Salada de taco: em uma tigela de micro-ondas, misture ½ xícara de feijão-preto, 2 colheres (sopa) de salsa-mexicana, ½ colher (chá) de cominho moído e molho de pimenta a gosto; leve ao micro-ondas em temperatura alta por aproximadamente 40 segundos ou até ficar quente. Arrume 12 nachos assados no fundo de um prato que possa ir ao forno; cubra com ¼ de xícara (30g) de queijo cheddar com redução de gordura; leve ao micro-ondas em temperatura alta por aproximadamente 20 segundos ou até o queijo derreter. Cubra os nachos e o queijo com a mistura de feijão-preto, 2 xícaras de alface, ½ tomate (picado), ¼ de xícara de salsa-mexicana e 2 colheres (sopa) de creme de leite light.

1 iogurte com sabor de fruta desnatado.

Cerca de 40 calorias de frutas: 1 xícara de morangos, ½ laranja, 1 pêssego ou ¾ de xícara de melão-cantalupo. Veja "Frutas com 100 calorias ou menos" (página 191).

PARA UM ALMOÇO COM 600 CALORIAS: *Qualquer escolha de "Lanches com 100 calorias" (página 185), "Entradas de sopas com 100 calorias" (página 203) ou 1 xícara de leite semidesnatado (com 1% de gordura) ou desnatado.*

10. SOPA E SANDUÍCHE VEGETARIANO

Qualquer escolha de "Entradas de sopas com 100 calorias" (página 203).

Sanduíche vegetariano: cubra 2 fatias de pão integral com 60g de mussarela light, 3 fatias de tomate, 2 folhas de alface, 2 fatias de pimentão verde ou vermelho, 4 fatias de pepino, 1 colher (chá) de vinagre, ¼ de colher (chá) de manjericão seco e ¼ de colher (chá) de orégano seco.

Cerca de 30 calorias de vegetais. Veja "Vegetais crus com menos de 30 calorias" (página 192).

Cerca de 80 calorias de frutas, como 1 maçã, 1 pera pequena, 1 banana pequena ou uma combinação de ¾ de xícara de melão-cantalupo e ¾ de xícara de melão doce. Veja "Frutas com 100 calorias ou menos" (página 191).

PARA UM ALMOÇO COM 600 CALORIAS: *Qualquer escolha de "Lanches com 100 calorias" (página 185) ou 1 xícara de leite semidesnatado (com 1% de gordura) ou desnatado.*

VINTE E CINCO JANTARES COM 500 CALORIAS

Como ocorre com os cafés da manhã e almoços, qualquer um desses cardápios de jantar é bom para a noite. Eles são totalmente passíveis de troca. Salvo disposição em contrário, você deve se servir de 1 porção de qualquer prato que requeira uma receita.

1. HAMBÚRGUER E BATATA

Grande hambúrguer *volumétrico* americano (página 232).

1 porção de salada de batata crocante e cremosa (página 222) ou qualquer escolha de "Acompanhamentos de vegetais com menos de 100 calorias" (página 193), ou uma salada de acompanhamento, como a salada de jantar básica com frutas (página 220), servida com 1 colher (sopa) de vinagrete cítrico (página 228).

PARA UM JANTAR COM 600 CALORIAS: *Qualquer escolha de "Entradas de sopas com 100 calorias" (página 203), "Acompanhamentos de vegetais com menos de 100 calorias" (página 193) ou 1 espiga de milho-verde com 1 colher (chá) de manteiga batida.*

2. CHILI CÍTRICO

Chili Ranchero (página 234).

Salada de jantar básica com frutas (página 205).

Vinagrete cítrico (página 228) ou molho para salada de baixa caloria, industrializado.

¾ de xícara de gomos de tangelo* (ou gomos de 1 laranja, caso o tangelo não esteja disponível).

PARA UM JANTAR COM 600 CALORIAS: *Acrescente ½ xícara de arroz de grão longo cozido ou 1 fatia de 30g (2cm de espessura) de pão francês e 1 colher (chá) de manteiga batida, ou qualquer escolha de "Acompanhamentos de vegetais com menos de 100 calorias" (página 193).*

3. LASANHA

Lasanha de vegetais aos quatro queijos (página 249).

1 porção de sopa de frutas frescas (página 207).

Salada de jantar básica com vegetais (página 219) com 2 colheres (sopa) de vinagrete de tomate e ervas (página 229) ou molho para salada de baixa caloria, industrializado.

1 fatia de 30g (2cm de espessura) de pão francês ou baguete.

PARA UM JANTAR COM 600 CALORIAS: *Acrescente 1 xícara de vagem e mais 1 fatia de pão francês, ou qualquer escolha de "Acompanhamentos de vegetais com menos de 100 calorias" (página 193).*

4. SALTEADO, COM PORCO

Refogado (página 237), feito com porco. (Nota: Você também pode usar qualquer uma das outras fontes de proteína sugeridas na receita: carne de vaca, frango ou tofu).

¾ de xícara de arroz (ou ½ xícara de macarrão oriental).

Salada: combine 2 xícaras de espinafre fresco partido em pedaços, ⅓ de xícara de gomos de tangerina sem a pele, 1 colher (chá) de amêndoas fatiadas (torradas, se você desejar) com 1 colher (sopa) de vinagrete cítrico (página 228) ou molho para salada de baixa caloria industrializado.

---

* Híbrido de tangerina e toranja. (*N. do T.*)

PARA UM JANTAR COM 600 CALORIAS: *Qualquer escolha de "Entradas de sopas com 100 calorias" (página 203), ou aumente a porção do salteado para 1 ½ porção.*

5. MASSA PRIMAVERA COM FRANGO

Misture massa primavera (página 254) com 60g de peito de frango assado. (Se quiser, sirva o frango como um prato separado.)

Salada de frutas: 1 xícara de morangos frescos fatiados misturados com ½ xícara de iogurte de baunilha de baixa gordura.

PARA UM JANTAR COM 600 CALORIAS: *Qualquer escolha de "Entradas de sopas com 100 calorias" (página 203), ou acrescente uma fatia de 30g (2cm de espessura) de pão francês com 1 colher (chá) de manteiga batida.*

6. CALYPSO NIGHT

Gaspacho (página 208).

Embrulhos de frango Calipso (página 239).

½ xícara de arroz cozido.

½ xícara de melão doce.

PARA UM JANTAR COM 600 CALORIAS: *Qualquer escolha de "Entradas de sopas com 100 calorias" (página 203) ou 1 fatia de 30g (2cm de espessura) de pão francês com 1 colher (chá) de manteiga batida, ou qualquer escolha de "Acompanhamentos de vegetais com menos de 100 calorias" (página 193).*

7. PEIXE À MODA PROVENÇAL

Vermelho assado à moda provençal (página 244).

¾ de xícara de fettuccine cozido, regado com 1 colher (chá) de azeite de oliva.

Salada de pepino fatiado: 1 pepino médio polvilhado com ½ colher (chá) de sal de alho (ou ½ dente de alho pequeno bem-picado) e ½ xícara de iogurte natural desnatado ou de baixa gordura.

PARA UM JANTAR COM 600 CALORIAS: *Qualquer escolha de "Entradas de sopas com 100 calorias" (página 203), "Acompanhamentos de vegetais com menos de 100 calorias" (página 193) ou 1 fatia de 30g (2cm de espessura) de pão francês com 1 colher (chá) de manteiga batida.*

8. PIZZA PARTY

1 ½ fatia de pizza *Volumétrica* (página 248) com lombo canadense. (Nota: Com lombo canadense, este jantar contém 534 calorias.)

Salada de repolho-cenoura "cabelo de anjo": misture 1 xícara de repolho rasgado em tiras com ½ xícara de cenoura cortada em tiras e 2 colheres (sopa) de molho italiano livre de gordura ou com redução de gordura.

PARA UM JANTAR COM 600 CALORIAS: *Qualquer escolha de "Entradas de sopas com 100 calorias" (página 203), ou aumente a pizza para 2 fatias.*

9. EMPADÃO DE FRANGO

Empadão de frango (página 240).

1 xícara de salada Waldorf (página 224).

PARA UM JANTAR COM 600 CALORIAS: *Qualquer escolha de "Acompanhamentos de vegetais com menos de 100 calorias" (página 193).*

10. COZINHA NO QUINTAL

Espetinhos de carne e vegetais (página 230).

Qualquer escolha de "Acompanhamentos de vegetais com menos de 100 calorias" (página 193).

Salada de alface-romana: misture 1 ½ xícara de alface com ¼ de uma cebola roxa pequena fatiada, 2 colheres de sopa de molho para Caesar Salad (página 227) ou molho para salada de baixa caloria industrializado.

½ xícara de melancia ou ½ xícara de morangos.

Para um jantar com 600 calorias: *Em vez de um acompanhamento de vegetais com menos de 100 calorias, faça qualquer escolha de "Acompanhamentos de vegetais com menos de 150 calorias" (página 200), como batata ou batata-doce, e aumente as frutas para 1 ½ xícara de melancia ou 1 ½ xícara de morangos.*

11. Curry vegetariano

Sopa de vegetais ao curry (página 213), feita com a variação vegetariana de prato principal.

Salada de espinafre com manga: 1 ½ xícara de espinafre fresco partido em pedaços, manga ou mamão papaia, cortada (3 fatias de 1cm ou ½ xícara em cubos), 1 colher (chá) de amêndoas fatiadas (torradas, se você quiser) com 2 colheres (sopa) de vinagrete cítrico (página 228) ou molho para salada de baixa caloria, industrializado. (Se você fizer a receita de vinagrete, pode usar para esta salada purê de manga em vez de suco de laranja.)

Para um jantar com 600 calorias: *Aumente o cuscuz na variação de sopa como prato principal para 1 xícara ou acrescente 1 fatia de 30g (1cm de espessura) de pão francês e 1 colher (chá) de manteiga batida.*

12. Festa marroquina de jardim

Salada de cuscuz marroquino (página 223).

70g de carne branca de frango assada ou 85g de salmão grelhado.

Salada de frutas (página 225) com 1 colher (sopa) de vinagrete cítrico (página 228).

Para um jantar com 600 calorias: *Qualquer escolha de "Entradas de sopas com 100 calorias" (página 203) ou "Acompanhamentos de vegetais com menos de 100 calorias" (página 193).*

13. Salada do chef

Salada do Chef (página 221) com 2 colheres (sopa) de vinagrete cítrico (página 228).

1 pão sírio integral (15cm) com ¼ de xícara de homus (página 206).

¾ de xícara de morangos ou ½ xícara de melão-cantalupo ou melancia em cubos.

PARA UM JANTAR COM 600 CALORIAS: *Qualquer escolha de "Entradas de sopas com 100 calorias" (página 203) ou aumente o* homus *para ½ xícara, ou omita as frutas e inclua qualquer escolha de "Acompanhamentos de vegetais com menos de 150 calorias" (página 200).*

14. AVE E AMENDOIM

Ensopado de frango com amendoim (página 241).

½ xícara de arroz cozido.

½ pão sírio integral (15cm), aquecido.

PARA UM JANTAR COM 600 CALORIAS: *Acrescente uma maçã grande.*

15. JANTAR DE SOPA E CARNE

Sopa de cevada e cogumelos (página 215), feita com a variação de prato principal de carne.

Tortilha enrolada: espalhe ¼ de xícara de cream cheese com alho torrado sobre 1 tortilha de farinha de trigo de 25cm e cubra com ½ xícara de pepino finamente fatiado e 2 folhas de espinafre ou alface-romana; enrole.

PARA UM JANTAR COM 600 CALORIAS: *Acrescente uma salada de frutas cítricas feita com gomos de 1 laranja, ou qualquer escolha de "Acompanhamentos de vegetais com menos de 100 calorias" (página 193).*

16. JANTAR DE SOPA DE PERU

Sopa de peru assado (página 217).

Salada romana: 1 ½ xícara de alface-romana partida em pedaços, ¼ de uma cebola pequena fatiada, 30g de queijo cheddar com redução de gordura, 2 colheres (sopa) de molho Ranch cremoso de pepino (página 227) ou molho para salada de baixa caloria industrializado.

1 fatia de 30g de pão francês ou toscano (2cm de espessura) com 1 colher (chá) de manteiga batida.

¾ de xícara de morangos congelados com 2 colheres (sopa) de cobertura de creme, congelada, de baixa caloria.

PARA UM JANTAR COM 600 CALORIAS: *Aumente a sopa para 3 xícaras ou aumente o pão para 2 fatias com 2 colheres (chá) de manteiga batida.*

17. O PODER DA SOPA

Sopa de milho (página 214), feita com a variação de prato principal de salmão.

Tabule: pique bem 1 xícara de folhas de salsa, ½ pepino, 1 tomate médio e 1 cebolinha verde; misture com ¼ de xícara de bulgur* posto de molho, 1 ½ colher (chá) de suco de limão, 1 colher (chá) de azeite de oliva e ¼ de colher (chá) de sal. Sirva sobre folha de alface.

1 maçã.

PARA UM JANTAR COM 600 CALORIAS: *Aumente a porção de sopa para 3 xícaras.*

18. MASSA COM VEGETAIS

Massa com vegetais: cubra 1 xícara de espaguete cozido com uma rápida mistura de vegetais. Junte 1 xícara de abobrinha finamente fatiada e ½ xícara de cogumelos frescos fatiados em 1 colher (sopa) de azeite de oliva, em fogo médio, durante 3 minutos. Acrescente ½ xícara de tomate em cubos enlatado não escorrido com manjericão, alho e orégano; tempere com ¼ de colher (chá) de sal e pimenta. Cozinhe por 3-4 minutos ou até os vegetais ficarem macios, mexendo frequentemente. Jogue sobre a massa e cubra com 1 colher (sopa) de queijo parmesão ralado.

Salada romana: misture 1 ½ xícara de alface-romana com ½ xícara de vegetais da Categoria 1 (página 116) (por exemplo, ⅛ de xícara de tomate em cubos, ⅛ de xícara de cenoura ralada, ⅛ de xícara de pepino fatiado, ⅛ de xícara de

---

* Típico da cozinha turca, produzido a partir de gão-de-bico. (*N. da E.*)

pimentão vermelho ou verde fatiado) e 2 colheres (sopa) de vinagre de vinho tinto livre de gordura.

1 fatia de 30g de pão italiano, com cerca de 2cm de espessura.

PARA UM JANTAR COM 600 CALORIAS: *Qualquer escolha de "Entradas de sopas com 100 calorias" (página 203) ou aumente o espaguete para 1 ½ xícara e o tomate para ¾ de xícara.*

19. PEITO DE FRANGO GRELHADO

Peito de frango grelhado: passe em meio peito de frango cru desossado e sem pele (115g) uma mistura de 1 colher (sopa) de suco de limão, 2 colheres (chá) de azeite de oliva, ½ colher (chá) de pimenta e ¼ de colher (chá) de alecrim seco esfarelado. Grelhe sobre carvão em temperatura média-alta durante 5-6 minutos de cada lado (ou asse, coberto, a 180º C, por 25-30 minutos), até o frango não estar mais cor-de-rosa e os sucos saírem claros.

⅔ de xícara de arroz integral cozido.

1 xícara de flores de brócolis e 1 xícara de cenoura fatiada cozidas no vapor.

1 pãozinho integral (30g).

PARA UM JANTAR COM 600 CALORIAS: *Qualquer escolha de "Entradas de sopas com 100 calorias" (página 203), "Acompanhamentos de vegetais com menos de 100 calorias" (página 193) ou aumente o arroz cozido para 1 xícara, o brócolis para 1 ½ xícara e as cenoura fatiada para 1 ¼ de xícara.*

20. COSTELETA DE PORCO GRELHADA

Costeleta de porco grelhada: passe em uma costeleta de porco magra e desossada (115g) uma mistura de 3 colheres (chá) de suco de laranja e 1 colher (sopa) de molho de soja de baixo índice de sódio. Grelhe sobre carvão em temperatura média-alta durante 20-25 minutos de cada lado (ou asse a 180º C, por 35-40 minutos), ou até ficar pronto. Sirva com ⅔ de xícara de molho de maçã.

10 talos de aspargo, cozidos no vapor, com 1 colher (chá) de suco de limão e 1 colher (chá) de vinagre balsâmico.

1 batata média assada (cerca de 200g) com 3 colheres de sopa de creme de leite light, sal, pimenta e, se disponível, cebolinha. (Alternativas: 2 colheres (chá) de manteiga batida, 1 colher (sopa) de margarina macia, 2 colheres (sopa) de creme de leite comum ou 4 colheres (sopa) de creme azedo desnatado.) Ou cubra com 4 colheres (sopa) de salsa-mexicana, molho inglês, sal, pimenta e, se disponível, cebolinha. Ou qualquer outra escolha de "Acompanhamentos de vegetais com menos de 150 calorias" (página 200).

PARA UM JANTAR COM 600 CALORIAS: *Qualquer escolha de "Entradas de sopas com 100 calorias" (página 203) ou aumente os aspargos para 15 talos e o molho de maçã para 1 xícara, e acrescente 1 xícara de cenoura cozida no vapor.*

21. FAJITA DE CONTRAFILÉ

Fajita de contrafilé: unte uma frigideira antiaderente com spray culinário vegetal; ponha em fogo médio-alto até ficar quente. Acrescente 100g de contrafilé cortado em tiras e refogue até não ficar mais rosado. Adicione ½ xícara de pimentão verde finamente fatiado, ½ xícara de cenoura finamente fatiada e 1 colher (chá) de cominho moído; refogue até os vegetais ficarem macios. Acrescente 1 colher (sopa) de molho de soja de baixo teor de sódio, 2 colheres (sopa) de salsa-mexicana desidratada e molho de pimenta a gosto; tire do fogo. Arrume em camadas a mistura de carne, ½ xícara de alface-romana ou crespa, ½ xícara de tomate em cubos, 2 colheres (sopa) de salsa-mexicana desidratada e 2 colheres (sopa) de creme de leite light em uma tortilha de farinha de trigo de 25cm livre de gordura; enrole.

½ xícara de milho enlatado, escorrido e aquecido.

1 xícara de melão-cantalupo cortado em cubos.

PARA UM JANTAR COM 600 CALORIAS: *Qualquer escolha de "Entradas de sopas com 100 calorias" (página 203), "Acompanhamentos de vegetais com menos de 100 calorias" (página 193) ou acrescente ½ xícara de feijão-preto cozido, ou ½ xícara de arroz integral ou branco cozido.*

22. JANTAR DE FILÉ DE PEIXE

1 ¼ de xícara de sopa vegetariana ou qualquer escolha de "Entradas de sopas com 100 calorias" (página 203).

Peixe grelhado: passe nos dois lados de um filé de olho-de-vidro laranja, tilápia ou linguado (115g) 1 colher (chá) de azeite de oliva, ¼ de colher (chá) de pimenta e ¼ de colher (chá) de páprica. Grelhe por 3-5 minutos de cada lado ou até o peixe se desmanchar com um garfo.

⅔ de xícara de arroz branco cozido.

Mistura de vegetais: Acrescente ½ xícara de flores de brócolis, ½ xícara de couve-flor e ½ xícara de cenoura fatiada diagonalmente em 2 colheres (chá) de azeite de oliva, em uma frigideira grande em fogo médio-alto por 5 minutos ou até ficar macio, mas ainda crocante; tempere com sal e pimenta. Sirva sobre arroz. Ou faça qualquer escolha de "Acompanhamentos de vegetais com menos de 100 calorias" (página 193).

PARA UM JANTAR COM 600 CALORIAS: *Aumente as flores de brócolis na mistura para 1 xícara; a couve-flor para 1 xícara e as cenouras fatiadas para ¾ de xícara; aumente o arroz para 1 xícara.*

23. PEITO DE PERU ASSADO E BATATA-DOCE

85g de peito de peru assado.

1 batata-doce pequena (115g) com 1 colher (chá) de manteiga (ou 2 colheres [chá] de margarina).

1 xícara de vagem cozida.

¼ de xícara de molho de cranberry integral industrializado.

1 fatia de pão integral (30g) com 1 colher (chá) de manteiga (ou margarina).

PARA UM JANTAR COM 600 CALORIAS: *Qualquer escolha de "Entradas de sopas com 100 calorias" (página 203) ou aumente o molho de cranberry para ⅓ de xícara, o peru para 115g e acrescente ½ xícara de cenoura cozida. Ou adicione qualquer escolha de "Acompanhamentos de vegetais com menos de 100 calorias" (página 193).*

24. MASSA MEDITERRÂNEA FÁCIL

¾ de xícara de sopa minestrone, ou minestrone rápido (página 209).

Misture ¾ de xícara de massa cozida (como farfalle, fusilli, rotine, macarrão com ovos, em forma de pequenas conchas ou penne) com ¾ de xícara de folhas de espinafre fresco finamente fatiadas, ½ xícara de tomate em cubos, ¼ de xícara de grão-de-bico enlatado escorrido, 1 ½ colher (sopa) de queijo feta, 1 colher (sopa) de suco de limão, 2 colheres (chá) de azeite de oliva, ½ colher (chá) de manjericão seco, ½ colher (chá) de orégano desidratado e ¼ de colher (chá) de pimenta.

1 fatia de pão italiano (30g) com cerca de 2cm de espessura.

PARA UM JANTAR COM 600 CALORIAS: *Aumente a massa cozida para 1 xícara, o espinafre fatiado para 1 xícara, o tomate em cubos para ¾ de xícara, o grão-de-bico para ⅓ de xícara e o queijo feta para 2 colheres (sopa). Ou acrescente qualquer escolha de "Acompanhamentos de vegetais com menos de 100 calorias" (página 193).*

25. JANTAR DE SALMÃO

85g de salmão grelhado ou assado.

1 batata média assada (cerca de 200g) com 1 colher (sopa) de creme de leite light ou qualquer escolha de "Acompanhamentos de vegetais com menos de 150 calorias" (página 200).

1 xícara de vagem cozida polvilhada com 1 ½ colher (chá) de lascas de amêndoas torradas, ou qualquer escolha de "Acompanhamentos de vegetais com menos de 100 calorias" (página 193).

1 pãozinho integral (30 g).

PARA UM JANTAR COM 600 CALORIAS: *Qualquer escolha de "Entradas de sopas com 100 calorias" (página 203) ou aumente o salmão para 115g e a vagem para 1 ¼ de xícara, ou acrescente uma salada de 1 ½ xícara de alface-romana partida em pedaços e ⅛ de xícara de cada um dos itens a seguir: tomate em cubos, cenoura fatiada, pepino e vagem ou pimentão vermelho regados com 2 colheres (sopa) de molho italiano livre de gordura, industrializado.*

Listas de alimentos modulares

LANCHES COM 100 CALORIAS

1   Sopas e biscoitos tipo cracker. Este é um bom lanche de meio de tarde. Coma 4 biscoitos tipo cracker salgados com qualquer uma das sopas enlatadas a seguir, preparadas com água:

¾ de xícara de sopa de tomate.

¾ de xícara de sopa vegetariana.

¾ de xícara de sopa de macarrão com frango.

¾ de xícara de sopa de macarrão com carne.

¾ de xícara de sopa minestrone.

Ou qualquer uma destas sopas de *Volumetria*:

1 xícara de sopa de vegetais fresca e leve (página 210).

1 xícara de gaspacho (página 194).

1 xícara de sopa de vegetais ao curry (página 213).

2   Vegetais e dips*. Escolha qualquer vegetal da Categoria 1 (página 116), como minicenouras, talos de aipo, rodelas de pimentão ou fatias de pepino, e coma com 2 colheres (sopa) de molho Ranch cremoso de pepino (página 227), Dip ranch de salsa-mexicana (página 206), Tzatziki de feta (página 205) ou qualquer molho de baixa caloria industrializado, como molho Ranch

---

* Dips são um tipo de molho. (*N. do R.*)

livre de gordura. Procure molhos com não mais de 35 calorias por colher de sopa.

3   Uma barra de suco de fruta congelado (75 calorias).

4   Uma xícara de salada de frutas (página 225).

5   1 ⅓ de xícara de gelatina de salada de frutas (página 226).

6   3 xícaras de pipoca simples estourada. Borrife com um pouquinho de spray culinário com sabor de manteiga e um pouco de sal, ou molho de soja.

7   Slushes.* Bata no liquidificador:

½ xícara de refrigerante de limão diet, ½ xícara de morangos, ½ xícara de mirtilos, ½ xícara de framboesas, ½ xícara de gelo, 1 colher (chá) de mel ou açúcar (opcional). Rende 2 xícaras.

½ banana, ½ xícara de morangos, ½ xícara de gelo, 1 colher (chá) de mel ou açúcar (opcional). Rende 1 ½ xícara.

½ xícara de rodelas de banana, ½ xícara de abacaxi (enlatado em calda), 1 ½ xícara de gelo, 1 colher (chá) de mel ou açúcar (opcional). Rende 1 ¾ de xícara.

8   1 xícara de iogurte com sabor de frutas desnatado livre de açúcar.

9   ⅔ de xícara de queijo cottage semidesnatado (com 1% de gordura).

10   6 wafers de baunilha com redução de gordura.

11   ½ xícara de sorbet.

---

* Espécie de milk-shakes de frutas batidas. (*N. do T.*)

12   3 ½ graham crackers (9 cm).

13   Frutas silvestres com cobertura de creme. Combine ¾ de xícara de morangos fatiados, ½ xícara de mirtilos, 1 colher (chá) de açúcar cristal e 1 colher (sopa) de cobertura de creme congelada de baixa caloria.

14   ⅔ de xícara de frozen iogurte desnatado.

15   ⅔ de xícara de gelatina com sabor de fruta.

16   ½ xícara de pudim livre de açúcar preparado com leite com 2% de gordura.

17   20 minipretzels.

18   10 nachos assados e ⅓ de xícara de salsa-mexicana.

LANCHES COM 200 CALORIAS

1   Smoothies. Bata no liquidificador:

½ xícara de iogurte natural desnatado, ⅔ de xícara de abacaxi (enlatado em suco), ⅔ de xícara de rodelas de banana, 1 ½ xícara de gelo e 1 colher (chá) de mel ou açúcar (opcional). Rendimento: 2 ½ xícaras.

½ xícara de iogurte de morango desnatado, ¼ de xícara de framboesas, ½ xícara de morangos, ½ xícara de mirtilos e ¾ de xícara de gelo. Rendimento: 2 xícaras.

¾ de xícara de iogurte desnatado livre de açúcar, ¾ de xícara de morangos, ½ xícara de banana e 1 xícara de gelo. Rendimento: 2 xícaras.

2   Cereal e milho. Este é um lanche fácil e nutritivo. Coma uma porção menor no lanche do que você comeria no café da manhã. Nossa lista de cereais (página 190) com 1 xícara de leite fornece cerca de 300 calorias, portanto, você desejará comer apenas dois terços disso. Exemplo: ⅔ de xícara de Raisin Bran ou ¾ de xícara de Multi-Bran Chex com ½ xícara de leite semidesnatado (com 1% de gordura). Outras sugestões:

Para obter cerca de 200 calorias, use 1 xícara de Cheerios, 1 xícara de Crispix, 1 xícara de Rice Krispies ou 1 xícara de Wheaties com ⅔ de xícara de mirtilos ou 1 xícara de morangos e ½ xícara de leite desnatado. Nota: 1 colher (chá) de açúcar acrescenta 15 calorias.

3   Maçã assada com sorvete light e granola de baixo índice de gordura. Retire a parte central de uma maçã média, acrescente ½ colher (chá) de suco de limão, coloque em um prato que possa ir ao micro-ondas e cozinhe por 2 minutos em temperatura alta; sirva com ½ colher (chá) de canela em pó, ⅓ de xícara de sorvete de baunilha light e 1 colher (sopa) de granola de baixa gordura.

4   Frozen iogurte de baunilha com frutas frescas. Misture ½ xícara de frozen iogurte de baunilha desnatado com ⅔ de xícara de pêssegos frescos fatiados ou ½ xícara de morangos frescos, ou qualquer fruta com menos de 50 calorias. Veja "Frutas com 100 Calorias ou Menos" (página 191).

5   Iogurte, granola, mel e frutas. Combine 170 g de iogurte natural desnatado, 1 colher (chá) de mel, 1 colher (sopa) de granola de baixo teor de gordura e qualquer uma destas frutas: ¾ de xícara de morangos fatiados, ½ xícara de mirtilos, ½ xícara de abacaxi cortado em cubos ou qualquer fruta com menos de 50 calorias. Veja "Frutas com 100 calorias ou menos" (página 191). Cubra o iogurte com as frutas e depois acrescente mel e granola.

6   Pão de ló com frutas e cobertura de creme. Cubra 1 fatia ($^{1}/_{12}$ de um pão de ló de 25cm) com 1 xícara de morangos, ⅔ de xícara de mirtilo ou ¾ de xícara de framboesas e 2 colheres (sopa) de cobertura de creme congelada de baixa caloria.

7   Smoothies e slushes de frutas. Bata estes ingredientes no liquidificador (para uma bebida mais grossa, congele as frutas primeiro e as use ligeiramente descongeladas):

Slush de laranja e banana: ⅔ de xícara de sorbet de laranja, ½ xícara de refrigerante de limão diet ou água mineral gasosa, ½ xícara de rodelas de banana e ⅔ de xícara de gelo.

Smoothie de banana e abacaxi: ½ xícara de iogurte natural desnatado, ⅔ de xícara de abacaxi, ⅔ de xícara de rodelas de banana e ⅔ de xícara de gelo.

Smoothie de três frutas silvestres: ½ xícara de iogurte com sabor de fruta 99% livre de gordura, ½ xícara de morangos, ½ xícara de mirtilos, ¼ de xícara de framboesas e ¾ de xícara de gelo.

Smoothie de banana e morango: ¾ de xícara de iogurte com sabor de fruta desnatado com aspartame, ¾ de xícara de morangos, ½ xícara de rodelas de banana e 1 xícara de gelo.

8   Pêssegos e queijo cottage. Combine 1 xícara de pêssegos em calda light com ½ xícara de queijo cottage semidesnatado (com 1% de gordura).

9   Sorvete, banana e xarope de chocolate. Combine ½ xícara de sorvete de baunilha light com ½ banana cortada em rodelas e 1 colher (sopa) de calda de chocolate.

10   Feijão-preto e queijo. Misture ¾ de xícara de feijão-preto escorrido com 3 colheres (sopa) de salsa-mexicana, cubra com filme plástico apropriado e ponha no micro-ondas em temperatura alta por 1 minuto; cubra com 1 colher (chá) de queijo cheddar com redução de gordura e aqueça por mais 30 segundos.

11   Pão sírio vegetariano. Qualquer vegetal da Categoria 1 (página 116) com 1 colher (chá) de homus (página 206) ou homus com redução de gordura, indus- trializado, e 1 colher (chá) de suco de limão em ½ pão sírio integral (15cm). Eis uma sugestão de mistura: 3 fatias de tomate, 2 rodelas de pimentão verde, 1 folha de alface, ⅛ de xícara de pepino fatiado e 1 colher (sopa) de brotos de alfafa. Acrescente sal, pimentão e ervas, como orégano ou manjericão fresco, a gosto.

12   Nachos e dip de feijão. Para fazer 4 porções: misture ½ xícara de fei- jões refritos livres de gordura com ½ xícara de salsa-mexicana e espalhe no fundo de uma travessa; cubra com ¼ de xícara de creme de leite light, ¼ de queijo cheddar com redução de gordura, 1 xícara de alface-romana rasgada

em tiras e 1 xícara de tomate em cubos. Polvilhe com chili em pó. Sirva com 32 grandes nachos assados. Se você quiser um prato mais picante, acrescente, à mistura de feijão, molho de pimenta e chilis verdes. Ou coma uma porção de ½ xícara de dip de feijão-preto em camadas (página 204) com 7 nachos médios assados.

13   240 mL de sorvete italiano com sabor de frutas (140 calorias).

14   Batata assada. Uma batata assada média quente (cerca de 200g) coberta com 2 colheres (sopa) de creme de leite light, sal e pimenta a gosto.

15   Sobremesas *Volumétricas*. Uma porção de qualquer uma destas sobremesas: trifle vermelho, branco e azul (página 256), brownies de chocolate (página 262), suflês brownie Sundae (página 257), pudim de abóbora (página 264).

CEREAIS MATINAIS COM 200 CALORIAS

Eis algumas opções para o café da manhã número 1 (página 165). Uma xícara de leite semidesnatado (com 1% de gordura) acrescenta 100 calorias; leite desnatado, 86 calorias. Os cereais a seguir têm baixa densidade energética e grande volume, de modo que você pode comer uma boa porção deles, além de serem pobres em açúcar e ricos em fibras. Se quiser, acrescente 1 colher (chá) de açúcar, que fornece 15 calorias a mais. Cubra com frutas e ainda terá um café da manhã com menos de 400 calorias. (Se você quiser um cereal para o café da manhã que não esteja nesta lista, procure um que permita comer uma xícara ou mais ingerindo 200 calorias e contenha pelo menos 5g de fibras.)

Cereal	Tamanho da Porção	Fibras (em gramas)
All-Bran, Kellogg's	1 ¼ de xícara	25
Raisin Bran, Post	1 xícara	9
Raisin Flakes, Post	1 ¼ de xícara	9
Bran Flakes, Kellogg's	2 xícaras	5
Multi-Bran Chex, General Mills	1 xícara	7
Shredded Wheat, Quacker	3 biscoitos	7

Shredded Wheat original, Nabisco	2 ½ biscoitos	6
Wheaties, General Mills	2 xícaras	6
Cheerios, General Mills	1 ¾ de xícara	5
Wheat Chex, General Mills	¾ de xícara	5
Mingau de aveia preparado com água	1 ⅓ de xícara	5

FRUTAS COM 100 CALORIAS OU MENOS

Fruta fresca é um grande prazer *Volumétrico* a qualquer hora do dia ou da noite.

No café da manhã, cubra o cereal com qualquer uma das frutas a seguir, com 100 calorias (ou menos). Você também pode combiná-las em uma salada de frutas; por exemplo, ½ xícara de morangos, ¼ de xícara de mirtilos e ½ banana totalizam 100 calorias, assim como 1 laranja e ½ tangerina.

Fruta também é ótima acrescentada ao almoço ou jantar, ou como lanche.

Porção Típica	Calorias
1 banana, média	110
1 pera	100
1 maçã	80
1 xícara de mirtilos	80
1 xícara de abacaxi	80
1 toranja, média	70
1 laranja, média	60
1 xícara de uvas	60
1 xícara de melão doce	60
1 xícara de melão-cantalupo	60
1 kiwi	50
1 pêssego	40
1 xícara de framboesas	40
1 ameixa	40
1 xícara de morangos	40

VEGETAIS CRUS COM MENOS DE 30 CALORIAS

Use esta tabela para escolher vegetais crus para acrescentar ao almoço ou jantar, ou fazer um lanche. Todos os dados são de vegetais crus. Por exemplo, 1 talo de aipo, ½ tomate e ½ xícara de couve-flor contêm 30 calorias, assim como ¼ de xícara de pimentão, ½ xícara de brócolis e ½ xícara de pepino.

Alimento	Calorias
Pepino fatiado, ½ xícara	10
Alface rasgada em tiras, 1 xícara	10
Alho, 1 talo	10
Tomate, 1 médio	30
Espinafre, 1 xícara	10
Repolho, 1 xícara	20
Couve-flor, ½ xícara	10
Cogumelos, ½ xícara	10
Pimentão verde ou vermelho, ½ xícara	20
Brócolis, ½ xícara	10
Brotos de alfafa, ¼ de xícara	5
Cebola, ¼ de xícara	20
Cenoura, ½ xícara ou 8 minicenouras	30

CALORIAS DE VEGETAIS COZIDOS

A maioria dos vegetais tem densidade energética muito baixa. A dos vegetais amiláceos, como feijão-de-lima, milho, batata-doce e batata, é um pouco mais alta. (Para sugestões de como prepará-los, veja as páginas 193-202).

Alimento	Calorias
Berinjela cozida e escorrida, ½ xícara	10
Couve-flor cozida, ½ xícara	10
Repolho verde rasgado em tiras, cozido e escorrido, ½ xícara	20

Abóbora-moranga (abóbora-amarela/ abobrinha) cozida, ½ xícara	20
Espinafre cozido e escorrido, ½ xícara	20
Aspargo cozido e escorrido, ½ xícara	20
Brócolis cozido, ½ xícara	20
Vagem cozida no vapor, ½ xícara	20
Cenoura cozida e escorrida, ½ xícara	40
Ervilha verde congelada, cozida, ½ xícara	60
Milho enlatado, cozido, ½ xícara	70
Batata-doce assada, 1 média (115g)	100
Batata assada com casca, ½ média (115g)	110

ACOMPANHAMENTOS DE VEGETAIS COM MENOS DE 100 CALORIAS

A maioria dos vegetais tem tão baixa densidade energética que se forem preparados com pouca ou nenhuma gordura você poderá comer uma grande quantidade deles ingerindo menos de 100 calorias. Cada uma das sugestões a seguir representa uma grande porção.

ASPARGO

Quantidade: 3-4 talos ou 115g (aparados e cortados, 1 ¼-1½ xícara).

Preparação: Corte as extremidades duras do aspargo e apare os talos. Insira uma faca para descascar a parte mais grossa, na base, e siga na direção da ponta, aprofundando menos o corte quando a casca se tornar mais fina. Diminua-o gradualmente a 5-7cm da extremidade final.

Aspargos assados. Preaqueça o forno a 230º C. Corte os talos em tiras de 4cm de comprimento ou os deixe inteiros. Regue com 1 colher (chá) de azeite de oliva extravirgem e ¼ de colher (chá) de sal, e coloque em uma assadeira. Asse por 10 minutos ou até ficarem em macios.

Aspargos refogados. Corte os talos em tiras de 4cm de comprimento. Unte uma frigideira antiaderente com spray culinário com sabor de azeite de oliva e a coloque em fogo médio-alto. Acrescente os aspargos e 3 colheres (sopa) de cebolinha verde bem-picada, polvilhe com ¼ de colher (chá) de sal e refogue por 30 segundos. Adicione ¼ de xícara de água; tampe e cozinhe no vapor por 3-5 minutos ou até os aspargos ficarem macios. Destampe e aumente o fogo; ferva até o líquido evaporar. Acrescente ½ colher de chá de gergelim escuro ou azeite de oliva e retire do fogo.

Aspargos no micro-ondas. Arrume os talos de aspargos inteiros ou cortados em um prato de vidro bastante grande para acomodá-los. Acrescente 2 colheres (sopa) de água e cubra bem. Leve ao micro-ondas por 2-4 minutos ou até ficarem macios, rearrumando os talos ou mexendo uma vez. Escorra e borrife com 1 colher (chá) de suco de limão, ½ colher (chá) de azeite de oliva, ¼ de colher (chá) de sal e pimenta moída na hora a gosto.

BRÓCOLIS

Quantidade: 1 talo de brócolis ou 170g.

Preparação: Lave os brócolis e retire a extremidade dura do talo. Apare a casca dura do talo com uma faca pequena afiada. Separe o talo das flores e o fatie finamente. Separe as flores maiores em pedaços menores.

Brócolis cozidos no vapor. Ferva 3cm de água em uma panela para cozimento a vapor ou caçarola grande. Encha um recipiente ou escorredor de brócolis, pondo os pedaços do talo no fundo, e coloque sobre a água. Tampe e cozinhe no vapor por 8-15 minutos ou até os brócolis ficarem macios. Borrife com 1 colher (chá) de molho de soja de baixo teor de sódio, ½ colher (chá) de óleo de gergelim e ½ colher (chá) de sementes de gergelim torradas.

Brócolis branqueados. Cozinhe os brócolis em água fervente salgada por 4-5 minutos ou até ficarem macios, mas ainda crocantes. Escorra e borrife com 2 colheres (chá) de suco de limão, 1 colher (chá) de manteiga derretida (ou margarina) e, se quiser, ¼ de colher (chá) de pimentão vermelho esmagado.

Brócolis no micro-ondas. Misture o brócolis com ¼ de xícara de água em uma tigela de vidro e cubra bem com filme plástico apropriado. Leve ao micro-ondas em temperatura alta por 2-3 minutos ou até os brócolis ficarem macios, mas ainda crocantes; deixe-os descansar, descobertos, por 1 minuto. Escorra e polvilhe com ¼ de colher (chá) de sal. Borrife com 2 colheres (chá) de molho Ranch para salada de baixa caloria industrializado.

REPOLHO

Quantidade: 2 ½-3 xícaras de repolho fatiado, o que representa cerca de 1 xícara de repolho cozido.

Preparação: Remova as folhas externas duras e desbotadas. Retire o miolo e fatie finamente.

Repolho no micro-ondas à moda grega. Misture em uma tigela de vidro 2 ½ xícaras de repolho fatiado com ¼ de xícara de cebolinha verde bem-picada, 2 colheres (sopa) de caldo de galinha, 1 colher (chá) de azeite de oliva, ½ colher (chá) de sal e ½ colher (chá) de orégano desidratado. Tampe e leve ao micro-ondas em temperatura alta por 8-12 minutos ou até o repolho ficar macio, mexendo uma vez. Destampe e acrescente 1 colher (chá) de suco de limão.

Repolho refogado. Esquente 1 colher (chá) de azeite de oliva em uma frigideira antiaderente grande, em fogo médio. Acrescente 1 colher (chá) de alho picadinho e ½ colher (chá) de gengibre fresco bem-picado. Refogue por 30 segundos. Adicione 3 xícaras de repolho fatiado (cortado fino como papel, ou use repolho comprado pronto fino como cabelo de anjo)) e refogue por 4-5 minutos ou até o repolho murchar e começar a dourar. Acrescente 2 colheres (chá) de molho de soja de baixo teor de sódio, ½ colher (chá) de óleo de gergelim e, se quiser, ½ colher (chá) de sementes de gergelim torradas.

Repolho assado na panela à moda italiana. Misture em uma frigideira pequena 2 ½ xícaras de repolho fatiado com ½ xícara de tomate ensopado em lata à italiana (não escorrido), ¼ de xícara de caldo de galinha ou água e ¼ de colher (chá) de sal. Tampe e cozinhe em fogo médio até o repolho ficar macio.

CENOURA

Quantidade: 1 xícara de cenoura fatiada ou picada ou 115g de cenoura aparada e descascada.

Preparação: Corte a ponta e a base das cenouras e as descasque com um descascador de vegetais.

Cenouras refogadas. Corte as cenouras em palitos de 5 x 0,5cm. Esquente 1 colher (chá) de azeite de oliva em uma frigideira antiaderente, em fogo médio; acrescente as cenouras, ¼ de colher (chá) de sal e ½ colher (chá) de açúcar. Misture sacudindo. Adicione 2 colheres (sopa) de suco de laranja; cubra, abaixe o fogo e cozinhe por 5 minutos ou até as cenouras ficarem macias.

Cenouras cozidas. Cozinhe as cenouras em palitos tampadas, em uma pequena quantidade de água fervente, por 3-5 minutos ou até ficarem macias. Escorra bem. Regue com uma mistura de 2 colheres (sopa) de suco de laranja, 2 colheres (chá) de mel, uma pitada de gengibre moído e, se quiser, uma colher (chá) de salsa fresca bem-picada.

Cenouras no micro-ondas com cranberries e maçãs. Em uma tigela de vidro ou forma refratária com capacidade para 1 litro misture 1 ½ xícara de cenoura ralada, ½ maçã sem sementes ralada, ¼ de xícara de cranberries congeladas ou frescas, 1 colher (sopa) de água, 1 colher (sopa) de açúcar mascavo light e 1 colher (chá) de sal. Tampe e leve ao micro-ondas em temperatura alta por 5-6 minutos, ou até as cenouras ficarem macias. Deixe descansar, sem tampa, por 2 minutos.

COUVE-FLOR

Quantidade: 1 xícara de couve-flor ou 115g.

Preparação: Remova as folhas e a extremidade grossa de baixo. Retire o miolo e separe em flores. Apare-as com uma faca para descascar, cortando as extremidades e retirando a casca dura da haste, se necessário. Corte as flores maiores em pedaços com 1cm de diâmetro.

Couve-flor cozida no vapor com migalhas de pão. Ferva 3cm de água em uma panela para cozimento a vapor ou caçarola. Coloque as flores de couve-flor no recipiente ou escorredor sobre a água fervente, tampe e cozinhe no vapor por 3-4 minutos ou até ficarem macias. Retire do fogo e cubra com uma mistura de 2 colheres (sopa) de migalhas de pão torradas na hora, no forno, 1 colher (chá) de azeite de oliva, 1 colher (chá) de mostarda de Dijon e ½ colher (chá) de alcaparras escorridas.

Purê de couve-flor. Cozinhe a couve-flor em água fervente por 3-6 minutos, ou até ficar bem macia. Escorra; coloque em um processador de alimentos com 1 colher (sopa) de creme de leite light, ¼ de colher (chá) de sal e ¼ de colher (chá) de pimenta moída na hora. Reaqueça em uma caçarola.

Couve-flor no micro-ondas. Misture ¼ de xícara de tomate enlatado em pedaços (como o usado em molho de macarrão) e não escorrido com ¾ de xícara de couve-flor em um prato pequeno que possa ser levado ao micro-ondas. Cubra com filme plástico apropriado e leve ao forno por 3-5 minutos ou até a couve-flor ficar macia, mexendo uma vez.

BERINJELA

Quantidade: 230g por porção.
Preparação: Retire a extremidade e o cabo de uma berinjela.

Fatias de berinjela cozidas na grelha. Corte a berinjela em fatias com 13mm de espessura. Unte os dois lados das fatias com spray culinário com sabor de azeite de oliva; coloque em uma grelha. Polvilhe os dois lados das fatias com ½ colher (chá) de sal. Cozinhe a 13cm da fonte de calor até a parte de cima ficar dourada. Vire; unte novamente com spray culinário e jogue por cima uma mistura de 2 colheres (sopa) de ervas frescas bem-picadas e 1 colher (chá) de alho picadinho. Cozinhe até dourar.

Fatias de berinjela assadas. Preaqueça o forno a 220° C. Corte a berinjela em fatias com 20mm de espessura. Unte os dois lados das fatias com spray culinário com sabor de azeite de oliva; polvilhe os dois lados com ½ colher (chá) de sal e arrume em uma assadeira em uma única camada. Asse por 5-10 minutos ou até a berinjela ficar macia. Retire do forno e cubra com uma mistura de ¼ de xícara de tomate para salada cortado em cubos, 2 colheres (sopa) de cebolinha verde bem-picada e 2 azeitonas maduras sem caroço — fatiadas; asse por mais 3-5 minutos ou até a berinjela ficar macia.

Fatias de berinjela grelhadas. Corte a berinjela em fatias com 20mm de espessura. Pincele os dois lados das fatias com uma mistura de 1 colher (sopa) de molho de soja de baixo índice de sódio, 1 colher (chá) de vinagre balsâmico, 1 colher (chá) de óleo de gergelim escuro e ¼ de colher (chá) de alho em pó. Grelhe por 3-5 minutos de cada lado ou até a berinjela ficar dourada e macia.

VAGEM

Quantidade: 115g.

Preparação: Lave as vagens e retire as pontas com cabos; quebre ou corte em pedaços de 5cm de comprimento.

Vagens cozidas no vapor. Ferva 3cm de água em uma panela para cozimento a vapor ou caçarola. Coloque as vagens, misturadas com ¼ de colher (chá) de estragão seco, no recipiente ou escorredor, sobre a água fervente; tampe e cozinhe no vapor por 5 minutos ou até as vagens ficarem macias. Retire do fogo; misture com 1 colher (chá) de suco de limão, 1 colher (chá) de manteiga ou margarina, ¼ de colher (chá) de sal e ¼ de colher (chá) de pimenta moída na hora.

Vagens branqueadas Nicoise. Em uma caçarola, ferva 1 litro de água com 1 ½ colher (chá) de sal; acrescente as vagens. Ferva por 4-5 minutos ou até as vagens ficarem macias, mas ainda crocantes. Escorra e misture com ¼ de xícara de tomates cortados em cubos, 2 colheres (chá) de cebola bem-picada, 1 colher (chá) de vinagre balsâmico e ½ colher (chá) de azeite de oliva.

Vagens no micro-ondas. Misture as vagens com ¼ de xícara de água em uma forma refratária com capacidade para 1 litro, cubra bem com filme plástico apropriado e leve ao micro-ondas em temperatura alta por 4-6 minutos ou até as vagens ficarem macias, mas ainda crocantes, mexendo uma vez. Escorra; misture com ½ colher (chá) de manteiga ou margarina e 1 colher (chá) de lascas de amêndoas torradas ou queijo parmesão ralado.

ESPINAFRE

Quantidade: 340g.
Preparação: Remova os cabos duros; lave e escorra em uma peneira.

Espinafre cozido no vapor. Ferva 3cm de água em uma panela para cozimento a vapor ou caçarola, e coloque o espinafre no recipiente ou escorredor. Tampe bem. Cozinhe por 5 minutos. Retire da panela; transfira para uma tigela e acrescente ¼ de colher (chá) de azeite de oliva extravirgem, 1 colher (chá) de suco de limão, ¼ de colher (chá) de sal e ¼ de colher (chá) de pimenta fresca moída na hora.

Espinafre refogado oriental. Corte o espinafre em tiras largas. Esquente 1 colher (chá) de óleo de canola em uma frigideira antiaderente, em fogo médio-alto; refogue 2 colheres de chá de raiz de gengibre ralada com 1 colher (chá) de alho bem-picado por 30 segundos. Acrescente o espinafre; refogue por 3 minutos. Abaixe o fogo para médio; adicione 2 colheres (chá) de molho de soja de baixo teor de sódio e 1 colher (chá) de vinagre de vinho de arroz ou xerez seco. Tampe e cozinhe por 1-2 minutos.

Espinafre picante no micro-ondas. Coloque o espinafre, com água ainda nas folhas, em um prato ou uma tigela de vidro com capacidade para 2 litros; cubra com filme plástico apropriado e leve ao micro-ondas em temperatura alta por 5-8 minutos, mexendo uma vez. Descubra e acrescente 2 colheres (chá) de manteiga ou margarina, ¼ de colher (chá) de sal e vinagre de pimenta-malagueta ou molho de pimenta a gosto.

ABÓBORA-MORANGA (ABÓBORA-AMARELA, ABOBRINHA)

Quantidade: 1 xícara de fatias ou cubos ou 115g.
Preparação: Retire os cabos nas extremidades.

Abóbora refogada. Corte a abóbora em cubos de 1 a 2cm. Esquente 1 colher (chá) de azeite de oliva em uma frigideira antiaderente, em fogo médio. Acrescente a abóbora e refogue por 5-6 minutos. Adicione ⅓ de xícara de tomate enlatado em pedaços (no estilo de chili); aqueça bem.

Abóbora assada. Preaqueça o forno a 230° C. Corte a abóbora em cubos. Acrescente 1 colher (chá) de azeite de oliva, ½ colher (chá) de orégano desidratado, ½ colher (chá) de sal e ¼ de colher (chá) de pimenta. Arrume em uma assadeira para rocambole untada com spray culinário com sabor de azeite de oliva. Asse por 10-15 minutos ou até a abóbora ficar macia. Jogue por cima 2 colheres (sopa) de pimentão vermelho assado cortado em fatias finas.

Abóbora grelhada ou cozida sobre a fonte de calor. Corte a abóbora no sentido do comprimento em fatias com 1cm de espessura e regue com 1 colher (chá) de molho para salada de vinagre de vinho tinto industrializado. Grelhe sobre carvão em temperatura média durante 3 minutos de cada lado, regando com 1 colher (chá) de molho para salada adicional. Ou coloque em uma grelha e cozinhe a 10cm da fonte de calor, por 2-3 minutos de cada lado, ou até a abóbora ficar levemente dourada e macia.

ACOMPANHAMENTOS DE VEGETAIS COM MENOS DE 150 CALORIAS

Vegetais amiláceos, como ervilha verde, milho, batata e batata-doce, têm densidade energética mais alta do que os vegetais não amiláceos na lista anterior. Portanto, estes acompanhamentos têm mais calorias por porção, mas ainda assim menos de 150.

MILHO

Quantidade: 2 espigas médias, ¾ de xícara de grãos de milho fresco ou ¾ de xícara de milho escorrido, congelado ou enlatado.

Preparação: Retire as cascas e a palha; remova o milho da espiga com uma faca afiada.

Milho cremoso. Branqueie ¾ de xícara de grãos de milho fresco em água fervente por 3 minutos; escorra bem. Não branqueie milho congelado ou enlatado. Esquente uma frigideira antiaderente untada com spray culinário vegetal em fogo médio-baixo; acrescente ½ xícara de cebola bem-picada e refogue por 5 minutos. Bata junto 1 colher (chá) de farinha de trigo tipo 1, ¼ de xícara de leite em pó desnatado, ¼ de colher (chá) de sal e ¼ de colher (chá) de pimenta; misture tudo ao milho.

Milho refogado. Aqueça 1 colher (chá) de óleo de canola em uma frigideira antiaderente, em fogo médio-alto. Acrescente 2 colheres (sopa) de pimentão verde picado, 2 colheres (sopa) de cebola picada e ¼ de colher (sopa) de cominho moído; refogue por 1 minuto. Adicione ¾ de xícara de grãos de milho e ⅛ de colher (chá) de sal; refogue por 3-5 minutos ou até o milho ficar quente e macio (se fresco).

Milho no micro-ondas. Em uma tigela que possa ir ao micro-ondas, misture ¾ de xícara de grãos de milho, 2 colheres (sopa) de aipo ou pimentão verde cortado em cubos, 1 colher (sopa) de pimentão vermelho enlatado (escorrido) e 1 colher (chá) de manteiga (ou margarina em tubo macia). Tampe bem e leve ao micro-ondas em temperatura alta por 2-3 minutos ou até esquentar e o milho ficar macio (se usando milho fresco). Destampe e adicione ⅛ de colher (chá) de sal e pimenta a gosto.

ERVILHA

Quantidade: ¾ de xícara de ervilhas congeladas.
Preparação: Descongelar.

Ervilha refogada com pepino. Aqueça 1 colher (chá) de azeite de oliva em uma frigideira antiaderente, em fogo médio-alto. Acrescente ¾ de xícara de ervilhas e ¼ de xícara de pepino fatiado (corte fatias em forma de meia-lua) e refogue por 5 minutos. Adicione ½ colher (chá) de endro seco e ¼ de colher (chá) de sal.

Ervilha cozida em fogo brando aromatizada com hortelã. Misture em uma caçarola pequena ¾ de xícara de ervilhas pequenas macias descongeladas com 2 colheres (sopa) de caldo de galinha ou água, 2 colheres (chá) de geleia de hortelã (opcional), 1 colher (chá) de azeite de oliva e 1 colher (chá) de cebolinha verde, cebolinha francesa ou hortelã; cozinhe em fogo médio por 5-10 minutos ou até as ervilhas ficarem macias.

Ervilha no micro-ondas. Misture em uma tigela de vidro ¾ de xícara de ervilhas com ¼ de xícara de pimentão vermelho cortado em cubos e 2 colheres (sopa) de água; tampe e leve ao micro-ondas em temperatura alta por 2 minutos ou até ficar macio. Escorra e acrescente 1 colher (chá) de manjericão bem-picado e ¼ de colher (chá) de sal.

BATATA

Quantidade: ½ batata própria para assar (115g) ou 1 batata vermelha (115g).

Preparação: Lave e esfregue a batata em água corrente.

Purê de batata rápido campestre. Corte a batata em cubos e a misture com ¼ de xícara de cebola picada, 3 colheres (sopa) de leite desnatado ou água, ¼ de colher (chá) de sal e pimenta em uma tigela de vidro; cubra bem com filme plástico. Leve ao micro-ondas em temperatura alta por 5-7 minutos ou até a batata ficar macia. Deixe a batata descansar, coberta, por 2 minutos. Descubra e passe por um espremedor de batatas.

Batata assada em pedaços à moda mediterrânea. Preaqueça o forno a 230° C. Corte a batata em pedaços de 4cm e misture em uma assadeira com 1 colher (chá) de azeite de oliva, 1 colher (chá) de suco de limão, ¼ de colher (chá) de orégano seco, ¼ de colher (chá) de sal e pimenta. Asse por 30 minutos, até a batata ficar macia, mas crocante, mexendo uma vez.

Batata temperada assada no forno. Preaqueça o forno a 230° C. Corte a batata em tiras de 1cm e coloque em uma assadeira com spray culinário vegetal sabor manteiga. Polvilhe a batata com ½ colher (chá) de sal temperado e a espalhe em uma única camada na assadeira; cubra a batata com spray culinário. Asse por 20 minutos, virando duas vezes.

BATATA-DOCE

Quantidade: 1 batata-doce pequena, ou 115g.

Preparação: Veja as sugestões de receita.

Purê de batata-doce assada. Preaqueça o forno a 230° C. Lave a batata-doce; fure-a várias vezes com um garfo. Asse por 40-45 minutos, até ficar macia ao ser furada. Corte-a ao meio, no sentido do comprimento, e amasse a polpa com 1 colher (chá) de mel, 1 colher (chá) de manteiga (ou margarina), ¼ de colher (chá) de sal e ¼ de colher (chá) de tempero pronto em pó a gosto.

Batata-doce no micro-ondas aromatizada com bordo. Asse a batata-doce conforme as instruções anteriores. Descasque e corte em fatias de 1cm de espessura. Arrume em travessa rasa própria para micro-ondas com capacidade para 1 ½ xícara as fatias de batata-doce em círculos concêntricos, ligeiramente sobrepostas. Misture 1 colher (sopa) de xarope para panqueca de baixas calorias, 2 colheres (sopa) de suco de laranja e 1 pitada de canela em pó; jogue sobre a batata-doce. Cubra e leve ao micro-ondas em temperatura alta por 1 minuto, ou até ficar quente.

ENTRADAS DE SOPA COM 100 CALORIAS

Uma sopa à base de caldo é uma ótima entrada para o almoço ou jantar. Escolha qualquer uma das entradas de sopa com 100 calorias a seguir:

1 ½ xícara de sopa de vegetais ao curry (página 213).

1 ½ xícara de gaspacho (página 208).

1 ¼ de xícara de sopa de vegetais fresca e leve (página 210).

1 xícara de sopa-creme de brócolis (página 211).

1 xícara de sopa de peru assado (página 217).

Você também pode escolher qualquer sopa industrializada, desde que as calorias fiquem abaixo de 100 por porção e esta seja de pelo menos 1 xícara cheia. Todas as sopas a seguir, preparadas acrescentando apenas água, são ótimas opções.

1 ¼ de xícara de sopa vegetariana.

1 ¼ de xícara de sopa de tomate.

1 ¼ de xícara de sopa minestrone.

1 ¼ de xícara de sopa de vegetais com caldo de carne.

1 ¼ de xícara de sopa de macarrão com frango.

Receitas

DIPS

Dip de feijão-preto em camadas

Sirva ½ xícara deste dip com vegetais crus e terá um lanche satisfatório com menos de 150 calorias.

> 1 lata (425g) de feijão-preto lavado e escorrido
> 3 colheres (sopa) de suco de limão
> 1 colher (chá) de cominho moído
> 1 colher (chá) de chili em pó
> ¼ de colher (chá) de sal
> ½ xícara de castanhas-d'água bem-picadas
> ¼ de xícara de cebolinha picada
> ½ xícara de pimentão vermelho ou verde bem-picado
> ¾ de xícara de creme de leite light
> ½ xícara (60g) de mussarela light rasgada em tiras
> ½ xícara de tomate bem-picado
> ¼ de xícara de pepino cortado em cubos
> ¼ de xícara de coentro ou salsa picada

Amasse os feijões em uma tigela média (um espremedor de batatas funciona bem). Acrescente o suco de limão, o cominho, o chili em pó, o sal, as castanhas-d'água, a cebolinha e os pimentões. Espalhe em uma travessa rasa, cubra e leve à geladeira por pelo menos 2 horas.

Imediatamente antes de servir espalhe o creme de leite sobre a mistura de feijão e cubra com camadas de queijo, tomate, pepino e coentro.

Rendimento: 8 porções de ½ xícara cada.

Informações nutricionais por porção. Calorias: 110. Densidade energética: 1. Carboidrato: 18g. Gordura: 1g. Proteína: 7g. Fibra: 4g. Sódio: 128mg.

Tzatziki de feta

Esta é uma versão de mais baixa gordura do clássico dip de pepino grego. Sirva com vegetais crus como palitos de cenoura, talos de aipo cortados em tiras, flores de brócolis e fatias de abóbora-moranga ou de pimentão. Também vai bem com pão sírio, fresco e macio, ou cortado em pequenos triângulos e torrado no forno a 180° C por 10 minutos.

> ½ pepino europeu grande (ou 1 pepino comum sem sementes)
> 1 dente de alho bem-picado
> ¼ de colher (chá) de sal
> ½ xícara (60g) de queijo feta bem-esmigalhado
> 1 ½ xícara de iogurte natural desnatado
> 1 colher de sopa de endro fresco (ou 1 colher [chá] de endro seco)
> 2 colheres (chá) de vinagre de vinho branco
> 1 colher (chá) de azeite de oliva extravirgem

Lave e seque o pepino, retire e descarte as extremidades e rale em um ralador de queijo de furos grandes; escorra em papel-toalha por 1 minuto. Em uma tigela média, misture o pepino ralado com o alho e o sal.

Espalhe o queijo feta uniformemente sobre a mistura de pepino e mexa bem. Acrescente o iogurte, o endro, o vinagre e o azeite de oliva. Cubra e leve à geladeira por pelo menos 1 hora, para misturar os sabores.

Rendimento: 9 porções de ¼ de xícara cada.

Informações nutricionais por porção. Calorias: 50. Densidade energética: 0,7. Carboidrato: 4g. Gordura: 2g. Proteína: 4g. Fibra: 0g. Sódio: 193mg.

Homus

Como o tzatziki de feta (página 205), este dip fica bom com palitos de vegetais crus ou triângulos de pão sírio.

¾ de xícara de iogurte natural desnatado
2 dentes de alho bem-picados
1 lata (425g) de grão-de-bico enlatado, escorrido
3 colheres (sopa) de sementes de gergelim torradas
1 colher (sopa) de suco de limão
1 colher (chá) de óleo de gergelim escuro
½ colher (chá) de sal
¾ de colher (chá) de cominho moído
¼ de colher (chá) de pimentão vermelho moído

Ponha todos os ingredientes no liquidificador, tampe e bata até a mistura ficar homogênea, raspando os lados do copo quando necessário. Transfira para uma tigela, cubra e leve à geladeira por no mínimo 2 horas, e até 3 dias.

Rendimento: 7 porções de ¼ de xícara cada.

Informações nutricionais por porção. Calorias: 100. Densidade energética: 1,5. Carboidrato: 13g. Gordura: 4g. Proteína: 5g. Fibra: 3g. Sódio: 186mg.

Dip Ranch de salsa-mexicana

Sirva com nachos assados ou vegetais crus.

1 caixa (200g) de creme de leite light
1 envelope (15g) de mistura de molho Ranch
¼ de xícara de coentro bem-picado
1 xícara de salsa-mexicana desidratada

Misture os três primeiros ingredientes em uma tigela média. Acrescente a salsa-mexicana. Cubra e leve à geladeira por pelo menos 2 horas, e até 2 dias.

Rendimento: 8 porções de ¼ de xícara cada.

Informações nutricionais por porção. Calorias: 70. Densidade energética: 1. Carboidrato: 13g. Gordura: 0g. Proteína: 4g. Fibra: 0g. Sódio: 237mg.

SOPAS

Sopa de frutas frescas

Quando o tempo está quente, frutas frescas refrescam. Experimente esta sopa como entrada ou sobremesa.

> 3 xícaras de melão-cantalupo ou melão doce cortado em cubos
> ½ xícara de pêssego ou néctar de damasco
> ½ xícara de iogurte natural desnatado
> 1 colher (sopa) de mel
> 2 colheres (chá) de suco de limão-taiti
> ½ colher (chá) de extrato de baunilha
> 1 xícara de ameixa ou pêssego sem casca e sem caroço cortado em cubos
> 1 xícara de mirtilos frescos
> 1 xícara de framboesas ou morangos frescos cortados em quatro partes

Bata os seis primeiros ingredientes no liquidificador, até a mistura ficar homogênea. Transfira para uma tigela. Acrescente os pêssegos em cubos, os mirtilos e as framboesas. Cubra e leve à geladeira por pelo menos 2 horas.

Rendimento: 5 porções de 1 xícara cada.

Nota: Se não for a estação de pêssego, ameixa e frutas silvestres, descarte esses ingredientes frescos. Acrescente 1 pacote (285g) de framboesas ou morangos congelados e passe-os por uma peneira, descartando as partes sólidas. Adicione

2 colheres (sopa) de açúcar e mexa até dissolvê-lo. Ponha 1 ½ colher (sopa) do purê em cada xícara de sopa e faça um movimento em espiral com a ponta de uma faca.

Informações nutricionais por porção. Calorias: 135. Densidade energética: 0,5. Carboidrato: 33g. Gordura: 1g. Proteína: 3g. Fibra: 4g. Sódio: 26mg. Boa fonte: vitamina C.

Gaspacho

1 lata (795g) de tomate amassado, não escorrido
2 xícaras de coquetel de suco de vegetais
2 ½ colheres (sopa) de vinagre de vinho tinto
1 colher (sopa) de azeite de oliva
½ colher (chá) de molho de pimenta, ou mais, a gosto
1 ¾ de xícara de pepino cortado em cubos
1 xícara de pimentão verde ou amarelo cortado em cubos pequenos
⅓ de xícara de salsa ou coentro bem-picado
¼ de xícara de cebolinha verde bem-picada
1 ou 2 dentes de alho picadinhos
Guarnição: rodelas de limão, raminhos de coentro ou salsa (opcional)

Misture os cinco primeiros ingredientes em uma jarra grande. Acrescente o pepino, o pimentão, o coentro, a cebolinha e o alho. Cubra e leve à geladeira por pelo menos 3 horas, e até 3 dias.

Rendimento: 4 porções de 1 ¾ de xícara cada.

Informações nutricionais por porção. Calorias: 120. Densidade energética: 0,3. Carboidrato: 21g. Gordura: 4g. Proteína: 3g. Fibra: 4g. Sódio: 787mg. Boa fonte: vitamina C.

Minestrone rápido

1 colher de sopa de azeite de oliva
2 xícaras de cenoura picada
1 xícara de cebola picada
1 xícara de aipo picado
3 dentes de alho picados
1 lata (795g) de tomate amassado, não escorrido
1 lata de caldo de galinha de baixa gordura ou livre de gordura
1 xícara de água
1 colher (chá) de tempero italiano seco
¼ de colher (chá) de sal
2 xícaras de espinafre fatiado
1 lata (425g) de feijão-branco miúdo, lavado e escorrido
⅔ de xícara de orzo (arroz italiano)

Esquente o azeite de oliva em uma caçarola grande e pesada, em fogo médio. Acrescente a cenoura, a cebola, o aipo e o alho; refogue por 10 minutos ou até os vegetais ficarem macios, mas ainda crocantes.

Adicione o tomate, o caldo de galinha, a água, o tempero italiano e o sal, e deixe levantar fervura. Tampe e cozinhe em fogo brando por 20 minutos ou até a cenoura ficar macia. Adicione o espinafre, tampe e cozinhe em fogo brando por 5 minutos. Junte o feijão e o arroz italiano e cozinhe em fogo brando por 1 minuto ou até ficar quente.

Rendimento: 8 porções de 1 xícara cada.

Informações nutricionais por porção. Calorias: 130. Densidade energética: 0,5. Carboidrato: 24g. Gordura: 2g. Proteína: 6g. Fibra: 5g. Sódio: 414mg. Boa fonte: fibra e vitamina A.

Sopa de vegetais fresca e leve

Veja em seguida variações étnicas de prato principal.

2 colheres (chá) de azeite de oliva
4 dentes de alho bem-picados
5 xícaras de caldo de galinha enlatado de baixo teor de gordura ou
livre de gordura
2 raminhos de tomilho
1 ¾ de xícara de acelga ou espinafre
1 xícara de pimentão vermelho finamente fatiado
½ xícara de ervilha
½ xícara de aspargos frescos (em pedaços de 4cm de comprimento)
1 ½ xícara de penne cozido

Aqueça o azeite de oliva em uma caçarola grande e pesada, em fogo médio. Acrescente o alho e refogue por 1 minuto. Adicione o caldo de galinha e o tomilho e deixe levantar fervura. Tampe e cozinhe em fogo brando por 10 minutos. Acrescente os aspargos, tampe e cozinhe em fogo brando por 2-4 minutos, até ficarem macios.

Junte o penne e cozinhe por 1 minuto.

Rendimento: 4 porções de 2 xícaras cada.

Informações nutricionais por porção. Calorias: 150. Densidade energética: 0,4. Carboidrato: 23g. Gordura: 3g. Proteína: 9g. Fibra: 4gr. Sódio: 808mg. Boa fonte: ácido fólico e vitamina C.

Variação asiática. Descarte os aspargos e acrescente 1 xícara de ervilhas frescas aparadas e finamente fatiadas no sentido do comprimento, no mesmo ponto da receita. Despreze o penne e acrescente 1 xícara de macarrão de arroz, 1 colher (sopa) de molho de soja de baixo índice de sódio e 1 colher (chá) de óleo de gergelim. **Rendimento:** 4 porções de 2 xícaras cada. Calorias: 130.

Variação indiana. Após refogar o alho, acrescente à caçarola 2 colheres (chá) de curry em pó e salteie por mais 30 segundos, mexendo constantemente. Descarte o penne e adicione 1 xícara de arroz integral cozido. Prossiga conforme as instruções. **Rendimento:** 4 porções de 2 xícaras cada. Calorias: 135.

Sopa-creme de brócolis

3 xícaras de caldo de galinha
1 ½ xícara de leite em pó desnatado
1 pacote (285g) de brócolis picado congelado
1 batata própria para assar (340g), descascada e cortada em cubos de
2,5cm
1 xícara de cebola picada
½ xícara de aipo fatiado
3 dentes de alho picados
½ colher (chá) de sal
¼ de colher (chá) de pimentão vermelho moído

Misture todos os ingredientes em uma caçarola grande e pesada e deixe levantar fervura, em fogo médio-alto, mexendo ocasionalmente. Tampe e cozinhe em fogo brando por 30 minutos, mexendo de vez em quando. Bata aos poucos no liquidificador ou processador de alimentos até a mistura ficar homogênea. Reaqueça em uma caçarola. Esta sopa pode ser guardada em recipientes cobertos na geladeira por até 3 dias, ou no congelador por até 1 mês.

Rendimento: 7 porções de 1 xícara cada.

Informações nutricionais por porção. Calorias: 110. Densidade energética: 0,5. Carboidrato: 18g. Gordura: 0g. Proteína: 8g. Fibra: 2g. Sódio: 504mg. Boa fonte: vitamina C.

Sopa de batata e alho-poró

Para um prato principal, veja a variação.

2 colheres (chá) de óleo de canola
2 xícaras de alho-poró picado, somente as partes brancas e verdes mais claras
½ xícara de aipo picado
1 folha de louro
3 ½ xícaras de caldo de galinha
2 ½ xícaras de leite semidesnatado (com 1% de gordura)
795g de batata própria para assar, descascada e cortada em cubos de 2cm
1 colher (chá) de páprica
½ colher (chá) de sal
¼ de colher (chá) de pimenta-do-reino
2 colheres (sopa) de farinha de trigo

Esquente o óleo em uma caçarola grande e pesada ou em um forno holandês, em fogo médio. Acrescente o alho-poró, o aipo e a folha de louro. Cozinhe por 5 minutos, mexendo ocasionalmente.

Adicione o caldo de galinha e deixe levantar fervura. Tampe e cozinhe em fogo brando por 15 minutos.

Aumente o fogo para médio-alto e junte o leite, a batata, a páprica, o sal e a pimenta-do-reino. Deixe levantar fervura, tampe e cozinhe em fogo brando por 15-20 minutos. Retire do fogo e descarte a folha de louro. Escorra a mistura de batata, reservando o líquido e os sólidos separadamente.

Ponha a mistura de batata no liquidificador e acrescente 1 xícara do líquido reservado. Adicione a farinha e bata em velocidade baixa até a mistura ficar homogênea.

Devolva a mistura à caçarola e acrescente o líquido restante. Cozinhe em fogo médio até a sopa ficar grossa e borbulhante, mexendo frequentemente.

Rendimento: 9 porções de 1 xícara cada.

Informações nutricionais por porção. Calorias: 130. Densidade energética: 0,5. Carboidrato: 24g. Gordura: 2g. Proteína: 6g. Fibra: 2g. Sódio: 398mg.

Variação de prato principal. Aumente o tamanho da porção para 1 ½ xícara e acrescente a cada porção 85g (⅔ de xícara) de presunto magro cortado em cubos. Leve ao fogo apenas até esquentar. Calorias: 311.

Sopa de vegetais ao curry

Para um prato principal, veja as variações.

> 2 colheres (chá) de azeite de oliva
> 1 ½ xícara de cogumelos finamente fatiados
> 2 dentes de alho bem-picados
> 4 colheres (chá) de curry em pó
> 3 ½ xícaras de caldo de vegetais enlatado
> 1 lata (410g) de tomate cozido à italiana, não escorrido
> ½ xícara de água
> 2 xícaras de abóbora descascada e cortada em cubos
> 1 xícara de cenoura finamente fatiada
> 1 ½ xícara de floretes de couve-flor
> 1 ½ xícara de floretes de brócolis

Aqueça o azeite de oliva em uma caçarola grande e pesada, em fogo médio. Acrescente os cogumelos e o alho e cozinhe por 5 minutos, mexendo frequentemente. Adicione o curry em pó e mexa por 1 minuto.

Junte o caldo de vegetais, o tomate e a água, e deixe levantar fervura.

Acrescente a abóbora e a cenoura, tampe e cozinhe em fogo brando por 10 minutos.

Adicione a couve-flor e os brócolis; tampe e cozinhe em fogo brando por 10 minutos, ou até ficar macio.

Rendimento: 5 porções de 2 xícaras cada.

Informações nutricionais por porção. Calorias: 130. Densidade energética: 0,3. Carboidrato: 24g. Gordura: 3g. Proteína: 6g. Fibra: 5g. Sódio: 1,066g. Boa fonte: fibra, vitaminas A e C.

Variação de prato principal. Para toda a receita acrescente, nos últimos 5 minutos de cozimento, 455g de robalo, vermelho, garoupa ou outro peixe fresco branco firme, sem espinha e cortado em cubos. Sirva a sopa em tigelas sobre ¾ de xícara de cuscuz ou arroz cozido. Calorias: 350.

Variação vegetariana de prato principal. Acrescente 1 lata (540g) de grão-de-bico à sopa, com a couve-flor e os brócolis. Sirva em tigelas sobre ¾ de xícara de cuscuz cozido por porção. Calorias: 365.

Sopa de milho

Trata-se de uma entrada reconfortante ou, com a adição de frango ou salmão, o prato principal do jantar. Veja o jantar 17 da página 180, para sugestões de porções.

> 3 xícaras de caldo de galinha
> 2 ¾ xícaras (455g) de batata picadinha congelada comprada em pacotes, descongelada e levemente comprimida
> 1 xícara de cebola picada
> 1 xícara de pimentão verde picado
> ½ xícara de aipo bem-picado
> ½ colher (chá) de tomilho seco
> 1 ½ xícara de leite semidesnatado (com 1% de gordura)
> 2 colheres (sopa) de farinha de trigo
> ½ colher (chá) de sal
> ¼ de colher (chá) de pimentão vermelho moído

Misture os sete primeiros ingredientes em uma caçarola grande e deixe levantar fervura, em fogo médio-alto. Tampe e cozinhe em fogo brando por 20 minutos.

Usando uma escumadeira, transfira 2 ½ xícaras da mistura de vegetais para um liquidificador ou processador de alimentos. Bata até ficar homogênea. Acrescente o leite, a farinha, o sal e o pimentão; bata até misturar os ingredientes. Adicione aos vegetais restantes na caçarola. Cozinhe em fogo médio até a sopa ficar grossa e borbulhante, mexendo sempre.

Sirva imediatamente, ou guarde em recipientes tampados na geladeira por até 3 dias, ou no congelador por até 1 mês.

Rendimento: 8 porções de 1 xícara cada.

Informações nutricionais por porção. Calorias: 140. Densidade energética: 0,6. Carboidrato: 27g. Gordura: 1g. Proteína: 6g. Fibra: 3g. Sódio: 416mg. Boa fonte: vitamina C.

Variação de prato principal. Para cada porção, acrescente 85g (⅔ de xícara) de peito de frango (ou carne branca) cozido e picado, ou salmão em lata. Isso aumentará o tamanho da porção para 2 xícaras. **Com frango.** Calorias: 275. **Com salmão.** Calorias: 260

Sopa de cevada e cogumelos

Esta é uma entrada de sopa substancial; acrescente um bife de contrafilé para torná-lo um prato principal. Veja o jantar 15 da página 179 para sugestões de porções.

> 3 ½ xícaras de caldo de carne de baixo teor de gordura ou livre de gordura
> 1 xícara de água
> ½ xícara de cevadinha
> 1 colher (chá) de tomilho seco
> 2 colheres (chá) de azeite de oliva
> ¾ de xícara de cenoura cortada em cubos pequenos
> ½ xícara de aipo cortado em cubos pequenos

1 pacote (230g) de cogumelos fatiados

3 dentes de alho médios bem-picados

Guarnição: 1 colher (sopa) de cebolinha finamente fatiada e 1 colher (sopa) de salsa fresca bem-picada por cada porção (opcional)

Misture o caldo de carne, a água, a cevada e o tomilho em uma caçarola grande e pesada, e deixe levantar fervura. Tampe e cozinhe em fogo brando por 30 minutos.

Nesse meio-tempo, esquente o óleo em uma frigideira antiaderente, em fogo médio. Acrescente a cenoura e o aipo e refogue por 5 minutos. Adicione os cogumelos e o alho e refogue por 10 minutos. Despeje na mistura de sopa.

Deixe a sopa levantar novamente fervura, tampe e cozinhe em fogo brando por 15 minutos. Retire a caçarola do fogo.

Despeje a sopa em tigelas e, se quiser, decore com hortaliças.

Rendimento: 4 porções de 1 ⅓ xícara cada.

Informações nutricionais por porção. Calorias: 155. Densidade energética: 0,4. Carboidrato: 26g. Gordura: 4g. Proteína: 7g. Fibra: 5g. Sódio: 559mg. Boa fonte: fibra e vitamina A.

Variação de Prato Principal. Em uma frigideira antiaderente, refogue 230g de contrafilé sem osso cortado em cubos com 1 colher (chá) de azeite de oliva, em fogo médio-alto, por 5-6 minutos, até a carne dourar. Retire a carne e o seu caldo da frigideira. Acrescente-os à mistura de caldo de carne, água, cevada e tomilho (descrita na receita), e prossiga conforme as instruções. **Rendimento:** 3 porções de 2 ⅓ xícaras cada. Calorias: 320.

Sopa de vegetais, arroz e frango

- 3 ½ xícaras de caldo de galinha enlatado de baixo teor de gordura ou livre de gordura
- 1 xícara de água
- 1 xícara de cenoura em fatias finas
- ½ xícara de aipo em fatias finas
- 4 dentes de alho bem-picados
- 1 colher (chá) de tomilho seco
- ½ colher (chá) de sal
- ¼ de colher (chá) de pimenta
- 2 xícaras de tomate sem sementes e picado
- 1 ¾ de xícara de carne branca de frango cozida e picada
- 1 xícara de arroz branco
- ½ xícara de cebolinha em fatias finas

Misture os oito primeiros ingredientes em uma caçarola grande e deixe levantar fervura. Tampe e cozinhe em fogo brando por 20 minutos.

Acrescente o tomate, o frango, o arroz e a cebolinha. Tampe e cozinhe em fogo brando por 5 minutos.

Rendimento: 4 porções de 1 ¾ de xícara cada.

Informações nutricionais por porção. Calorias: 210. Densidade energética: 0,4. Carboidrato: 22g. Gordura: 3g. Proteína: 24g. Fibra: 3g. Sódio: 890mg. Boa fonte: proteína e vitamina A.

Sopa de peru assado

Peru fresco assado é uma carne magra deliciosa. Esta receita rende o bastante para a sopa e ainda sobra mais do que o suficiente para o almoço do dia seguinte.

- 1 peito de peru inteiro (2-3 quilos) ou 2 ¼ xícaras (340g) de peito de peru assado

2 colheres (chá) de azeite de oliva
1 colher (chá) de sal
½ colher (chá) de pimenta
4 xícaras de caldo de galinha
2 xícaras de minicenouras inteiras
1 xícara de cebolas em conserva
½ xícara de aipo fatiado
1 folha de louro
285g de batata asterix, cortada em cubos de 2cm
1 ½ xícara de abobrinha cortada em cubos

Preaqueça o forno a 180º C.

Se você estiver assando o peru, retire a pele e a gordura do peito. Coloque-o em uma assadeira de 33 x 23 x 5cm. Esfregue cada peito com 1 colher (chá) de azeite de oliva e salpique com ½ colher (chá) de sal e ¼ de colher (chá) de pimenta.

Cubra bem com papel-alumínio e asse durante 15-20 minutos para cada 500g, até o peru liberar sucos claros quando espetado profundamente com um garfo e registrar 70º C em um termômetro de leitura instantânea. Deixe esfriar.

Despeje o caldo de galinha em uma caçarola grande e pesada ou em um forno holandês, acrescente as minicenouras, as cebolas, o aipo e a folha de louro. Deixe levantar fervura; tampe e cozinhe em fogo brando por 15 minutos. Adicione a batata; tampe e cozinhe em fogo brando por 10 minutos.

Pique peru suficiente para medir 2 ¼ xícaras (340g); guarde o restante na geladeira (use em um prato principal ou sanduíches). Acrescente a abobrinha em cubos e o peru picado; cubra e cozinhe em fogo brando por 10-15 minutos ou até os vegetais ficarem macios.

Rendimento: 5 porções de 2 xícaras cada.

Informações nutricionais por porção. Calorias: 205. Densidade energética: 0,4. Carboidrato: 20g. Gordura: 3g. Proteína: 25g. Fibra: 4g. Sódio: 575mg. Boa fonte: proteína, vitaminas A e C.

Salada de jantar básica com vegetais

Esta é uma receita bastante flexível. Deixe o frescor das verduras e dos vegetais no mercado determinar o que entrará em sua salada.

> 1 ½ xícara de qualquer combinação destas verduras para salada: alface-romana fatiada, espinafre fresco partido em pedaços, rúcula de folha verde ou vermelha, brotos de alface misturados, endívia crespa, alface-manteiga ou lisa
>
> ¾ de xícara de qualquer combinação destes vegetais: cebola fatiada, pepino fatiado, cenoura fatiada ou cortada em tiras, alho fatiado, erva-doce fatiada, cogumelos fatiados, flores de brócolis, flores de couve-flor fatiadas, metades de tomates-cereja ou tomate cortado em cubos, abóbora-amarela ou abobrinha, ou qualquer vegetal da **Categoria 1** (página 116)

Misture a alface e os vegetais e regue com 2 colheres (sopa) de Vinagrete de Tomate e Ervas (página 229), Molho Ranch Cremoso de Pepino (página 227) ou qualquer molho para salada de baixa caloria industrializado.

Rendimento: 1 porção.

Nota: Para fazer uma salada para mais pessoas, aumente a quantidade de verduras, vegetais e molho, de acordo com essas proporções.

Informações nutricionais por porção. Calorias: 40. Densidade energética: 0,2. Carboidrato: 7g. Gordura: 1g. Proteína: 3g. Fibra: 3g. Sódio: 28mg. Boa fonte: ácido fólico, vitaminas A e C.

Com vinagrete de tomate e ervas. Calorias: 75.

Com molho Ranch cremoso de pepino. Calorias: 80.

Salada de jantar básica com frutas

As frutas são doces complementos para uma salada de verduras.

> 1 ½ xícara de qualquer combinação destas verduras para salada: alface-romana fatiada, espinafre fresco partido em pedaços, rúcula de folha verde ou vermelha, brotos de alface misturados, endívia crespa, alface-manteiga ou lisa
>
> ¾ de xícara de qualquer combinação destas frutas: metades de morango, gomos de frutas cítricas, cubos de abacaxi, fatias de maçã, fatias de pera ou qualquer fruta da Categoria 1 (página 116)

Misture as verduras e frutas e regue com 2 colheres (sopa) de vinagrete cítrico (página 228).

Rendimento: 1 porção.

Nota: Para fazer uma salada para mais pessoas, aumente a quantidade de verduras, frutas e molho, de acordo com essas proporções.

Informações nutricionais por porção. Calorias: 55. Densidade energética: 0,3. Carboidrato: 13g. Gordura: 1g. Proteína: 2g. Fibra: 7g. Sódio: 52mg. Boa fonte: fibra.

Com vinagrete cítrico. Calorias: 135

Salada do chef

4 xícaras de folhas de espinafre fresco partidas em pedaços, levemente comprimidas
3 xícaras de folhas de alface-romana fatiadas
1 xícara de brotos de alfafa
1 xícara pequena de flores de couve-flor
1 xícara de pimentão vermelho ou verde em fatias finas
1 xícara de cogumelos frescos em fatias finas
¾ de xícara de cenoura em fatias finas
2 ovos cozidos, picados
115g de presunto magro de baixo sal cortado em tirinhas
115g de mussarela light cortada em fatias finas
1 xícara de tomates-cereja, cortados ao meio

Misture o espinafre, a alface-romana e os brotos de alfafa em uma tigela grande para salada. Coloque a couve-flor e os próximos seis ingredientes por cima.

Acrescente ½ xícara de molho Ranch cremoso de pepino (página 227) ou qualquer molho para salada de baixa caloria. Sacuda bem e guarneça com tomates-cereja.

Rendimento: 4 porções de 1 xícara cada.

Nota: Como alternativa ao presunto, use 150g de peito de frango grelhado sem pele, cortado em tiras finas.

Informações nutricionais por porção. Calorias: 200. Densidade energética: 0,6. Carboidrato: 11g. Gordura: 9g. Proteína: 19g. Fibra: 6g. Sódio: 628mg. Boa fonte: proteína, fibra, ácido fólico e vitamina C.

Com molho Ranch cremoso de pepino. Calorias: 240.

Salada de batata crocante e cremosa

¼ de xícara de creme de leite light
¼ de xícara de leitelho de baixo teor de gordura ou livre de gordura
¼ de xícara de maionese com redução de gordura
1 ½ colher (sopa) de mistura de molho Ranch com redução de calorias
680g de batatas asterix de tamanho médio (cerca de 5 unidades)
3 colheres (sopa) de vinagre de estragão
¼ de colher (chá) de sal
1 pepino médio
1 xícara de tomates-cereja, cortados em quatro partes
½ xícara de aipo cortado em cubos
½ xícara de pimentão vermelho ou verde cortado em cubos
⅓ de xícara de ervas frescas misturadas: cheiro-verde, salsa ou manjericão

Misture bem os quatro primeiros ingredientes em uma tigela pequena. Cubra e leve à geladeira.

Em uma caçarola grande, coloque as batatas, cubra-as com água e deixe levantar fervura. Cozinhe em fogo brando, com a caçarola parcialmente tampada, por 20-25 minutos ou até ficarem macias.

Passe por um escorredor e deixe esfriar um pouco. Corte as batatas em fatias de 6mm de espessura e misture, em uma tigela grande, com o vinagre e o sal. Deixe esfriar totalmente, sacudindo de vez em quando.

Corte o pepino ao meio no sentido do comprimento, em fatias finas. Acrescente o pepino, os tomates, o alho, o pimentão e as ervas às batatas. Misture levemente com o molho. Cubra e leve à geladeira por pelo menos 1 hora.

Rendimento: 8 porções de ¾ de xícara cada.

Nota: Você pode guardar esta salada na geladeira por até 3 dias.

Informações nutricionais por porção. Calorias: 105. Densidade energética: 0,7. Carboidrato: 20g. Gordura: 2g. Proteína: 2g. Fibra: 2g. Sódio: 217mg.

Salada de cuscuz marroquino

Essa salada de cuscuz torna-se mais *Volumétrica* com uma seleção generosa de vegetais.

1 colher (sopa) de azeite de oliva
1 xícara de cebola picada
2 dentes de alho grandes bem-picados
½ colher (chá) de gengibre moído
½ colher (chá) de cominho moído
½ colher (chá) de açafrão-da-terra moído
2 ½ xícaras de caldo de vegetais
½ colher (chá) de sal
1 xícara de minicenouras cortados ao meio no sentido do comprimento
1 ½ xícara (170g) de vagens frescas, aparadas e cortadas ao meio
1 ¼ de xícara de pimentão vermelho ou verde, fatiado em pedaços de 4cm
1 ½ xícara de abobrinha fatiada
1 xícara de cuscuz cru
½ xícara de tomate para salada sem sementes e cortado em cubos
¼ de xícara de coentro bem-picado

Aqueça o azeite de oliva em uma frigideira grande e pesada, em fogo médio. Acrescente a cebola e o alho e refogue por cerca de 5 minutos, até ficarem macios. Adicione o gengibre, o cominho e o açafrão-da-terra, e refogue por 1 minuto.

Junte o caldo e o sal e deixe levantar fervura. Adicione as minicenouras, as vagens e o pimentão; tampe e cozinhe em fogo brando por 5 minutos. Acrescente a abobrinha e cozinhe em fogo brando, tampado, por 5 minutos.

Destampe e aumente o fogo para médio-alto. Quando a mistura ferver, adicione o cuscuz. Tampe, tire a frigideira do fogo e deixe descansar por 5 minutos. Junte o tomate e o coentro, afofando com um garfo.

Rendimento: 4 porções de 1 ½ xícara cada.

Informações nutricionais por porção. Calorias: 290. Densidade energética: 0,7. Carboidrato: 53g. Gordura: 5g. Proteína: 10g. Fibra: 7g. Sódio: 960mg.

Salada Waldorf

½ xícara de água

4 colheres (sopa) de suco de limão espremido na hora

2 peras ou maçãs firmes e maduras

1 maçã Granny Smith ou Red Delicious

3 talos de aipo, abertos no sentido do comprimento e cortados em pedaços de 1cm (½ xícara)

1 xícara de uvas vermelhas ou verdes sem sementes, abertas ao meio

2 colheres (sopa) de nozes picadinhas, torradas

⅔ de xícara de iogurte natural light

2 colheres (sopa) de maionese de baixa gordura

2 colheres (chá) de açúcar

Misture a água com 2 colheres (sopa) do suco de limão em uma tigela média. Trabalhando com um pedaço de fruta de cada vez, tire o miolo das peras e maçã, corte-as em cubos e regue com a mistura de água. Leve à geladeira por 10 minutos.

Escorra bem as frutas, coloque em uma tigela grande, acrescente o aipo, as uvas e nozes, e sacuda levemente.

Misture o iogurte, a maionese, as 2 colheres (sopa) restantes de suco de limão e o açúcar, e despeje sobre a mistura de frutas. Sacuda. Cubra e gele por pelo menos 1 hora antes de servir.

Rendimento: 4 porções de 1 xícara cada.

Nota: Você pode conservar esta salada coberta, na geladeira, por até 24 horas.

Informações nutricionais por porção. Calorias: 170. Densidade energética: 0,7. Carboidrato: 35g. Gordura: 3g. Proteína: 3g. Fibra: 4g. Sódio: 119mg.

Salada de frutas

2 xícaras de uvas sem sementes, cortadas ao meio
2 xícaras de morangos frescos, cortados ao meio
2 xícaras de pêssegos frescos ou congelados fatiados
2 xícaras de cubos de melão-cantalupo ou bolas de melão
½ xícara de iogurte de baunilha semidesnatado ou desnatado
3 colheres (sopa) de polpa de laranja descongelada
1 colher (sopa) de açúcar
¼ de colher (chá) de canela moída, opcional

Misture as frutas em uma tigela ou recipiente para guardar alimentos; leve à geladeira. Esta mistura se conservará por até 24 horas.

Em uma tigela pequena, misture o iogurte, a polpa de laranja, o açúcar e, se quiser, a canela. Esta mistura também pode ser feita com antecedência e conservada na geladeira por até 24 horas. Para cada porção, sirva 1 xícara da mistura de frutas com 1 ½ colher (sopa) da mistura de iogurte.

Rendimento: 8 porções de 1 xícara cheia cada.

Informações nutricionais por porção. Calorias: 110. Densidade energética: 0,5. Carboidrato: 26g. Gordura: 1g. Proteína: 2g. Fibra: 3g. Sódio: 16mg. Boa fonte: vitamina C.

Gelatina de salada de frutas

As gelatinas de frutas já estiveram no auge da moda culinária. Essa é uma tradição que vale a pena revisitar. Sirva essa gelatina como um acompanhamento refrescante do jantar, lanche ou sobremesa.

> **2 pacotes (8,5g) de gelatina de morango livre de açúcar**
> **2 xícaras de água fervente**
> **1 ½ xícara de água fria**
> **1 lata (440g) de pedacinhos de abacaxi em suco sem açúcar, não escorridos**
> **1 lata (320g) de tangerinas sem pele**
> **1 ½ xícara de uvas verdes sem sementes, cortadas ao meio**
> **½ xícara de aipo bem-picado**

Em uma tigela grande dissolva a gelatina na água fervente. Acrescente a água fria, o abacaxi com a calda, as tangerinas, as uvas e o aipo. Despeje em uma forma ou tigela de 2 litros untada com spray culinário.

Cubra e leve à geladeira, mexendo após cerca de 30 minutos, ou quando a consistência ficar como a de claras de ovos não batidas. Mantenha na geladeira por 4 horas, ou até a gelatina ficar firme.

Rendimento: 10 porções de ¾ de xícara cada.

Informações nutricionais por porção. Calorias: 55. Densidade energética: 0,3. Carboidrato: 13g. Gordura: 0g. Proteína: 1g. Fibra: 1g. Sódio: 53mg.

Molho para Caesar Salad

2 dentes de alho abertos ao meio
⅓ de xícara de maionese com redução de gordura
¼ de xícara de creme de leite light
¼ de xícara de leitelho de baixo teor de gordura ou livre de gordura
3 colheres (sopa) de queijo parmesão
3 colheres (sopa) de vinagre de vinho tinto
1 ½ colher (chá) de mostarda Dijon
2 colheres (chá) de molho inglês
¾ de colher (chá) de tempero cajun

Bata todos os ingredientes no liquidificador, até ficarem homogêneos.

Guarde em um recipiente coberto, na geladeira, por pelo menos 1 hora antes de servir, e até 1 semana.

Rendimento: 1 xícara (16 colheres [sopa]).

Informações nutricionais por colher de sopa. Calorias: 25. Densidade energética: 1,4. Carboidrato: 2g. Gordura: 2g. Proteína: 1g. Fibra: 0g. Sódio: 70mg.

Molho Ranch cremoso de pepino

¾ de xícara de leitelho
½ xícara de maionese com redução de gordura
1 colher (sopa) de azeite de oliva extravirgem
3 colheres de sopa de cebolinha picada
3 colheres (sopa) de coentro ou endro fresco bem-picado (ou 1 colher [chá] de endro seco)
1 colher (sopa) de suco de limão

½ colher (chá) de sal
¼ de colher (chá) de pimentão vermelho moído
½ pepino pequeno, descascado e bem-picado

Misture todos os ingredientes em uma tigela e mexa bem. Despeje em uma jarra coberta.

Leve à geladeira por pelo menos 1 hora, e até 4 dias.

Rendimento: 1 ¾ de xícara (28 colheres [sopa]).

Informações nutricionais por colher de sopa. Calorias: 20. Densidade energética: 1,2. Carboidrato: 1g. Gordura: 2g. Proteína: 0g. Fibra: 0g. Sódio: 79mg.

Vinagrete cítrico

¼ de xícara de suco de laranja
2 colheres (sopa) de vinagre de xerez
2 colheres (sopa) de azeite de oliva extravirgem
1 colher (sopa) de água
1 colher (sopa) de mel
¼ de colher (chá) de sal
¼ de colher (chá) de pimenta

Ponha todos os ingredientes em uma jarra, cubra bem e sacuda para misturar.

Use imediatamente, ou guarde na geladeira por até 5 dias.

Rendimento: ½ xícara mais 2 colheres (sopa) (10 colheres [sopa]).

Informações nutricionais por colher de sopa. Calorias: 40. Densidade energética: 2,5. Carboidrato: 4g. Gordura: 3g. Proteína: 0g. Fibra: 0g. Sódio: 47mg.

Vinagrete de tomate e ervas

1 ½ xícara de tomate maduro firme sem pele e bem-picado
¼ de xícara de cebolinha verde ou francesa
2 colheres (sopa) de manjericão fresco, endro ou estragão bem-picado
(ou 1 colher [chá] de ervas secas)
1 dente de alho grande bem-picado
½ colher (chá) de açúcar
½ colher (chá) de sal
¼ de colher (chá) de pimenta moída na hora
¼ de xícara de vinagre balsâmico
2 colheres (sopa) de azeite de oliva extravirgem
1 colher (sopa) de mostarda Dijon

Misture os tomates, a cebolinha verde, o manjericão, o alho, o açúcar, o sal e a pimenta em uma tigela média, e mexa bem. Cubra e deixe descansar à temperatura ambiente por 1 hora.

Acrescente o vinagre, o azeite de oliva e a mostarda, e mexa bem. Despeje em um recipiente coberto. Leve à geladeira por pelo menos 1 hora, e até 5 dias.

Rendimento: 1 ½ xícara (24 colheres [sopa]).

Informações nutricionais por colher de sopa. Calorias: 20. Densidade energética: 1. Carboidrato: 2g. Gordura: 1g. Proteína: 0g. Fibra: 0g. Sódio: 52mg.

Espetinhos de carne e vegetais

500g de contrafilé magro sem osso, cortado com 2,5cm de espessura e com a gordura aparada

⅓ de xícara de molho de soja com baixo teor de sódio

¼ de xícara de vinho de arroz, saquê ou vinagre de vinho de arroz

2 dentes de alho bem-picados

2 colheres (chá) de açúcar

2 colheres (chá) de óleo de gergelim

230g de cogumelos médios a grandes (cerca de 12 unidades), com os cabos removidos

1 pimentão vermelho ou amarelo grande, cortado em 16 pedaços iguais

1 abobrinha grande, cortada em fatias de 2,5cm

Corte a carne em cubos e coloque em uma tigela média.

Bata no liquidificador o molho de soja, o vinho, o alho, o açúcar e o óleo de gergelim, até misturar bem. Despeje a marinada sobre a carne, sacudindo para cobrir. Tampe e leve à geladeira por 1 hora, mexendo ocasionalmente.

Se você for usar espetos de madeira, deixe-os de molho em água por 1 hora. Prepare a churrasqueira a carvão ou preaqueça a churrasqueira a gás.

Escorra a carne, reservando a marinada em uma caçarola pequena. Ferva a marinada por 2 minutos; reserve para regar.

Nos espetos, alterne pedaços de carne, cogumelos, pimentão e abobrinha. Asse os espetinhos a 8-10cm do carvão quente por 4-5 minutos de cada lado, regando de vez em quando com a marinada reservada.

Rendimento: 4 porções.

Informações nutricionais por porção. Calorias: 300. Densidade energética: 1,5. Carboidrato: 12g. Gordura: 16g. Proteína: 27g. Fibra: 2g. Sódio: 725mg. Boa fonte: proteína, fibra, vitaminas A e C e ferro.

Estrogonofe de carne

1 bife de fraldinha (340g), aparado
3 colheres (sopa) de farinha de trigo tipo 1
1 colher (sopa) de páprica suave
¼ de colher (chá) de sal
¼ de colher (chá) de pimenta moída na hora
1 colher (sopa) de azeite de oliva
2 dentes de alho bem-picados
1 ½ xícara de cebola finamente fatiada (cerca de 1 unidade grande), separada em anéis
1 ½ xícara de pimentão verde cortado em tiras de 4-5cm de comprimento
230g pacote de champignon fatiado
1 xícara de caldo de carne
½ xícara de creme de leite light
2 xícaras de massa de macarrão com ovos, cozida sem sal ou gordura

Corte a carne em fatias finas, diagonalmente à fibra.

Misture 2 colheres (sopa) de farinha com a páprica, o sal e a pimenta em uma tigela rasa; acrescente a carne e sacuda para cobrir.

Aqueça o óleo de oliva em uma frigideira antiaderente grande, em fogo médio-alto. Acrescente a carne; cozinhe por cerca de 5 minutos, até as fatias dourarem dos dois lados. Adicione o alho, a cebola e o pimentão verde; cozinhe por 2 minutos, mexendo frequentemente. Junte os cogumelos e cozinhe por 2 minutos com a frigideira destampada. Acrescente o caldo de carne e deixe levantar fervura. Tampe, diminua o fogo para médio-baixo e cozinhe por 10 minutos.

Nesse meio-tempo, em uma tigela pequena ou xícara, misture o creme de leite com a colher (sopa) de farinha restante e mexa até que fiquem homogêneos. Junte à mistura no fogo; cozinhe, mexendo constantemente, por 2 minutos ou até engrossar.

RENDIMENTO: 4 porções de 1 xícara cada, sobre ½ xícara de macarrão.

Informações nutricionais por porção. Calorias: 395. Densidade energética: 1,6. Carboidrato: 42g. Gordura: 13g. Proteína: 29g. Fibra: 4g. Sódio: 383mg. Boa fonte: proteína e ferro.

Grande hambúrguer
Volumétrico americano

Este é para você que gosta de um hambúrguer grande e suculento. Cada sanduíche pesa mais de 500g, mas contém apenas cerca de 400 calorias. Veja a seguir a variação hambúrguer mexicano com chili. (Para um hambúrguer vegetariano, veja a página 251.)

⅓ de xícara de bulgur cru
½ xícara de água fervente
2 colheres (chá) de azeite de oliva
1 xícara de cebola roxa bem-picada
½ colher (chá) de açúcar
1 colher (chá) de vinagre balsâmico
340g de carne moída extramagra de vaca ou peru
1 dente de alho grande amassado
¾ de xícara de cenoura ralada em tiras finas
2 colheres (chá) de molho inglês
½ colher (chá) de sal
½ colher (chá) de pimenta moída na hora
4 pães (45g) de hambúrguer
4 folhas grandes de alface-manteiga ou lisa
4 fatias de cebola roxa
4 fatias (10g) de tomate grande
½ xícara de água fervente
Condimentos opcionais por porção: 1 colher (sopa) de queijo azul livre de gordura ou molho Ranch para salada, industrializado; 1 colher (sopa) de molho de maionese livre de gordura; 2 colheres (chá) de mostarda; 2 colheres (chá) de ketchup; 3 fatias de picles de endro; 2 azeitonas maduras sem caroço, fatiadas.

Misture o bulgur com a ½ xícara de água fervente em uma tigela pequena; deixe descansar por 30 minutos ou até a água ser absorvida e o bulgur ficar macio.

Nesse meio-tempo, em uma frigideira antiaderente, aqueça o azeite de oliva em fogo médio. Acrescente a cebola e o açúcar; refogue por cerca de 10 minutos, até a cebola ficar levemente dourada. Adicione o vinagre; refogue por cerca de 20 segundos, mexendo até o vinagre evaporar. Retire a frigideira do fogo.

Ponha em uma tigela pequena o bulgur, a mistura de cebola, a carne, a cenoura, o alho, o molho inglês, o sal e a pimenta.

Forme 4 hambúrgueres com 2cm de espessura.

Asse ou grelhe os hambúrgueres em grelha untada com spray culinário por cerca de 5 minutos de cada lado, até ficarem dourados e cozidos. Arrume alface, fatias de tomate e cebola dentro de cada pão aberto ao meio e acrescente o hambúrguer e o condimento desejado. Sirva imediatamente.

Rendimento: 4 porções.

Informações nutricionais por porção. Calorias: 400. Densidade energética: 1,7. Carboidrato: 39g. Gordura: 17g. Proteína: 22g. Fibra: 5g. Sódio: 652mg. Boa fonte: proteína, ferro e vitamina B12.

Nota: O queijo azul livre de gordura ou molho Ranch acrescenta 25 calorias por porção; o ketchup, a mostarda, os picles e as azeitonas acrescentam 10.

Variação hambúrguer mexicano com chili. Dispense a mistura de cebola. Misture o bulgur com a água, a carne, o alho, a cenoura, o molho inglês, o sal e a pimenta, conforme as instruções anteriores; acrescente 1 xícara de tomate para salada bem-picado, ¼ de xícara de coentro picadinho, 1 colher (chá) de chili em pó e 1 colher (chá) de molho de pimenta. Forme hambúrgueres e cozinhe conforme as instruções anteriores. Arrume alface, fatias de tomate e cebola nos pães; cubra cada hambúrguer com 1 colher (sopa) de salsa-mexicana e creme de leite light. Calorias: 370.

Chili ranchero

Pratos "úmidos", como chili, são naturalmente baixos em densidade energética. Usamos cacau em pó a fim de enriquecer o sabor. Para uma versão vegetariana, veja a variação.

230g de carne bovina bem magra moída
2 xícaras de cebola picada
1 ½ xícara de pimentão verde picado
2 dentes grandes de alho bem-picados
2 colheres (sopa) de chili em pó
2 colheres (chá) de cacau em pó sem açúcar
1 colher (chá) de cominho moído
½ colher (chá) de sal
Caldo de carne, não diluído
410g de tomate em pedaços, não escorrido
1 xícara de água
1 lata (425g) de feijão-rajado lavado e escorrido
1 xícara de milho com grãos inteiros descongelado
¼ de xícara de coentro bem-picado
Molho de pimenta a gosto

Unte uma caçarola grande e pesada com spray culinário; esquente em fogo médio-alto. Acrescente a carne moída e cozinhe até que perca a cor rosada. Mexa para não embolotar. Passe para um escorredor.

Limpe a caçarola com papel-toalha, unte novamente com spray culinário e ponha em fogo médio-alto até aquecer. Acrescente a cebola, o pimentão verde e o alho; refogue por cerca de 10 minutos, até amaciar.

Adicione o chili e o cacau em pó, o cominho e o sal; cozinhe, mexendo constantemente, por 1 minuto.

Junte a carne, o caldo, o tomate e a água; deixe levantar fervura.

Cozinhe em fogo brando por 15 minutos com a panela tampada. A seguir, adicione o feijão e o milho; cozinhe em fogo brando por mais 15 minutos Acrescente o coentro e o molho de pimenta a gosto.

Rendimento: 4 porções de 2 xícaras cada.

Informações nutricionais por porção. Calorias: 330. Densidade energética: 0,7. Carboidrato: 40g. Gordura: 11g. Proteína: 21g. Fibra: 10g. Sódio: 130mg. Boa fonte: fibra e vitamina C.

Variação vegetariana. Dispense a carne moída; reduza a quantidade de feijão-rajado para 1 xícara. Acrescente 1 xícara de feijão-preto enlatado e 1 xícara de grão-de-bico enlatado; junte-os ao chili no mesmo momento em que o feijão-rajado e o milho são adicionados. **Rendimento:** 4 porções de 2 xícaras cada. Calorias: 290.

Porco com batata-doce e maçã

Batata-doce e maçã são parceiros clássicos do porco e aumentam o volume de cada porção com poucas calorias.

3 colheres (sopa) de farinha de trigo
½ colher (chá) de sal
¼ de colher (chá) de pimenta
340g de lombinho de porco, cortado em fatias de 6mm de espessura
1 colher (sopa) de azeite de oliva
1 xícara de cebola picada
¾ de xícara de sidra
¾ de xícara de caldo de galinha
4 dentes de alho bem-picados
1 batata-doce grande ou 2 pequenas (pouco mais de 230g), descascada e cortada em fatias de 1cm de espessura
2 maçãs sem o miolo e cortadas em cunhas de 1cm

Misture 2 colheres (sopa) da farinha com o sal e a pimenta em um prato raso; passe o porco na mistura de farinha.

Aqueça o azeite de oliva em um forno holandês grande ou em uma frigideira funda, em fogo médio-alto. Acrescente o porco e a cebola e refogue por cerca de 2 minutos de cada lado, até o porco dourar. Retire do fogo e reserve.

Misture a sidra com a colher de farinha restante e mexa até homogeneizar.

Acrescente à frigideira a mistura de sidra, o caldo, o alho, as fatias de batata-doce e de maçã; torne a pôr em fogo médio-alto e deixe levantar fervura. Tampe e cozinhe em fogo brando por 20 minutos.

Rendimento: 4 porções de 1 xícara cada.

Informações nutricionais por porção. Calorias: 320. Densidade energética: 1,3. Carboidrato: 39g. Gordura: 6g. Proteína: 23g. Fibra: 6g. Sódio: 464mg.
Boa fonte: proteína, ferro e fibra.

Refogado

O refogado é um modo rápido de criar um prato que combina muitos vegetais com fontes magras de proteína. Os vegetais liberam água quando entram em contato com fogo alto, por isso você não precisa usar muito óleo para evitar que grudem, e na última parte do preparo na verdade serão cozidos no vapor. Você pode preparar esse prato com lombinho de porco, bife de filé magro, peito de frango ou tofu.

> **340g de lombinho de porco, 340g de bife de filé magro, 340g de peito de frango desossado, sem pele e aberto ao meio, ou 230g de tofu firme**
> **1 colher (sopa) de óleo de gergelim escuro**
> **1 ½ colher (sopa) de gengibre fresco descascado e picado**
> **3 dentes de alho picados**
> **½ xícara de caldo de carne**
> **3 colheres (sopa) de molho de soja de baixo teor de sódio**
> **1 colher (sopa) de maisena**
> **1 xícara de tiras de pimentão verde, vermelho ou amarelo**
> **1 xícara de flores de brócolis pequenas**
> **1 xícara de cenoura fatiada em diagonal**
> **½ xícara de castanha-d'água enlatada, escorrida**
> **½ xícara de broto de bambu enlatado, escorrido**
> **1 xícara de broto de feijão fresco**
> **3 xícaras de arroz cozido (opcional)**

Corte o porco, a carne de vaca ou o frango em tiras de 5 x 3cm; se usar tofu, corte-o em cubos de 2cm. Misture com 2 colheres (chá) de óleo de gergelim, o gengibre e o alho em uma tigela média. Cubra e deixe descansar por 10 minutos.

Misture o caldo de carne, o molho de soja e a maisena em uma tigela pequena. Mexa até homogeneizar e reserve.

Aqueça uma frigideira antiaderente grande em fogo médio-alto; acrescente a mistura de porco (ou carne de vaca, frango ou tofu) e mexa por cerca de 5 minutos, até dourar. Retire da frigideira e transfira para o prato.

Adicione à frigideira a colher (chá) de óleo de gergelim restante e junte as tiras de pimentão, os brócolis, a cenoura, as castanhas-d'água e os brotos de bambu. Mexa por 3-4 minutos ou até os vegetais ficarem macios, mas ainda crocantes. Mexa a mistura de caldo e despeje na frigideira; mexa bem. Adicione o porco cozido (ou carne de vaca, frango ou tofu); junte os brotos de feijão.

Cozinhe, mexendo constantemente, por 1-2 minutos ou até a mistura esquentar e engrossar. Sirva sobre arroz, se desejar.

Rendimento: 4 porções de 1 ¼ cada.

Informações nutricionais por porção (com carne de porco). Calorias: 215. Densidade energética: 1. Carboidrato: 17g. Gordura: 6g. Proteína: 24g. Fibra: 4g. Sódio: 601mg.
Boa fonte: vitaminas A e C.

Com arroz. Calorias: 365.

Com bife de filé. Calorias: 250. Calorias com arroz: 400.

Com peito de frango. Calorias: 203. Calorias com arroz: 355.

Com tofu. Calorias: 155. Calorias com arroz: 300. (Nota: O tofu é tão baixo em densidade energética que você pode aumentar o tamanho da porção dessa versão para 2 xícaras, ingerindo 250 calorias; com arroz, 400.)

Embrulhos de frango calipso

Assar peito de frango com feijão-preto, milho e abacaxi enche seu prato com um suculento e picante prato principal.

340g de peito de frango desossado, sem pele e aberto ao meio
1 lata (425g) de pedacinhos de abacaxi em suco sem açúcar, não escorridos
¾ de xícara de feijão-preto cozido e escorrido
¾ de xícara de milho congelado com grãos inteiros
¼ de xícara de coentro picado
2 colheres (chá) de chili em pó
½ colher (chá) de sal
¼ de colher (chá) de pimentão vermelho moído
3 xícaras de arroz cozido, quente (opcional)

Preaqueça o forno a 180° C.

Corte o frango em tiras de 2,5cm; coloque em uma tigela grande.

Escorra o abacaxi, reservando 3 colheres (sopa) do suco.

Em uma tigela grande, junte o abacaxi escorrido e o suco reservado com o feijão-preto, o milho, o coentro, o chili em pó, o sal, o pimentão vermelho e o frango. Misture bem, sacudindo.

Corte papel-alumínio resistente em quatro pedaços de 25cm e ponha a mistura de frango sobre o centro de cada um deles; dobre o papel-alumínio sobre a mistura, fechando bem. (Como alternativa, você pode usar sacos para assar de papel-alumínio.)

Coloque em uma assadeira. Asse por 35-40 minutos de cada lado ou até o frango cozinhar (perder a cor rosada por dentro e os líquidos saírem claros). Desembrulhe e sirva.

Rendimento: 4 porções.

Nota: Para servir sobre arroz, cozinhe 3 xícaras; isso representa ¾ de xícara por pessoa.

Informações nutricionais por porção. Calorias: 250. Densidade energética: 0,8. Carboidrato: 23g. Gordura: 4g. Proteína: 31g. Fibra: 5g. Sódio: 358mg. Boa fonte: proteína e ferro.

Com ¾ de xícara de arroz. Calorias: 400.

Empadão de frango

Um empadão convencional, com massa por fora e recheio por dentro, é um prato que nos reporta à infância e é capaz de aumentar cinturas. Este é mais leve, sem massa, mas coberto com biscoitos frescos e quentes.

2 colheres (chá) de azeite de oliva
2 xícaras de cogumelos em fatias finas
1 ½ xícara de alho-poró picado
3 dentes de alho bem-picados
Caldo de galinha
1 ½ xícara de cenoura em fatias finas
1 xícara de pimentão verde picado
¾ de xícara de aipo cortado em cubos
¼ de xícara de farinha de trigo
2 ⅓ xícaras de carne branca de frango cozida e picada (500g)
½ colher (chá) de pimenta moída na hora
1 xícara de biscoitos água e sal esmigalhados
¼ de xícara e mais 3 colheres (sopa) de leite semidesnatado (com 1% de gordura)

Preaqueça o forno a 200° C.

Aqueça o azeite de oliva em uma caçarola grande e pesada, em fogo médio.

Acrescente os cogumelos, o alho-poró e o alho; mexa por 5 minutos. Adicione 4 ¼ xícaras de caldo de galinha, a cenoura, o pimentão verde e o aipo; deixe levantar fervura. Tampe e cozinhe em fogo brando por 5 minutos ou até os vegetais ficarem macios.

Em uma xícara, misture a farinha e a ½ xícara restante de caldo de galinha até homogeneizar; adicione à mistura de caldo. Junte o frango e o pimentão; deixe levantar fervura, mexendo constantemente. Despeje em uma assadeira rasa com capacidade para 1,5-2 litros untada com spray culinário.

Junte os biscoitos com o leite, formando uma massa mole. Usando uma colher (sopa), deixe cair a cobertura de biscoito sobre a mistura de frango, para formar 10 biscoitos.

Asse por 20-25 minutos ou até os biscoitos dourarem.

Rendimento: 5 porções de 1 ⅓ de xícara cada.

Informações nutricionais por porção. Calorias: 305. Densidade energética: 0,9. Carboidrato: 34g. Gordura: 7g. Proteína: 28g. Fibra: 3g. Sódio: 988mg. Boa fonte: proteína e ferro.

Ensopado de frango com amendoim

1 colher (chá) de óleo de canola

1 xícara de cebola picada

2 dentes de alho bem-picados

340g de peito de frango desossado, sem pele e aberto ao meio, cortado em cubos de 2,5cm

3 ½ xícaras de caldo de galinha

340g de batata-doce, descascada e cortada em cubos de 1cm

1 ½ xícara de vagem fresca cortada

2 xícaras de espinafre fresco fatiado

¾ de xícara de pimentão vermelho cortado em cubos

3 colheres (sopa) de manteiga de amendoim light

2 colheres (sopa) de suco de limão

Molho de pimenta a gosto

Guarnições: 1 colher (sopa) de cebolinha picada, 1 colher (sopa) de coentro bem-picado e 1 colher (sopa) de amendoim torrado, sem sal, esmigalhado por porção (opcional)

Aqueça o óleo em uma caçarola grande, em fogo médio-alto. Acrescente a cebola e o alho; mexa por 4 minutos ou até ficar macio. Junte o frango; cozinhe até que perca a cor rosada, mexendo sempre. Adicione à caçarola o caldo, a batata-doce e a vagem; deixe levantar fervura. Tampe e cozinhe em fogo brando por 10-15 minutos ou até os vegetais ficarem macios. Junte o espinafre e o pimentão vermelho; tampe e cozinhe em fogo brando por 5 minutos. Acrescente a manteiga de amendoim, o suco de limão e o molho de pimenta. Misture e cozinhe em fogo brando por 1 minuto. Retire do fogo e, usando uma concha, coloque em tigelas. Cubra com as guarnições, se desejar.

Rendimento: 4 porções de 1 ¾ de xícara cada.

Informações nutricionais por porção. Calorias: 330. Densidade energética: 0,8. Carboidrato: 39g. Gordura: 7g. Proteína: 29g. Fibra: 7g. Sódio: 708mg. Boa fonte: proteína, fibra e vitamina C.

Variação de prato principal. Coloque cada porção sobre ½ xícara de arroz cozido. Calorias: 435.

Salada de frango e frutas

½ xícara de iogurte natural desnatado

½ xícara de maionese ou molho para salada livre de gordura

1 colher (sopa) de polpa de suco de laranja congelado

¼ de colher (chá) de gengibre moído

⅛ de colher (chá) de pimentão vermelho moído

⅓ de xícara de cebolinha picadinha

1 ½ xícara de uvas vermelhas ou verdes sem sementes, cortadas ao meio

1 ½ xícara de aipo em fatias finas

1 ½ xícara de frango cozido picado (230g)

½ xícara de castanha de caju picadas

4 folhas grandes de alface

2 tomates para salada em fatias finas
1 pepino em fatias finas

Misture os cinco primeiros ingredientes em uma tigela média formando um molho; acrescente a cebolinha.

Misture as uvas, o aipo, o frango e as castanhas-d'água em uma tigela grande. Sacuda bem com o molho. Cubra e leve à geladeira por 2-4 horas.

Para servir, estenda em cada prato de salada uma folha de alface e, sobre ela, um quarto das fatias de tomate e pepino. Cubra com ¼ da mistura de frango.

Rendimento: 4 porções de 1 ¼ cada, além da alface e das fatias de tomate e pepino.

Informações nutricionais por porção. Calorias: 200. Densidade energética: 0,5. Carboidrato: 24g. Gordura: 2g. Proteína: 19g. Fibra: 3g. Sódio: 351mg. Boa fonte: proteína e vitamina C.

Vermelho assado à moda provençal

O vermelho, assado em caldo ou vinho com tomate e abobrinha é um prato aromático, úmido, delicioso e muito pouco calórico. Você pode substituí-lo por qualquer filé de peixe de carne branca magra.

1 colher (sopa) de azeite de oliva
1 ½ xícara de cebola picada
2 xícaras de tomate para salada sem sementes, picado
2 dentes de alho bem-picados
1 folha de louro
¼ de xícara de caldo de galinha ou vinho branco seco
¼ de xícara de manjericão fresco bem-picado ou 1 colher (chá) de manjericão seco
¼ de colher (chá) de sal
¼ de colher (chá) de pimenta
4 filés (115g) de filé de vermelho ou garoupa
2 xícaras de abobrinha em fatias finas (cerca de 2 unidades médias)
1 pimentão em fatias finas

Preaqueça o forno a 180° C.

Aqueça o azeite de oliva em uma caçarola com capacidade para 2 litros, em fogo médio. Acrescente a cebola picada; refogue até ficar macia. Adicione o tomate picado, o alho, a folha de louro, o vinho, o manjericão, o sal e a pimenta. Tampe e cozinhe em fogo brando por 10 minutos, mexendo ocasionalmente

Arrume os filés de peixe em uma única camada, em uma assadeira de 28 x 18 cm ou assadeira rasa com capacidade para 2 litros untada com spray culinário vegetal. Polvilhe os filés com ¼ de colher (chá) de sal. Usando uma colher, espalhe o molho de tomate de modo uniforme sobre o peixe e os vegetais.

Tampe e asse por 30-40 minutos ou até o peixe desmanchar ao toque do garfo.

Rendimento: 4 porções.

Informações nutricionais por porção. Calorias: 240. Densidade energética: 0,8. Carboidrato: 17g. Gordura: 6g. Proteína: 32g. Fibra: 4g. Sódio: 398mg. Boa fonte: proteína e vitamina C.

Risoto de camarão e vegetais

Este é um prato rico e reconfortante.

4 colheres (chá) de azeite de oliva

1 ½ xícara de vagem verde em pedaços de 1cm

1 ½ xícara de cenoura cortada em cubinhos

¾ de xícara de cebola em fatias finas

3 xícaras cheias de espinafre picado, levemente comprimido

1 xícara de ervilha-torta ou ervilha fresca, aparada e cortada em diagonal em pedaços de 1cm

16 camarões médios descascados, sem tripas e cortados ao meio ao comprido

¼ de colher (chá) de sal

Caldo de galinha

1 ½ xícara de água

1 xícara de arroz arbóreo cru

½ colher (chá) de sal

¼ de colher (chá) de pimenta moída na hora

⅓ de colher (chá) de queijo romano ralado

Aqueça 2 colheres (chá) de azeite de oliva em uma caçarola grande e pesada, em fogo médio-alto. Acrescente a vagem, a cenoura e a cebola, e refogue por 10 minutos, ou até os legumes ficarem macios.

Adicione o espinafre e a ervilha-torta; tampe e cozinhe por 1 minuto. Transfira a mistura para uma tigela e reserve.

Em uma caçarola pequena, ponha em fogo brando o caldo e a água, mas não ferva. Mantenha quente em fogo baixo.

Em uma caçarola grande, limpa, esquente em fogo médio-alto as 2 colheres (chá) restantes de azeite de oliva e adicione o arroz. Cozinhe por 2 minutos, mexendo constantemente. Despeje dentro 1 ½ xícara da mistura de caldo quente; abaixe o fogo para médio e cozinhe até o líquido ser quase absorvido, mexendo ocasionalmente (por 8-10 minutos).

Acrescente a mistura de caldo restante em três vezes, mexendo sempre até cada parte do caldo ser absorvida, antes de acrescentar a próxima (cerca de 20 minutos de tempo total de cozimento).

Junte a mistura de vegetais e camarão, ¼ de colher (chá) de sal e pimenta; cozinhe por 3 minutos ou até esquentar. Acrescente o queijo. Sirva imediatamente.

Rendimento: 4 porções de 1 ¼ xícara cada.

Informações nutricionais por porção. Calorias: 360. Densidade energética: 1,1. Carboidrato: 55g. Gordura: 7g. Proteína: 16g. Fibra: 5g. Sódio: 582mg. Boa fonte: proteína e vitamina A.

Salada Ranch de atum

⅓ de xícara de molho Ranch cremoso de pepino (página 212)
2 colheres (sopa) de manjericão fresco ou estragão bem-picado (opcional)
1 dente de alho bem-picado
1 lata (255g) de atum desfiado convervado em água
½ xícara de aipo em cubinhos
½ xícara de cenoura ralada
½ xícara de cebolinha picadinha
¼ de xícara de azeitonas sem caroço, picadas (opcional)
2 tomates grandes (cerca de 450g)
4 folhas de alface
Pimenta moída na hora

Misture bem o molho para salada, o manjericão e o alho.

Junte o atum, o aipo, a cenoura, a cebolinha e as azeitonas e regue com o molho para salada. Cubra e leve à geladeira por 1 hora ou até servir. (Esta salada pode ser conservada, coberta, na geladeira por até 3 dias.)

Bem antes de servir, corte cada tomate em 6 gomos, começando na extremidade do cabo e cortando 1cm para dentro da extremidade oposta. Abra cada tomate, mantendo a base unida, sobre uma folha de alface, em um prato de servir. Com a colher, distribua uniformemente a mistura de atum dentro dos tomates e polvilhe com pimenta.

Rendimento: 2 porções de 1 ¼ xícara cada.

Informações nutricionais por porção. Calorias: 300. Densidade energética: 0,6. Carboidrato: 21g. Gordura: 10g. Proteína: 34g. Fibra: 5g. Sódio: 741mg. Boa fonte: proteína, fibra e vitamina C.

Com azeitonas: Calorias: 319.

Pizza volumétrica

Esta pizza é um bom exemplo dos métodos para baixar a densidade energética que apresentamos em "Modificando receitas favoritas" (página 272).

2 colheres (sopa) de fubá
Massa de pizza pré-assada
1 ½ xícara de floretes de brócolis pequenas
1 xícara de flores de couve-flor fatiadas
1 lata (410g) de tomate em pedaços com alho e manjericão, escorrido
1 xícara de pimentão vermelho ou verde em tiras de 5cm de comprimento
½ xícara de cogumelos em fatias finas
½ xícara de abóbora-amarela ou abobrinha
½ cenoura pequena, em fatias compridas e finas (cerca de ½ xícara)
1 ½ xícara (170g) de mussarela light em tiras
130g de presunto canadense (opcional)
¼ de queijo parmesão ralado

Preaqueça o forr o a 220° C.

Leve ao micro-ondas os brócolis e a couve-flor em uma tigela grande de vidro com 3 colheres (sopa) de água, tampada e em temperatura alta, por 2-3 minutos ou até ficarem macios, mas ainda crocantes, mexendo uma vez. Escorra bem.

Passe os tomates por um processador de alimentos até esmagá-los. Tire a massa de pizza do forno e com a colher espalhe a mistura de tomate uniformemente sobre ela. Cubra com os brócolis e a couve-flor cozidos; jogue por cima o pimentão, os cogumelos, a abóbora e a cebola. Se quiser, cubra com o presunto canadense. Misture a mussarela com o parmesão e coloque sobre a pizza.

Asse por 11-15 minutos ou até a massa dourar e os vegetais esquentarem. Com uma faca de serra ou um cortador de pizza, corte em 6 fatias.

Rendimento: 6 porções.

Informações nutricionais por porção. Calorias: 270. Densidade energética: 2,4. Carboidrato: 37g. Gordura: 8g. Proteína: 15g. Fibra: 5g. Sódio: 771mg. Boa fonte: fibra, vitamina A e ácido fólico.

Com lombo canadense. Calorias: 290.

Lasanha de vegetais aos quatro queijos

Lasanha pode ser um prato pesado e calórico. Esta versão é bastante saborosa e mais leve. Com muitos vegetais, a densidade energética é bem baixa, o que permite que seja preparada com queijo parmesão e queijos de baixo índice de gordura, em vez de livres de gordura, e ainda assim forneça quase 230g por porção com menos de 250 calorias.

- 12 fatias de massa para lasanha cozida e escorrida
- 2 colheres (chá) de azeite de oliva
- 2 xícaras de brócolis picados
- 2 xícaras de cogumelos fatiados
- 1 ½ xícara de cenoura em fatias finas
- ½ xícara de pimentão vermelho ou verde picado
- 3 dentes de alho bem-picados
- 1 xícara de cebolinha picadinha
- ½ colher (chá) de sal
- ½ colher (chá) de pimenta moída na hora
- 2 xícaras de queijo cottage de baixa gordura
- 1 xícara (115g) de mussarela light em tiras
- ¾ de xícara (85g) de queijo Jarlsberg com redução de gordura ou queijo suíço magro
- 1 pacote (285g) de espinafre picado, descongelado e espremido até ficar seco
- 2 xícaras de molho para espaguete livre de gordura, industrializado
- ¼ de xícara de queijo parmesão ralado

Cozinhe a massa de lasanha segundo as instruções da embalagem, dispensando o sal e a gordura. Escorra e reserve. (Se você estiver usando massa pré-cozida, ignore este passo.)

Aqueça o azeite de oliva em uma frigideira grande e funda ou em um forno holandês, em fogo médio-alto. Acrescente o brócolis e os próximos cinco ingredientes; refogue por cerca de 5 minutos. Adicione ¼ de colher (chá) de sal e ¼ de colher (chá) de pimenta. Reserve.

Misture o queijo cottage com a mussarela, o queijo Jarlsberg e o espinafre; acrescente ¼ de colher (chá) de sal e ¼ de colher (chá) de pimenta. Mexa bem.

Espalhe ½ xícara de molho de tomate no fundo de uma assadeira de 33 x 23 x 5cm untada com spray culinário. Arrume 4 fatias de massa de lasanha sobre o molho. Ponha por cima metade da mistura de queijo cottage, metade da mistura de brócolis e o molho para espaguete restante. Repita as camadas e termine com uma camada de massa. Com a colher, ponha a ½ xícara de molho de espaguete restante sobre a massa; polvilhe uniformemente com queijo parmesão.

Cubra com papel-alumínio e asse por 45 minutos. Deixe descansar por 10 minutos antes de servir. Corte ao meio no sentido do comprimento e depois em cinco pedaços iguais no sentido da largura.

Rendimento: 10 porções.

Informações nutricionais por porção. Calorias: 245. Densidade energética: 1,1. Carboidrato: 30g. Gordura: 6g. Proteína: 18g. Fibra: 3g. Sódio: 562mg. Boa fonte: proteína, cálcio, vitaminas A e C.

Hambúrguer vegetariano

Hambúrgueres vegetarianos congelados são bons, mas quando você experimentar essa versão fresca não vai querer outra.

½ xícara de bulgur cru
⅔ de xícara de água fervente
2 colheres (chá) de azeite de oliva
2 colheres (sopa) de nozes bem-picadas
2 colheres (chá) de cominho moído
1 lata (425g) de grão-de-bico, lavado e escorrido
2 colheres (sopa) de farinha de trigo
1 clara de ovo grande
½ colher (chá) de sal
¼ de colher (chá) de pimentão vermelho
1 pacote (285g) de espinafre picado descongelado e espremido até
    ficar seco
¾ de xícara de cenoura ralada fina
¼ de xícara de cebolinha bem-picada
4 pães (45g) de hambúrguer
4 folhas grandes de alface-romana
4 fatias de tomate
20 fatias finas de pepino
4 fatias finas de cebola
¼ de xícara de molho Ranch cremoso de pepino (página 227) (opcional)

Misture o bulgur com ⅔ de xícara de água fervente em uma tigela pequena; deixe descansar por 30 minutos ou até a água ser absorvida e o bulgur ficar macio.

Nesse meio-tempo, em uma frigideira antiaderente, aqueça o azeite de oliva em fogo médio; acrescente as nozes e refogue por 3-4 minutos ou até ficar perfumado. Adicione o cominho; refogue por 1 minuto. Transfira para uma tigela grande.

Passe o grão-de-bico, a farinha, a clara de ovo, o sal e o pimentão vermelho por um processador de alimentos até homogeneizar. Junte a mistura às nozes na tigela grande. Adicione o bulgur, o espinafre, a cenoura e a cebolinha; misture bem.

Forme 4 hambúrgueres com 2cm de espessura.

Asse ou grelhe os hambúrgueres em grelha untada com spray culinário por cerca de 5 minutos de cada lado, até ficarem dourados e cozidos.

Arrume a alface e as fatias de tomate, pepino e cebola nos pães, cubra com os hambúrgueres e sirva logo. Se quiser, cubra cada hambúrguer com 1 colher (sopa) de molho Ranch cremoso de pepino, ou 2 colheres (chá) de mostarda ou ketchup.

Rendimento: 4 porções.

Informações nutricionais por porção. Calorias: 445. Densidade energética: 1,4. Carboidrato: 69g. Gordura: 13g. Proteína: 17g. Fibra: 13g. Sódio: 742mg. Boa fonte: vitamina C e fibra.

Com molho Ranch cremoso de pepino. Calorias: 466.

Com ketchup ou mostarda. Calorias: 454.

Burrito de feijão e queijo

É ótimo para ser feito de véspera, à noite, e levado para o escritório para o almoço.

1 tortilha (30cm) de farinha livre de gordura
⅓ de xícara de feijão-rajado ou preto cozido
¼ de xícara de salsa-mexicana industrializada
¼ de xícara (30g) de queijo cheddar com redução de gordura (com 2% de gordura) em tiras
1 colher (sopa) de cebolinha picadinha
1 colher (sopa) de azeitonas sem caroço, fatiadas
2 colheres (sopa) de tomate sem sementes, cortado em cubos
½ xícara de alface-romana em fatias finas, levemente comprimida
2 colheres (sopa) de creme de leite light

Preaqueça o forno a 180º C.

Corte um pedaço de 30cm de papel-alumínio. Ponha a tortilha no centro. Misture o feijão com a salsa-mexicana. Com a colher, coloque a mistura de feijão em uma tira no meio da tortilha, mas um pouco fora do centro. Deixe uma margem de 2,5cm em cada extremidade. Cubra com o queijo, a cebolinha, as azeitonas e o tomate.

Dobre as extremidades curtas da tortilha sobre a mistura de feijão; dobre o lado da tortilha mais próximo da mistura de feijão e enrole firmemente. Envolva em papel-alumínio; pode ser assado imediatamente ou guardado na geladeira por até 2 dias. Asse por 10-15 minutos ou até ficar quente.

Para servir, coloque o burrito em um prato e cubra com alface, as 2 colheres (sopa) restantes de salsa-mexicana e o creme de leite.

No micro-ondas: siga as instruções anteriores, mas use filme plástico apropriado em vez de papel-alumínio. Leve ao forno em temperatura alta por 20 segundos, gire 180 graus e vire. Deixe no micro-ondas por mais 20-30 segundos ou até esquentar.

Rendimento: 1 porção.

Informações nutricionais por porção. Calorias: 350. Densidade energética: 1,1. Carboidrato: 49g. Gordura: 8g. Proteína: 18g. Fibra: 16g. Sódio: 114g. Boa fonte: fibra.

Massa primavera

Combinar massa com vegetais frescos resulta em um prato saciador de baixa caloria.

> 2 xícaras de farfalle cru
> 1 xícara de floretes de brócolis pequenas
> ½ xícara de cenoura fatiada
> ½ xícara de aipo fatiado
> ½ xícara de pimentão vermelho (metade de 1 unidade média) cortado em fatias finas de 5cm de comprimento
> ½ xícara de vagem fresca cortada
> ¼ de colher (chá) de sal
> ¼ de colher (chá) de pimenta moída na hora
> 1 xícara de tomates-cereja, cortados ao meio
> ¼ de xícara (30g) de queijo parmesão ou asiago ralado na hora
> 2 colheres (sopa) de manjericão fresco picado (ou salsa fresca)
> 2 colheres (sopa) de azeite de oliva extravirgem

Cozinhe a massa em 3 litros de água salgada fervente em uma caçarola grande, segundo as instruções da embalagem. Nos últimos 3 minutos do tempo de cozimento, acrescente os brócolis, a cenoura, o aipo, o pimentão e a vagem.

Escorra a massa e os vegetais e transfira logo para uma tigela grande de servir. Polvilhe com o sal e a pimenta, e mexa. Acrescente os tomates, o queijo, o manjericão e o azeite de oliva, misturando bem.

Sirva imediatamente ou guarde em um recipiente coberto na geladeira, e sirva como uma salada de massa fria.

Para aquecer ao tirar da geladeira: para cada porção de 1 ½ xícara, cubra e leve ao micro-ondas em temperatura alta por 60-90 segundos, mexendo uma vez.

Rendimento: 4 porções de 1 ½ xícara cada.

Informações nutricionais por porção. Calorias: 260. Densidade energética: 1,3. Carboidrato: 32g. Gordura: 11g. Proteína: 9g. Fibra: 3g. Sódio: 291mg. Boa fonte: vitaminas A e vitaminas C.

Crumble de maçã

Uma sobremesa de maçã *Volumétrica*.

- 6 maçãs Granny Smith (cerca de 4 unidades grandes) sem cascas e em fatias finas
- ¾ de xícara de açúcar mascavo
- 2 colheres (sopa) de água
- 3 colheres (sopa) de polpa de maçã descongelada
- 2 colheres (chá) de amido de milho
- ¾ de colher (chá) de canela em pó
- ⅔ de xícara de aveia levemente torrada*
- ½ xícara de cereal All-Bran Extra Fiber
- ¼ de xícara de farinha de trigo integral
- ¼ de xícara de farinha de trigo comum
- 1 colher (chá) de canela em pó
- 2 colheres (sopa) de óleo de canola

Preaqueça o forno a 200° C.*

Em uma tigela grande, misture as maçãs com ¼ de xícara de açúcar mascavo, a água, 1 colher (sopa) da polpa de maçã, o amido e ¾ de colher (chá) de canela em pó, e sacuda bem para cobrir as maçãs. Com a colher, ponha a mistura em uma assadeira rasa com capacidade para 1,5 litro untada com spray culinário.

Bata a aveia, a farinha e 1 colher (chá) de canela, a ½ xícara de açúcar mascavo restante, as 2 colheres (sopa) da polpa de maçã que sobraram e o óleo de canola em um processador de alimentos até misturar. Despeje sobre a mistura de maçã.

Cubra com papel-alumínio e asse por 25 minutos.

Descubra e asse por 15 minutos ou até a fruta ficar macia e a cobertura crocante. Sirva quente ou em temperatura ambiente.

Rendimento: 6 porções de ¾ de xícara cada.

---

* Preaqueça o forno a 200° C, espalhe a farinha de aveia na assadeira e asse por 5-8 minutos.

Informações nutricionais por porção. Calorias: 245. Densidade energética: 1,8. Carboidrato: 51g. Gordura: 6g. Proteína: 3g. Fibra: 7g. Sódio: 36mg. Boa fonte: fibra.

Trifle vermelho, branco e azul

Esta é uma sobremesa em camadas colorida.

1 caixa (425g) de ricota desnatada
1 caixa (230g) de iogurte de limão ou baunilha desnatado ou semidesnatado
½ xícara de açúcar de confeiteiro
2 colheres (chá) de extrato de baunilha
1 pão de ló redondo industrializado (25cm) cortado em cubos de 2,5cm
1 banana média
2 colheres (chá) de suco de limão
2 xícaras de framboesas descongeladas
2 xícaras de mirtilos frescos
2 xícaras de morangos fatiados
1 ½ xícara de cobertura de creme livre de gordura, descongelada

Bata a ricota, o iogurte, o açúcar de confeiteiro e a baunilha no liquidificador até ficarem homogêneos. Reserve.

Arrume ⅓ dos cubos de pão de ló no fundo de uma grande tigela para trifle ou um prato de servir. Com a colher, espalhe ⅓ da ricota uniformemente sobre os cubos de pão de ló.

Descasque e fatie a banana; regue as fatias com suco de limão.

Ponha por cima uma camada com ⅓ da banana, das framboesas e dos mirtilos. Repita duas vezes com camadas de pão de ló, da mistura de ricota e das frutas. Espalhe a cobertura de creme sobre a última camada de frutas. Cubra e leve à geladeira por pelo menos 2 horas antes de servir.

Rendimento: 15 porções de 1 xícara cada.

Informações nutricionais por porção. Calorias: 205. Densidade energética: 1,2. Carboidrato: 40g. Gordura: 1g. Proteína: 8g. Fibra: 2g. Sódio: 284mg.

Suflês brownie sundae

¼ de xícara de xarope de chocolate Hershey's derretido
4 colheres (chá) de nozes-pecãs ou amendoins picadinhos
½ xícara de açúcar de confeiteiro
¼ de xícara de cacau sem açúcar
1 colher (sopa) de farinha de trigo tipo 1
½ xícara de leite semidesnatado (com 1% de gordura)
1 gema de ovo grande
½ colher (chá) de extrato de baunilha
2 claras de ovos grandes, na temperatura ambiente
⅛ de colher (chá) de creme tártaro
2 colheres (sopa) de açúcar

Preaqueça o forno a 180° C.

Unte quatro formas para suflê de 115-140 gramas com spray culinário.

Ponha 1 colher (sopa) de xarope de chocolate no fundo de cada forma. Coloque 1 colher (chá) de nozes em cima do xarope.

Misture o açúcar com o cacau e a farinha e peneire em uma caçarola média. Acrescente o leite até homogeneizar. Cozinhe em fogo médio-baixo por cerca de 10 minutos ou até engrossar, mexendo sempre. Tire a caçarola do fogo.

Em uma tigela pequena, bata a clara de ovo com a baunilha e incorpore ¼ da mistura de cacau e leite da caçarola. Junte à mistura restante de cacau e leite.

Bata as claras de ovos e o creme tártaro em uma tigela pequena até que se formem pontas firmes.

Acrescente cerca de ¼ das claras de ovos à mistura de cacau e leite na caçarola, e depois adicione às claras de ovos restantes na tigela. Com a colher, espalhe a mistura de suflê uniformemente nas formas. (Os suflês podem ser resfriados, cobertos e conservados na geladeira por até 1 dia antes de serem assados.)

Coloque as formas de suflê em uma assadeira e asse por 15-17 minutos ou até os suflês ficarem inchados e firmes. (Se você estiver usando mistura de suflê refrigerada preparada com antecedência, asse por 24 minutos.)

Sirva imediatamente.

Rendimento: 4 porções.

Informações nutricionais por porção. Calorias: 200. Densidade energética: 2,2. Carboidrato: 37g. Gordura: 4g. Proteína: 5g. Fibra: 2g. Sódio: 54mg.

Cupcakes de cenoura com cobertura de cream cheese

1 lata (230g) de abacaxi esmagado em suco sem açúcar, não escorrido
1 ½ xícara de farinha para bolo peneirada
1 colher (chá) de fermento em pó
¼ de colher (chá) de bicarbonato de sódio
¼ de colher (chá) de sal
¾ de colher (chá) de canela em pó
¼ de colher (chá) de noz-moscada em pó
1 ovo grande
1 clara de ovo grande
⅓ de xícara de leitelho de baixo teor de gordura ou livre de gordura
¼ de xícara de óleo de canola
1 colher (chá) de extrato de baunilha
¾ de xícara de açúcar
1 ½ xícara de cenoura ralada fino
Cobertura de cream cheese (receita a seguir)

Preaqueça o forno a 180° C.

Escorra o abacaxi em uma peneira de arame e pressione para extrair o líquido em excesso. Reserve o suco separadamente para a cobertura.

Peneire a farinha para bolo, o fermento, o bicarbonato, o sal, a canela e a noz-moscada em uma tigela grande.

Misture o ovo, as claras, o leitelho, o óleo e a baunilha e bata até ficarem homogêneos. Adicione o açúcar.

Junte a mistura de ovo e leitelho à farinha na tigela e bata até os ingredientes secos ficarem úmidos. Acrescente a cenoura e o abacaxi reservado.

Com a colher, espalhe a massa uniformemente em formas para muffin forradas com papel. Asse por 15-20 minutos ou até que um palito inserido no centro saia limpo.

Deixe os cupcakes esfriarem nas formas por 10 minutos. Depois, desenforme-os e deixe esfriar por completo em um suporte de arame.

Espalhe 1 colher (sopa) de Cobertura de Cream Cheese de abacaxi em cada cupcake.

Rendimento: 12 cupcakes.

Nota: Depois de os cupcakes assarem, podem ser selados em sacos plásticos resistentes e congelados por até 1 mês. Ponha a Cobertura de Cream Cheese na geladeira. Para servir, descongele o número de cupcakes desejados, deixe 1 colher (sopa) de cobertura para cada cupcake amolecer e cubra.

Cobertura de cream cheese

60g (¼ de xícara) de cream cheese (light, de preferência)
1 ¾ de xícara de açúcar de confeiteiro
1 colher (sopa) do suco de abacaxi reservado
1 colher (chá) de extrato de baunilha

Coloque o cream cheese em uma tigela média. Peneire 1 xícara do açúcar sobre o cream cheese com uma peneira de arame fina e incorpore o açúcar ao cream cheese com uma espátula. Acrescente o suco de abacaxi e a baunilha e incorpore o açúcar restante até ficar homogêneo e poder ser espalhado.

Rendimento: 12 porções de 1 colher (sopa) cada (cerca de ¾ de xícara).

Informações nutricionais por porção. Calorias: 200. Densidade energética: 1,7. Carboidrato: 39g. Gordura: 6g. Proteína: 3g. Fibra: 1g. Sódio: 139mg.

Crepes de farelo de aveia com compota de pêssego e gengibre

5 colheres (sopa) de farinha de trigo
¼ de colher (chá) de farelo de aveia
2 colheres (sopa) de açúcar
1 ovo grande
½ xícara de leite em pó desnatado
⅓ de xícara de água
2 colheres (chá) de óleo de canola
1 colher (chá) de extrato de baunilha
¼ de colher (chá) de sal
Spray culinário vegetal
Compota de pêssego e gengibre (receita a seguir)
2 colheres (sopa) de lascas de amêndoas torradas
2 colheres (sopa) de açúcar de confeiteiro

Bata no liquidificador a farinha, o farelo de aveia e o açúcar até o farelo ficar finamente moído. Acrescente o ovo, o leite, a água, o óleo de canola, o extrato de baunilha e o sal e bata até ficarem homogêneos. Cubra a massa e leve à geladeira por 1 hora.

Preaqueça o forno a 190° C.

Espalhe as amêndoas em uma assadeira, e asse por 5-7 minutos até ficarem levemente torradas. Reserve.

Tire a massa de crepe da geladeira. Unte uma frigideira antiaderente de 20cm com spray culinário e aqueça em fogo médio-alto até uma gota de água dançar na superfície. Coloque 3 colheres (sopa) de massa de uma vez na frigideira e gire para cobrir uniformemente o fundo.

Cozinhe por 30-45 segundos ou até a parte inferior do crepe ficar levemente dourada.

Solte o crepe com uma espátula, vire e cozinhe por mais 20-30 segundos ou até a parte inferior ficar levemente dourada. Transfira o crepe para o prato e cubra-o com papel manteiga. Repita com a massa restante, empilhando os crepes entre folhas de papel manteiga à medida que forem sendo cozidos. Deve haver massa suficiente para preparar 6 crepes.

Unte uma assadeira de 28 x 18 x 5cm com spray culinário. Com a colher, despeje ¼ de xícara de Compota de Pêssego e Gengibre em uma tira no centro de cada crepe. Enrole os crepes e arrume-os na assadeira.

Asse, sem tampa, por 10-15 minutos ou até esquentar. Cubra com ½ colher (chá) de lascas de amêndoas e peneire 1 colher (chá) de açúcar de confeiteiro sobre cada crepe.

Rendimento: 6 porções.

Compota de pêssego e gengibre

1 colher (sopa) de amido de milho
1 colher (sopa) de açúcar
2 colheres (sopa) de licor Amaretto
1 colher (sopa) de mel
1 colher (sopa) de água
3 xícaras de pêssegos sem casca frescos ou congelados
2 colheres (sopa) de gengibre cristalizado, picado fino

Misture os cinco primeiros ingredientes em uma caçarola média e mexa para dissolver o amido. Acrescente os pêssegos e o gengibre e cozinhe em fogo médio por 15-20 minutos ou até a mistura esquentar e engrossar, mexendo sempre.

Rendimento: 6 recheios de ¼ de xícara cada (totalizando cerca de 1 ½ xícara).

Informações nutricionais por crepe. Calorias: 219. Densidade energética: 2,6. Carboidrato: 43g. Gordura: 4g. Proteína: 6g. Fibra: 5g. Sódio: 153mg.

Brownies de chocolate

60g de chocolate amargo, picado
2 colheres (sopa) de óleo de canola
¾ de xícara de cereal All-Bran
½ xícara de leitelho de baixo teor de gordura ou livre de gordura
4 claras de ovos grandes
2 colheres (chá) de extrato de baunilha
1 xícara de abobrinha ralada
⅓ de xícara de cacau em pó sem açúcar
1 xícara de açúcar
¼ de xícara de farinha de trigo
½ colher (chá) de bicarbonato de sódio
¼ de colher (chá) de sal
2 colheres (sopa) de açúcar de confeiteiro

Preaqueça o forno a 180° C.

Misture o chocolate e o óleo de canola em uma tigela de vidro e leve ao micro-ondas em temperatura alta por 1 ½ a 2 minutos; mexa até ficarem homogêneos. Deixe esfriar.

Despeje o cereal em um processador de alimentos equipado com uma lâmina de faca, acrescente o leitelho e bata até o cereal ficar finamente moído. Raspe os lados do processador e deixe a mistura descansar por 15 minutos.

Acrescente as claras de ovos, o extrato de baunilha e a abobrinha, e bata até misturar.

Despeje o cacau em uma peneira de arame e peneire sobre uma tigela grande para remover os caroços. Acrescente o açúcar, a farinha, o bicarbonato de sódio e o sal, e use um batedor para misturar. Adicione a mistura de cereal. Despeje em uma assadeira de 23cm² untada com spray culinário.

Asse por 30-33 minutos ou até um palito inserido no centro sair com algumas migalhas úmidas. Deixe esfriar antes de cortar. Peneire açúcar de confeiteiro por cima. Corte em 9 barras.

Rendimento: 9 porções.

Informações nutricionais por porção. Calorias: 205. Densidade energética: 2,6. Carboidrato: 34g. Gordura: 7g. Proteína: 5g. Fibra: 4g. Sódio: 88mg.

Suflê de cheesecake de limão

9 biscoitos wafer de baunilha, esmigalhados
425g de ricota
1 pote (230g) de iogurte de limão light
⅓ de xícara de açúcar
¼ de xícara de suco de limão espremido na hora
3 colheres (sopa) de farinha de trigo tipo 1
1 gema de ovo
2 colheres (chá) de raspas de limão
1 colher (chá) de extrato de baunilha
¼ de colher (chá) de sal
5 claras de ovos grandes
⅛ de colher (chá) de creme tártaro
¼ de xícara de açúcar
2 xícaras de morangos fatiados, mirtilos frescos, framboesas frescas ou
   qualquer combinação.

Preaqueça o forno a 180° C.

Unte uma forma para suflê com capacidade para 2 litros com spray culinário.

Dobre ao meio, no sentido do comprimento, uma folha de papel-alumínio ou papel vegetal. Use-a para envolver a parte externa da forma e prenda-a com barbante, formando uma aba de 8cm acima dos lados da forma. Cubra a parte interior com os biscoitos esmigalhados, deixando as migalhas soltas no fundo.

Ponha no copo do liquidificador a ricota, o iogurte, ⅓ de xícara de açúcar, o suco de limão, a farinha, a gema de ovo as raspas de limão, a baunilha e o sal; tampe e bata até a ricota ficar macia, raspando os lados do copo quando necessário. Transfira a mistura para uma tigela grande.

Bata as claras de ovos e o creme tártaro em uma tigela grande limpa, com a batedeira em velocidade alta, até se formarem pontas moles. Pouco a pouco, acrescente o ¼ de xícara de açúcar restante, batendo até que se formem pontas firmes.

Acrescente cerca de ¼ das claras de ovos à mistura de ricota e adicione às claras de ovos restantes. Despeje na forma de suflê preparada e asse por 45 minutos ou até a parte de cima dourar e o centro ficar firme. Com a colher, coloque o suflê imediatamente em tigelas e ponha ao redor de cada porção ¼ de xícara de frutas silvestres fatiadas.

Rendimento: 8 porções.

Informações nutricionais por porção. Calorias: 220. Densidade energética: 1,5. Carboidrato: 30g. Gordura: 6g. Proteína: 11g. Fibra: 1g. Sódio: 210mg. Boa fonte: vitamina C e cálcio.

Pudim de abóbora

1 lata (425g) de abóbora não temperada
1 lata (400g) de leite condensado
1 xícara de substituto do ovo
⅓ de xícara de água
2 colheres (chá) de tempero pronto para torta de abóbora
1 ½ colher (chá) de extrato de baunilha
⅛ de colher (chá) de sal

Preaqueça o forno a 180° C.

Com a batedeira, na velocidade média, bata todos os ingredientes até a mistura ficar homogênea.

Despeje a mistura em uma forma para bolo redonda, de 20cm, untada com spray culinário. Cubra com papel-alumínio e coloque em uma assadeira maior.

Encha a assadeira com 2,5cm de água.

Asse por 1h15 ou até que uma faca inserida no centro saia limpa. Retire a forma da água, descubra e deixe esfriar por pelo menos 30 minutos.

Sirva à temperatura ambiente ou cubra e deixe na geladeira durante a noite. Solte as bordas com a faca e desenforme o pudim em um prato de servir.

Rendimento: 8 porções.

Informações nutricionais por porção. Calorias: 190. Densidade energética: 1,4. Carboidrato: 35g. Gordura: 1g. Proteína: 8g. Fibra: 2g. Sódio: 133mg. Boa fonte: vitamina A.

Smoothie de banana e morango

Mantenha frutas fatiadas no congelador, para poder fazer um smoothie em um piscar de olhos!

1 banana média
1 ½ xícara de morangos frescos fatiados
2 xícaras de cubos de gelo
½ xícara de água
½ xícara de leite semidesnatado (com 1% de gordura)
1 pote (230g) de iogurte de morango desnatado e livre de açúcar*
1 colher (sopa) de mel
1 colher (chá) de extrato de baunilha

Descasque e fatie a banana; ideal que renda cerca de 1 ½ xícara. Arrume as fatias de banana e morango em uma assadeira e congele até ficarem sólidas. Use imediatamente ou transfira para um saco plástico resistente e guarde no congelador por até 2 semanas.

Coloque os cubos de gelo em um saco plástico resistente e esmague-os com um rolo de macarrão.

Ponha 1 xícara do gelo esmagado em um copo de liquidificador com a água, o leite, o iogurte, o mel, a baunilha e a fruta congelada. Tampe e bata até homogeneizar.*

Rendimento: 2 porções de 2 xícaras cada.

Informações nutricionais por porção. Calorias: 215. Densidade energética: 0,5. Carboidrato: 44g. Gordura: 1g. Proteína: 7g. Fibra: 4g. Sódio: 88mg. Boa fonte: vitamina C.

---

*Iogurte comum desnatado também serve, mas acrescenta 55 calorias a mais por porção.

Smoothie de pêssego e abacaxi

1 xícara de abacaxi em cubos, enlatado ou fresco
1 ½ xícara de pêssegos congelados picados, não adoçados
2 xícaras de cubos de gelo
1 pote (230g) de iogurte de pêssego desnatado e livre de açúcar*
1 colher (sopa) de mel (opcional)
1 colher (chá) de extrato de baunilha

Arrume os cubos de abacaxi em uma assadeira e congele até ficarem sólidos. Use imediatamente, ou transfira para um saco plástico resistente e guarde no congelador por até 2 semanas.

Coloque os cubos de gelo em um saco plástico resistente e esmague-os com um rolo de macarrão.

Ponha 1 xícara do gelo esmagado em um copo de liquidificador junto com a água, o leite, o iogurte, o mel, a baunilha e a fruta congelada. Tampe e bata até homogeneizar. Prove e, se necessário, acrescente o mel, tampe e bata de novo.

Rendimento: 2 porções de 2 xícaras cada.

Informações nutricionais por porção. Calorias: 215. Densidade energética: 0,3. Carboidrato: 49g. Gordura: 1g. Proteína: 5g. Fibra: 6g. Sódio: 58mg.

---

* Iogurte comum desnatado também serve, mas acrescenta 55 calorias a mais por porção.

Blue moon slushie

½ xícara de mirtilos congelados
½ xícara de amoras-pretas congeladas
¼ de xícara de suco de uva
4 cubos de gelo
½ xícara de club soda, gelado

Bata no liquidificador os mirtilos, as amoras-pretas e o suco de uva, até ficarem homogêneos.

Coloque os cubos de gelo em um saco plástico resistente e esmague-os grosseiramente com um rolo para esticar massa. Ponha ½ xícara dos cubos de gelo esmagados no liquidificador e bata até que fiquem com a consistência de neve derretida.

Despeje em um copo alto e adicione o club soda.

Sirva imediatamente.

Rendimento: 1 porção.

Informações nutricionais por porção. Calorias: 125. Densidade energética: 0,3. Carboidrato: 31g. Gordura: 1g. Proteína: 2g. Fibra: 6g. Sódio: 32mg. Boa fonte: fibra.

CAFÉ DA MANHÃ

Muffins de dois farelos

Aquele muffin enorme que você se apodera a caminho do trabalho pode conter 500 calorias. Em vez disso, prepare esses muffins ricos em fibras. Congele um punhado e esquente um no micro-ondas para o café da manhã.

2 ovos grandes
¼ de xícara de açúcar mascavo
¾ de xícara de leitelho livre de gordura
⅓ de xícara de molho de maçã

2 colheres (sopa) de óleo vegetal
1 ½ xícara de cereal de farelo de trigo não processado*
½ xícara de farelo de aveia
½ xícara de farinha de trigo
1 ½ colher (chá) de fermento em pó
½ colher (chá) de bicarbonato de sódio
¼ de colher (chá) de sal

Preaqueça o forno a 190° C.

Unte 9 formas para muffin com spray culinário ou forre-as com papel-alumínio ou formas de papel.

Bata os ovos com o açúcar mascavo em uma tigela média, até que fiquem homogêneos. Junte o leitelho, o molho de maçã e o óleo. Adicione o cereal de farelo de trigo. Deixe a mistura descansar por pelo menos 15 minutos e, no máximo, 30 minutos.

Misture o farelo de aveia com os ingredientes restantes em uma tigela grande. Faça um buraco no centro. Despeje a mistura de farelo molhada. Misture com uma espátula até os ingredientes secos ficarem úmidos.

Com a colher, coloque a massa nas formas para muffin, enchendo ⅔ delas. Asse por 18-19 minutos ou até que um palito inserido nos centros saia com algumas migalhas úmidas. Desenforme os muffins e sirva quentes, ou esfrie.

Os muffins podem ser congelados por até 2 semanas; após esfriarem totalmente, guarde-os em um saco plástico resistente no congelador. Para reaquecer, retire os muffins do plástico e enrole um a um, em uma toalha de papel. Leve ao micro-ondas em temperatura média-baixa por 1 a 1 ½ minuto ou até que fiquem quentes.

Rendimento: 9 muffins.

Informações nutricionais por porção. Calorias: 140. Densidade energética: 2,5. Carboidrato: 22g. Gordura: 5g. Proteína: 4g. Fibra: 2g. Sódio: 290mg.

Variação de Abobrinha. Dispense o molho de maçã e acrescente à mistura de farinha 1 xícara de abobrinha ralada, ½ colher (chá) de canela em pó e ½ colher (chá) de tempero pronto para torta de abóbora. **Rendimento:** 9 muffins. Calorias: 140.

---

* Este não é um cereal pronto para ser consumido; é conhecido como farelo de moleiro.

Variação de laranja e mirtilo. Reduza o leitelho para ½ xícara e acrescente ¼ de xícara de suco de laranja. Adicione à mistura de farinha 1 colher (sopa) de raspas de laranja tiradas na hora. Acrescente 1 xícara de mirtilos frescos ou congelados (não descongele ou escorra), após misturar a massa. **Rendimento:** 10 muffins. Calorias: 140.

Frittata de vegetais

Sirva no café da manhã, lanche, almoço ou jantar.

- 1 colher (sopa) de azeite de oliva
- 1 ½ xícara de cogumelos fatiados
- 1 xícara de abobrinha fatiada
- 1 xícara de cevada meio cozida, preparada segundo as instruções da embalagem, mas sem sal
- 1 xícara de pimentão vermelho ou verde picado
- 1 xícara de cebolinha picadinha
- 4 ovos grandes e mais 8 claras de ovos grandes
- 1 ¼ de xícara de ricota
- ½ colher (chá) de sal
- ½ colher (chá) de pimenta moída na hora
- 1 pacote (285g) de espinafre picado descongelado e espremido até ficar seco
- 1 tomate médio sem sementes, fatiado fino
- 2 colheres (sopa) de salsa-mexicana (opcional)
- 2 colheres (sopa) de creme de leite (opcional)

Preaqueça o forno a 230° C.

Despeje o azeite de oliva em uma frigideira de 23cm ou prato para quiche próprio para forno. Acrescente os cogumelos e a abobrinha. Asse por 5 minutos no forno preaquecido. Tire a frigideira do forno e arrume uma camada de cevada, pimentão vermelho e cebolinha sobre a mistura de cogumelos e abobrinha. Cubra com fatias de tomate. Reduza a temperatura do forno para 200° C.

Bata os ovos e as gemas de ovos (ou o farelo de linhaça) com a ricota, o sal e a pimenta no liquidificador ou processador de alimentos até ficarem homogêneos. Transfira para uma tigela e adicione o espinafre. Despeje uniformemente sobre os vegetais na frigideira; aperte um pouco os vegetais para a mistura de ovos penetrar nas camadas.

Asse a frittata, destampada, por 35 minutos ou até inchar e ficar firme. Deixe descansar por 5 minutos antes de cortar. Se quiser, cubra cada porção com 2 colheres (sopa) de creme de leite light.

Rendimento: 6 porções.

Informações nutricionais por porção. Calorias: 225. Densidade energética: 1,1. Carboidrato: 17g. Gordura: 10g. Proteína: 19g. Fibra: 3g. Sódio: 424mg. Boa fonte: proteína, vitaminas C e A.

Nota: Se você preparar esse prato com farelo de linhaça em vez de 8 ovos inteiros, ou a mistura ovo/clara de ovo, isso acrescentará 30 calorias por porção.

Huevos rancheros

2 tortilhas de trigo integral 99% livres de gordura (15cm)
1 ovo e 2 claras
¼ de xícara de cebola picada
¼ de xícara de cebolinha picada
2 colheres (sopa) de água
Sal e pimenta
1 colher (sopa) de queijo cheddar com redução de gordura
¼ de xícara de salsa-mexicana

Misture em uma tigela pequena o ovo e as claras (ou o farelo de linhaça) com a cebola, a cebolinha, a água, o sal e pimenta a gosto.

Cubra as tortilhas com uma toalha de papel úmida e as leve ao micro-ondas em temperatura alta por 30 segundos.

Unte a frigideira com spray culinário e coloque-a em fogo alto. Despeje nela a mistura de ovo e mexa com a colher ou espátula por 3-5 minutos, até que os ovos fiquem firmes.

Coloque as tortilhas em um prato, ponha metade do ovo mexido em cada uma delas e cubra com o queijo e a salsa-mexicana.

Rendimento: 1 porção.

Informações nutricionais por porção. Calorias: 280. Densidade energética: 0,9. Carboidrato: 33g. Gordura: 7g. Proteína: 20g. Fibra: 2g. Sódio: 738mg. Boa fonte: proteína, vitamina C.

Omelete de vegetais

½ xícara de espinafre picado
½ xícara de cogumelos fatiados
1 ovo e mais 2 claras de ovos (ou ½ xícara de farelo de linhaça)
2 colheres (sopa) de leite semidesnatado (com 1% de gordura)
½ xícara de tomate picado
3 colheres (sopa) de mussarela light

Preaqueça o espinafre e os cogumelos em uma tigela tampada que possa ir ao micro-ondas em potência alta por 1 minuto.

Misture o ovo e as claras de ovos com leite. Despeje em uma frigideira untada com spray culinário, em fogo alto. Quando a omelete cozinhar, coloque o espinafre, os cogumelos, o tomate e a mussarela no centro. Dobre a omelete ao meio e cozinhe por mais 30 segundos a 1 minuto.

Rendimento: 1 porção.

Informações nutricionais por porção. Calorias: 210. Densidade energética: 0,7. Carboidrato: 9g. Gordura: 10g. Proteína: 22g. Fibra: 2g. Sódio: 308mg. Boa fonte: proteína, vitaminas A, C e cálcio.

Modificando receitas favoritas

COMO VOCÊ PODE TORNAR SUAS REFEIÇÕES mais *Volumétricas?* Há alguns modos básicos:

- Reduza a gordura.

- Acrescente água.

- Aumente as fibras.

- Acrescente frutas e vegetais, que fornecem tanto água quanto fibras.

Apesar de simples, os princípios também são versáteis. *Subtrair* gordura ou *somar* ingredientes ricos em água baixará a densidade energética dos pratos. Quando você faz as duas coisas, os resultados são ainda melhores. Nos exemplos a seguir mostraremos como modificar receitas favoritas para baixar a densidade energética.

1. O SANDUÍCHE

É hora do almoço e você pede um sanduíche de mortadela Bologna e queijo na delicatéssen: 2 fatias de pão integral, 2 fatias (30g) de mortadela Bologna de carne de vaca, 1 fatia (30g) de queijo cheddar suave, 1 pedaço de alface, 1 colher (sopa) de maionese comum. Pesa 200g. Infelizmente, também fornece 625 calorias.

Seu objetivo é criar um sanduíche maior, com menos calorias. O sanduíche final deve ficar com apenas 450 calorias. Para manter suas calorias nesse nível com o almoço original da delicatéssen você só poderia comer cerca de ¾ do sanduíche de 625 calorias (*figura A,* página seguinte).

Isso não é muito satisfatório. Mas como chegar a nosso sanduíche *Volumétrico?* Primeiro reduziremos a gordura. Depois acrescentaremos água e fibras, aumentando os vegetais. Vamos começar com as técnicas para redução de gordura:

Substitua a maionese com gordura total por maionese com gordura parcial. Economia: 50 calorias.

Substitua o queijo cheddar integral por cheddar light. Economia: 20 calorias.

Substitua a mortadela Bologna de alto teor de gordura por rosbife magro. Economia: 117 calorias.

O sanduíche, com o mesmo peso, agora só contém 438 calorias. Ótimo. Mas e se você pudesse comer um sanduíche maior? Você pode, acrescentando vegetais. Digamos que acrescente 2 fatias de tomate, 2 rodelas de pimentão verde e 1 colher (sopa) de brotos de alfafa. Isso representa apenas 14 calorias.

Agora seu sanduíche só contém 452 calorias. A densidade energética baixou de 3,2 para 1,8. Você tem um sanduíche maior com menos calorias (*figura B*).

Ou, com as mesmas calorias do sanduíche original da delicatéssen, você pode comer um sanduíche maior, e mais 1 ¼ xícara de sopa de vegetais e uma maçã.

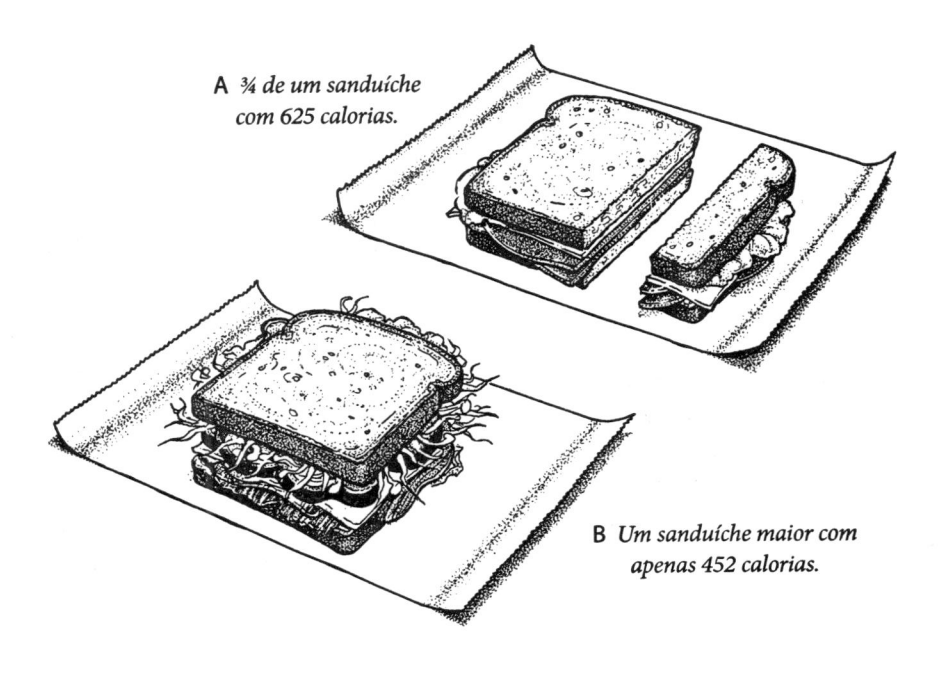

A *¾ de um sanduíche com 625 calorias.*

B *Um sanduíche maior com apenas 452 calorias.*

2. A PIZZA

Para o jantar você pode preparar uma pizza rápida: 1 disco de massa pré-assada, ao qual acrescenta 1 xícara de molho de tomate, 340g de mussarela integral rasgada em tiras, ¼ de xícara de queijo parmesão ralado e 24 fatias de pepperoni. Isso faz uma pizza de 30cm de diâmetro. Fatie em 6 porções. Ops! Cada fatia contém 450 calorias. Densidade energética: 3,3.

Mostraremos como comer mais pizza ingerindo apenas 290 calorias **por** fatia. Se você quisesse ingerir essa quantidade de calorias com sua pizza **de** pepperoni, teria de comer apenas 65% de uma fatia.

Isso não será suficiente. Portanto, faça algumas mudanças. Primeiro, reduza a gordura, escolhendo alimentos menos gordurosos e usando menos queijo:

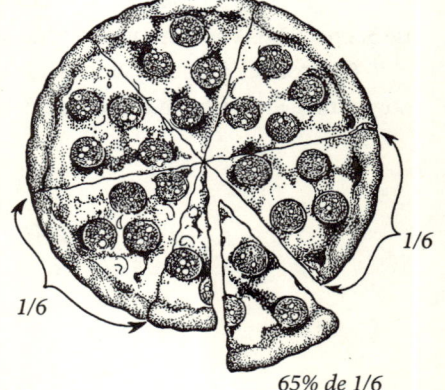

Pizza de 30cm de diâmetro dividida em 6 porções iguais

1/6

1/6

65% de 1/6

Substitua a mussarela integral pela light e reduza a quantidade de 340 para 170g.
Economia por fatia: 86.

Substitua o pepperoni de alto teor de gordura por lombo canadense extramagro.
Economia por fatia: 84.

Agora você economizou 170 calorias, de modo que uma fatia só contém 280. Mas uma única fatia irá satisfazê-lo no jantar? Se não, torne-a *Volumétrica*! Como? Para encorpá-la, use tomates frescos picados (com manjericão, orégano e alho) em vez de molho de tomate industrializado; isso também faz você economizar 13 calorias por fatia. Agora acrescente mais vegetais ricos em água e fibras: cubra a pizza com 1 ½ xícara de flores de brócolis, 1 xícara de couve-flor fatiada, 1 xícara de pimentões fatiados, ½ xícara de cogumelos, ½ xícara de cebola e ½ xícara de abóbora-amarela. Isso acrescenta apenas 26 calorias por fatia.

Agora uma fatia só contém 293 calorias. A densidade energética baixou para 2,2. Você está ingerindo menos calorias e, com todos esses vegetais, comendo muito mais pizza.

Em outras palavras, ingerindo as mesmas calorias que você obtém da pizza de pepperoni original, agora pode comer 1 ½ fatia de uma porção muito mais grossa.

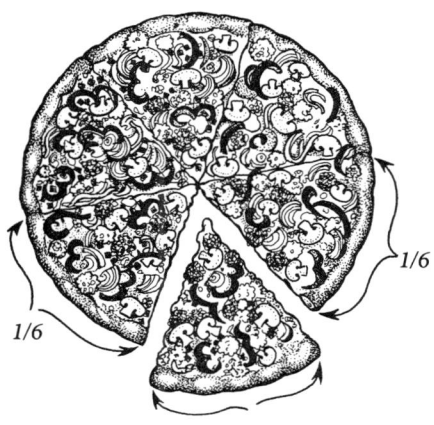

1/6 mais grossa

3. O MILK-SHAKE

É hora do lanche. Você gostaria de algo com menos de 100 calorias. Que tal um milk-shake? Para 4 porções você pode misturar 1 ½ xícara de sorvete de baunilha comum com ¾ de xícara de leite com redução de gordura reduzida (com 2% de gordura), 2 xícaras de morangos e 1 banana. Densidade energética: 0,9. Cada porção de 1 xícara contém cerca de 180 calorias Para ingerir 100 calorias, sua porção tem de ser de menos de ½ xícara (*figura A*).

Como tornar isso mais *Volumétrico*? Vamos substituir o sorvete pela mesma quantidade de iogurte de morango desnatado e o leite por 1 ½ xícara de gelo esmagado, e manter os morangos e a banana. Em vez de um milk-shake, você terá um smoothie. Agora a densidade energética é de apenas 0,45. Para ingerir 90 calorias, sua porção pode ser de 1 xícara inteira (*figura B*).

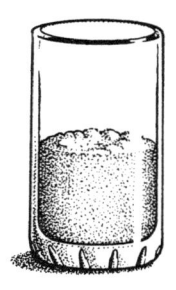

A. *½ xícara de milk-shake*

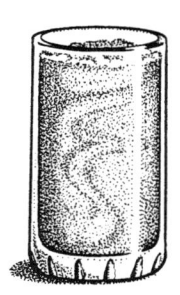

B. *1 xícara de smoothie*

Parte 6:
Uma vida ativa

MUITOS DE VOCÊS PODEM ACHAR mais fácil emagrecer do que permanecer magro. Para manter a perda de peso e evitar o ganho é preciso aumentar a atividade física. Você não tem de se tornar um atleta para se manter magro, mas precisa mover os braços e as pernas todos os dias, provavelmente mais do que move agora. Mostraremos os modos mais eficazes de aumentar a atividade física para administrar o peso.

A prescrição de exercícios

OS EXERCÍCIOS SOZINHOS AJUDAM POUCO a emagrecer. Você simplesmente não pode queimar muitas calorias por dia. Uma caminhada vigorosa de meia hora pode queimar 150 calorias. Os planos de emagrecimento somente com exercícios em geral resultam em uma perda de peso de apenas 110g por semana. Contudo, aumentar a atividade física é crucial para o plano de administração do peso, e tem importante papel na manutenção da perda.

Como isso é possível? A resposta é simples: emagrecer é um processo diferente de se manter magro. Como mostramos, para se manter magro o que importa é você ingerir menos calorias do que queima. Os planos de dieta apenas resultam em uma perda média de 8% do peso corporal em 3-12 semanas, o que representa 7,2 quilos, se você estiver pesando 90. Acrescente exercícios e poderá emagrecer mais alguns quilos. Mas a atividade física ajudará você a se manter magro.

A VANTAGEM DA ATIVIDADE

Um dos motivos é o metabolismo. Reduzir calorias para emagrecer faz você perder não só gordura corporal como também massa corporal magra, principalmente muscular. Contudo, o músculo é seu ás metabólico na manga. Por isso, você deve manter alta a proporção de músculos em seu corpo para facilitar a manutenção da perda de peso. Mesmo em repouso, 500g de músculos queimam mais calorias do que 500g de gordura corporal. A massa corporal magra é o principal determinante do ritmo em que você queima calorias em repouso, a chamada taxa metabólica de repouso (TMR). Considere:

- Aumentar a atividade física desacelera a perda de massa corporal magra proveniente do emagrecimento e reverte, em parte, o declínio do TMR. Se você emagrecer comendo menos, 41% do peso que perderá será massa corporal magra. Mas se restringir calorias *e* se exercitar, apenas 23% de seu peso perdido serão de massa corporal magra.

- Quando você se exercita, não só queima calorias como continua a queimá-las em um ritmo mais acelerado durante várias horas depois. As pessoas que se exercitam regularmente apresentam um ritmo metabólico em repouso mais alto do que as sedentárias.

- Exercitar-se desenvolve músculos. O treinamento de resistência ou peso é particularmente eficaz para isso, mas qualquer atividade aeróbica que trabalhe os músculos longos das pernas e dos braços (caminhada, jogging, natação, esqui) também dá bom resultado.

Há outro motivo pelo qual a atividade física é indispensável para a administração do peso: *ela ajuda as pessoas a assumir um compromisso com um estilo de vida mais saudável*. A atividade física regular é um dos modos mais confiáveis de melhorar o humor, reduzir a ansiedade, controlar a depressão, melhorar o sono e aumentar a autoestima. Faz você se sentir bem e demonstrou ajudar as pessoas a seguir um programa de emagrecimento. "O exercício faz as pessoas se sentirem melhor", diz Steven Blair, do Cooper Institute. "Também dá autoconfiança, o que torna mais fácil manter um bom plano alimentar."

CONTE CALORIAS E SE MOVIMENTE

As calorias contam, independentemente se você as coloca em seu corpo como alimento, ou as queima. "Para a administração do peso, o importante é o número total de calorias que você queima", diz James O. Hill, professor de medicina da University of Colorado. "A verdadeira mensagem é: 'Faça algo e faça mais disso.'"

Para queimar 150 calorias

Se você queimar 150 calorias extras por dia, perderá 500g a mais por mês, e tornará mais fácil se manter magro. Eis como:

- Lave e encere seu carro durante 45-60 minutos.

- Jogue vôlei durante 30-45 minutos.

- Pratique jardinagem durante 30-45 minutos.

- Caminhe 2,81Km em 35 minutos (4,82Km/hora).

- Tente acertar uma cesta de basquete durante 30 minutos.

- Dance socialmente durante 30 minutos.

- Caminhe 3,21Km em 30 minutos (6,43Km/hora)

- Nade durante 20 minutos.

- Jogue basquete durante 15-20 minutos.

- Pedale 6,43Km em 15 minutos.

- Corra 2,41Km em 15 minutos.

- Suba e desça escadas por 15 minutos.

Fonte: National Institutes of Health.

As pessoas que perderam muito peso e se mantêm magras em geral realizam atividades físicas, como caminhada vigorosa por uma hora ou mesmo mais, todos os dias, muito além dos 30 minutos diários recomendados para a saúde geral. "Estamos dando às pessoas uma falsa sensação de que 30 minutos é tudo de que você precisa", diz Hill. Blair afirma: "Se você emagreceu, exercite-se por pelo menos 45 minutos por dia. Uma hora seria melhor."

Você não precisa passar uma hora na academia todos os dias. Quando lê a palavra *exercício*, pode imaginar pessoas usando roupas de fibra sintética correndo na pista local. Você não precisa se tornar um atleta. Só tem de se movimentar, frequentemente. "No final do dia, o que importa é o total de calorias que você gastou", diz Blair.

EXERCÍCIOS COMO ESTILO DE VIDA

Você também não precisa realizar toda a sua atividade de uma só vez. Se começar um programa de caminhada, pode caminhar por 20 minutos três vezes ao dia, ou até 10 minutos seis vezes ao dia. "Acumular" minutos de atividade física é benéfico tanto para a administração do peso quanto para a saúde.

Outra abordagem eficaz é se tornar mais ativo de modos que não *pareçam* exercício. Simplesmente aumentar a "atividade como estilo de vida" é uma ferramenta para emagrecimento extremamente eficaz, segundo pesquisadores de administração do peso da Johns Hopkins University, em Baltimore. Quando mulheres acima do peso emagreceram em seu programa, algumas foram instruídas a participar de aulas de exercícios aeróbicos estruturados como parte da fase de manutenção. Mas a outro grupo foi simplesmente mostrado como aumentar a atividade física na vida diária: caminhar mais todos os dias, trabalhar mais no jardim e no serviço doméstico, usar escadas com mais frequência e assim por diante. Os dois grupos emagreceram, mas após um ano o grupo de exercícios como estilo de vida manteve quase toda a perda de peso, enquanto o grupo nos exercícios aeróbicos recuperou vários quilos. Por quê? Mais pessoas no grupo de exercícios como estilo de vida estavam muito ativas fisicamente um ano depois.

Você deveria consultar um médico primeiro?

Se atualmente você é sedentário, talvez queira consultar o médico antes de começar um novo programa de exercícios. Você, definitivamente, deveria consultá-lo se sua resposta para qualquer uma destas perguntas for sim:

- Um médico já disse que você tem problemas cardíacos?

- Você sofre frequentemente de dores no peito?

- Frequentemente sente que vai desmaiar ou tem vertigens?

- Algum médico já disse que você é hipertenso?

- Algum médico já falou que você tem problemas ósseos ou nas articulações, como artrite, que poderiam ser agravados por exercícios?

- Você tem mais de 65 anos e não está acostumado a fazer exercícios?

- Toma medicações prescritas, como para hipertensão?

- Há um bom motivo de saúde, não mencionado aqui, para você não se exercitar?

Fonte: British Columbia Department of Health, em *Physical Activity and Weigh Control*, do National Institute of Diabetes and Digestive and Kidney Diseases, National Institutes of Health.

Portanto, estabeleça como objetivo não só se engajar em exercícios mais intencionais, como um programa de caminhada, mas também reduzir seu "tempo sedentário". Desligue a televisão; quanto mais assistir à tevê, mais gordo ficará, segundo as estatísticas. Salte do transporte público um ponto antes e ande o restante do caminho, estacione mais longe do trabalho ou do shopping, dê pequenas saídas a pé ou de bicicleta em vez de sempre entrar no carro, comece a cultivar um jardim, suba escadas, tenha um hobby que o mantenha ativo, compre um cortador de grama manual, leve seus filhos para dar uma caminhada e saia mais com o cachorro.

QUEIMANDO CALORIAS

Seu objetivo para a administração do peso deveria ser aumentar o número total de calorias que queima por dia. Faça isso aos poucos, especialmente se tem sido bastante sedentário. Tente caminhar por 10 minutos em um dia e aumente seu tempo de caminhada em alguns minutos diariamente. Quando você atingir um nível razoável de bom condicionamento físico, pode querer experimentar essas abordagens adicionais para aumentar a eficácia de seu programa:

- *Duração.* A atividade física que dura mais de 45 minutos queima gordura mais eficientemente. Se você estiver caminhando, tente caminhar por uma hora ou mais pelo menos uma vez por semana.

- *Intensidade.* Embora a maior parte de sua atividade física deva ser de intensidade moderada, incorporar a seu programa alguns exercícios de intensidade mais alta pode ser útil, segundo descobertas de certa pesquisa recente. Intensidade moderada é definida como 50-70% de sua frequência cardíaca máxima, enquanto intensidade alta é 70-85%. Para determinar a intensidade de seu exercício, subtraia sua idade de 220; essa é sua frequência cardíaca máxima em batimentos por minuto. (Se você estiver obeso, com IMC acima de 30, subtraia sua idade de 200.) Digamos que sua frequência cardíaca máxima seja 180. Para se exercitar a 75% de intensidade você multiplicará sua frequência cardíaca máxima por 0,75. Isso dará a você o nível-alvo de 135 batimentos cardíacos por minuto. Você pode parar para medir seu pulso ao se exercitar, para compará-lo com esse alvo.

- *Resistência*. Um programa de treinamento de resistência ou força, com pesos ou máquinas, é uma parte excelente de um programa de administração do peso. Desenvolve músculos, o que aumenta o ritmo metabólico. Você não precisa entrar para uma academia. Um programa de levantamento de peso em casa com halteres é suficiente. As "faixas elásticas" de resistência são outra opção barata.

MAS OS EXERCÍCIOS NÃO VÃO APENAS ME DEIXAR COM FOME?

Muitas pessoas temem que aumentar os exercícios simplesmente estimulará o apetite, fazendo com que compensem as calorias que queimam comendo mais. Trata-se de um medo infundado. Na verdade, o corpo humano pode precisar de um pouco de atividade física para os sistemas reguladores da saciedade e da fome funcionarem corretamente. Há algumas evidências, especialmente nas pessoas acima do peso, de que aumentar a atividade física também ajuda a evitar o abuso de comida que não se baseia na fome. Uma coisa está clara:

Se você se exercitar mais, não acabará compensando essas calorias durante o dia ou no dia seguinte. Isso foi demonstrado repetidamente. Em um estudo, mesmo duas rodadas de exercícios intensos por dia não afetaram o quanto os indivíduos comeram. "A curto prazo, você não compensa todas as calorias que queima nos exercícios", diz Jim Hill. "Não há nenhum aumento no número de calorias que as pessoas ingerem."

A longo prazo, os atletas de resistência realmente ingerem calorias extras. Mas o deficit calórico criado pelo aumento dos exercícios continua por muito tempo. Por exemplo, os nadadores de resistência, que queimam entre 500 e 3.500 calorias por dia se exercitando, demonstraram permanecer em um deficit calórico por até 55 dias. Compare isso com pular até uma só refeição: você se sentirá faminto na refeição seguinte. Então caminhe 3,21Km antes do jantar. Você não só queimará 150 calorias como também não sentirá vontade de comer mais.

Instruções para Caminhada

Para muitas pessoas, caminhar é a melhor atividade física para a administração do peso. Praticamente não causa lesões e é fácil de ser incluída em um estilo de vida atribulado. Eis como:

- **Comece gradualmente.** Se você estiver acima do peso e for sedentário, comece com uma caminhada de 10 minutos em um ritmo confortável. Faça isso três vezes na primeira semana. Na próxima semana, caminhe três vezes por 15 minutos cada vez. Pouco a pouco, ao longo de várias semanas, aumente para 45-60 minutos 5 dias por semana.

- **Alongamento.** Faça um alongamento leve antes de caminhar e um mais longo após a caminhada, quando seus músculos estão aquecidos.

- **Aquecimento.** Comece lentamente e vá chegando ao seu ritmo regular ao longo de 5 minutos.

- **Descubra seu ritmo.** Um bom ritmo para a maioria das pessoas é caminhar 1,60Km em 15-20 minutos.

- **Acumule.** Quando você não estiver em condições de fazer uma caminhada longa, faça várias mais curtas e queimará a mesma quantidade de calorias. Experimente uma caminhada diária de 15 minutos antes do almoço.

- **Inclua caminhadas mais longas.** As caminhadas mais longas são particularmente eficazes para queimar gordura corporal. Tente fazer duas ou três caminhadas de 45-60 minutos todas as semanas.

- **Varie a intensidade.** Quando você estiver com um condicionamento físico razoável, faça exercícios mais desafiadores. Isso é útil se você caminha há meses, mas atingiu um platô de peso, ou começa a recuperá-lo. Em uma caminhada de 45 minutos, durante 5 minutos mova-se em um ritmo mais rápido. A cada semana, acrescente 20 minutos a cada exercício

- **Alterne dias difíceis/fáceis.** Depois de um exercício longo e difícil, seu corpo precisa de tempo para se recuperar. Se você caminhar vigorosamente no sábado, tente fazer uma caminhada longa mais confortável no domingo.

- **Experimente pesos.** Quando você puder caminhar 45 minutos ou mais a 5-6Km/h, poderá acrescentar pesos nas mãos ou nos tornozelos (ou ambos) para queimar mais calorias. Balance os braços ao caminhar. (Não use pesos se for hipertenso.)

- **Relaxamento.** Caminhe mais devagar nos últimos 5 minutos, até seus batimentos cardíacos voltarem a se aproximar do normal.

- **Beba água.** Beba um copo de água a cada 20 minutos de caminhada e mais um quando parar.

- **Descanso.** Quando você aumentar a resistência, dê tempo a seu corpo para repor a energia: durma o suficiente.

Onde caminhar? Onde quiser, é claro. Mas você pode querer dar uma olhada em clubes de caminhada de shoppings, onde as pessoas se encontram, frequentemente de manhã antes de o shopping abrir, para caminhar distâncias calculadas. Esse é um ambiente seguro, protegido do tempo inclemente. Como é feito com um grupo, combina os elementos de apoio social que demonstraram ajudar as pessoas a persistirem nos exercícios e em outras mudanças de estilo de vida. Para encontrar um grupo, informe-se no shopping mais próximo.

A SAÍDA

Na administração do peso, tornar-se ativo é a coisa mais próxima de uma bala mágica. Deixa você mais saudável, aumenta seu ritmo metabólico, torna mais fácil se manter magro, melhora o humor e o ajuda a permanecer comprometido com um plano alimentar sensato. Contudo, como tudo que envolve os seres humanos, você pode anular muitos desses benefícios se praticar jogos mentais. Se decidir "se recompensar" por seu exercício com uma guloseima sem a qual passaria, compensará com facilidade as calorias queimadas. Uma pesquisa entre 3.000 professores de academias de ginástica descobriu que um erro comum nos exercícios era o consumo de bebidas esportivas altamente calóricas e "barras energéticas" depois dos exercícios. Como escreve Neil A. King, da University of Leeds, na Inglaterra: "Um fenômeno recentemente confirmado é que a escolha de alimentos de alto índice de gordura (alta densidade energética) após os exercícios reverte totalmente o equilíbrio energético negativo criado pelos exercícios."

RESUMO

- Aumentar a atividade física é crucial para você se manter magro e evitar o ganho de peso.

- Exercitar-se mantém sua taxa metabólica de repouso mais alta enquanto você emagrece, principalmente preservando sua massa corporal magra (muscular), que queima calorias mais rápido do que a gordura corporal, mesmo em repouso.

- Tornar-se mais ativo ajuda você a se sentir melhor e torna mais fácil seguir um plano alimentar sensato.

- O objetivo mais importante é aumentar o total de calorias que você queima todos os dias.

- Comece aos poucos, principalmente se você for sedentário, e aumente seu ritmo ao longo de várias semanas.

- Tenha como objetivo 45 minutos a 1 hora ou mais de atividade física diária.

- Para muitas pessoas caminhar é a melhor atividade física para a administração do peso.

- Aumente a atividade como estilo de vida caminhando mais, cuidando do jardim, subindo escadas e vendo menos televisão.

- Se você estiver com um condicionamento físico razoável, pode aumentar a eficácia de seu programa incluindo rodadas de mais longa duração (pelo menos 45 minutos) e maior intensidade.

- O treinamento de resistência com pesos ou aparelhos é outro ótimo acréscimo a um programa de administração do peso.

- Os exercícios não farão com que você sinta mais fome. Quando as pessoas queimam calorias em atividade física, não as compensam nas refeições. Mas não se recompense com guloseimas de alta densidade energética após um exercício.

Seis alongamentos

Se você caminha, nada, pedala, joga basquete ou se dedica à jardinagem, os alongamentos a seguir ajudarão você a evitar lesões. Foram desenvolvidos em consultas com Royce Flippin, autor de *Fit Again: programa de 90 dias para deixar o homem em forma depois dos 35 anos.** São adequados para homens e mulheres de qualquer idade.

- **Panturrilha-Tendão de aquiles.** Com as mãos em uma parede ou nas costas de uma cadeira, fique em pé com os pés afastados alguns centímetros um do outro. Dê um passo para trás com o pé direito, de modo que os dedos do pé fiquem atrás do calcanhar esquerdo. Dobre ligeiramente os joelhos, com os pés totalmente no chão e seu peso sobre o pé direito. Incline-se para a frente e para baixo até sentir um esticamento na parte de trás da panturrilha e do calcanhar. Fique assim durante 15-30 segundos. Inverta a posição e repita para alongar a panturrilha esquerda.

- **Tendão do jarrete.** Deite de barriga para cima e dobre a perna esquerda, mantendo o pé esquerdo totalmente no chão. Com a perna direita reta (não trave o joelho) erga-a a partir do quadril até sentir um esticamento suave na parte de trás da coxa. Você pode cruzar as mãos atrás do joelho para ajudar no alongamento, ou pôr uma toalha logo acima da parte de trás do joelho. Fique assim durante 15-30 segundos. Repita com a outra perna.

- **Coluna lombar.** Deite de barriga para cima com as pernas esticadas. Dobre a perna direita e cruze as mãos atrás do joelho direito. Então puxe o joelho direito na direção do peito, mantendo a perna esquerda bem-esticada. Mantenha assim durante 15-30 segundos. Repita invertendo a posição.

- **Flexor do quadril.** Ajoelhe-se, com o joelho esquerdo no chão, e mova a perna direita para a frente de modo que o pé direito fique totalmente no chão e o joelho direito diretamente sobre o tornozelo direito. Abaixe suavemente o quadril esquerdo até ter uma sensação de esticamento na frente do quadril esquerdo. Fique assim durante 15-30 segundos. Repita invertendo a posição.

---

* São Paulo: Nobel, 1997. (*N. do T.*)

- **Peito.** Em pé ou sentado, entrelace os dedos atrás das costas, de modo que as palmas fiquem de frente para a coluna dorsal. Erga as mãos lentamente na direção do teto e terá uma sensação de esticamento na frente do peito. Não arqueie as costas e mantenha o pescoço em uma posição relaxada. Permaneça assim durante 15-30 segundos.

- **Pescoço.** Sentado em uma cadeira, encolha os ombros e depois relaxe lentamente. Repita várias vezes. Agora inspire profundamente e abaixe o queixo devagar na direção do peito; expire e volte à posição inicial. Faça isso várias vezes. Finalmente, sente-se com o queixo um pouco abaixado e inspire profundamente, virando a cabeça para a esquerda o máximo que for confortável. Expire e volte à posição inicial e depois repita o alongamento para o lado direito, usando o mesmo padrão respiratório. Repita várias vezes também.

Parte 7:

O estilo de vida de saciedade

A ESCOLHA DO ALIMENTO TEM UM PAPEL CENTRAL na saciedade. Mas não é só o alimento que escolhe que determina o quanto você come. O ambiente alimentar também conta.

Você come mais em festas? Quando janta com amigos? Em restaurantes em que os pratos têm uma aparência deliciosa? Você comeria mais se abrisse um grande pacote de lanche em vez de um pequeno? Se pular o café da manhã ou almoço, isso significa que ingerirá menos calorias nesse dia ou você mais do que as compensará comendo muito nas refeições subsequentes? E se comeu até se fartar em uma refeição, por que sempre há espaço para a sobremesa?

O ambiente alimentar também inclui seu estado psicológico. As emoções podem estimular o abuso de comida? E quanto à dieta em si? Como você pode aprender a reconhecer a fome biológica e a saciedade, e parar de comer quando seu corpo dá o sinal de que está satisfeito?

Nesta parte lidaremos com essas questões e muitas outras mais.

Você está com fome?

> *Um estômago faminto não permitirá que seu dono se esqueça*
> *dele, sejam quais forem suas preocupações e tristezas.*
>
> — HOMERO, *Odisseia*

QUANDO VOCÊ TINHA 3 ANOS comia quando sentia fome e parava de comer quando se saciava. Quanto tinha 5, pistas ambientais, como a quantidade de alimento em seu prato, começavam a influir no quanto você comia. Agora que é adulto, aprendeu a comer por muitos motivos além da fome, como:

- É hora do almoço.

- Há uma festa-surpresa de aniversário no escritório.

- Um amigo convida você para um jantar cedo improvisado.

- Está vendo televisão e lança mão de um lanche.

- Sabe que há chocolate no armário.

- Está entediado.

- Está fazendo dieta há uma semana e subitamente "precisa" de uma guloseima.

Para *Volumetria* ser útil a você, terá de voltar a entrar em contato com como é a fome — e sua satisfação. Não basta aprender a escolher um padrão alimentar mais saciador e menos calórico. Saciar a fome é apenas meio caminho andado. Você precisa prestar atenção aos sinais de saciedade de seu corpo e aprender modos de evitar comer quando não está realmente com fome. Para administrar bem seu peso precisará não só se sentir satisfeito, como realmente parar de comer!

FOME EMOCIONAL

Às vezes comemos por razões baseadas em emoções, em vez de na fome do corpo. Pergunte-se o quão bem essas expressões o descrevem:

- Quando estou preocupado, como mais.

- Como quando estou com raiva.

- Quando faço algo bem, recompenso-me com uma guloseima.

- Quando estou triste, como mais.

- Quando estou entediado, como mais.

- Como entre as refeições mesmo quando estou sem fome.

Cada expressão descreve uma situação em que algo além da fome o estimula a comer. "Frequentemente confundimos outros sentimentos com fome", diz John Foreyt, do Baylor College of Medicine. "Você começa sentindo raiva, e sente fome. Depressão, ansiedade e tensão podem estar ligados ao ato de comer." O primeiro passo para separar essas emoções da fome é aprender a classificá-las corretamente. Você está com fome ou apenas entediado? Cansado? Ansioso? Quando você classificar corretamente a emoção, procure um modo mais apropriado de lidar com ela. Evelyn Tribole, coautora de *Intuitive Eating*, diz: "Pergunte-se: 'Do que preciso, além de comida, para lidar com esse sentimento agora?'" Por exemplo:

- Se você estiver com fome, reduza seu estresse indiretamente (fazendo uma caminhada, conversando com um amigo) ou diretamente (converse com a pessoa que o está deixando zangado).

- Se estiver solitário, telefone para um amigo.

- Se sente tédio na volta para casa do trabalho, siga uma nova rota.

- Se estiver deprimido, exercite-se ou assista a um filme. Se a depressão durar semanas, procure ajuda profissional.

- Se estiver fatigado, durma um pouco.

- Se estiver ansioso, experimente técnicas de relaxamento como respiração profunda, ou aulas de ioga.

Neste livro não tratamos do relacionamento psicológico complexo que você pode ter com a comida, o ato de comer e seu peso. Mas podemos recomendar vários livros para ajudá-lo a identificar e superar os gatilhos emocionais do abuso de comida: o anteriormente mencionado *Intuitive Eating*, que ajuda os leitores a ir além de uma "mentalidade de dieta" e comer por fome; *Thin for Life*, de Anne M. Fletcher, M.S., R.D., que documenta estratégias de pessoas que conseguiram emagrecer e permanecer magras; *Emotional Eating*, de Edward Abramson, Ph.D., um livro de autoajuda prático de um psicólogo comportamental com experiência em tratar pacientes que comem por motivos emocionais; e *Living Without Dieting*, de John P. Foreyt e G. Ken Goodrick, ambos Ph.D., que apresenta uma abordagem comportamental de não dieta para o controle saudável do peso. Contudo, se você tiver raiva, ansiedade ou depressão persistente cuja causa não consegue identificar, ou um problema com farras alimentares, talvez precise de ajuda terapêutica profissional para lidar com questões pessoais *antes* de tentar mudar seu padrão alimentar.

DIETAS

Ironicamente, as dietas convencionais podem interferir na sensibilidade à fome e nos sinais de ansiedade e aumentar o abuso de comida por motivos emocionais. Afinal de contas, a maioria das dietas propõe que você restrinja conscientemente o quê e o quanto come, com frequência ignorando as pistas de fome física. Se você restringe muito as escolhas alimentares, cria a mentalidade de comida boa/comida ruim, que pode facilmente se traduzir na mentalidade de bom para mim/ruim para mim. Isto é, quando você é bom, está no controle, mas logo que "quebra a dieta", come demais.

> "Quando as pessoas que fazem dieta estão calmas e no controle, tendem a comer menos do que as que não fazem", diz Janet Polivy, professora da University of Toronto. "Mas se as pessoas são induzidas a uma situação em que comem e interrompem a 'dieta', há um efeito de 'dane-se'. Elas pensam: 'Interrompi a dieta e por isso comerei tudo que não posso comer.' Elas cedem à fome psicológica, não à fome real." John Foreyt, do Baylor, diz:
> "Todos nós precisamos de um pouco de restrição — ninguém pode comer tudo que quer, o tempo todo. Mas em uma dieta rígida há a sensação de privação, e você começa a pensar nos alimentos proibidos. Essa restrição está ligada à farra alimentar — e ao ganho de peso."

Volumetria tem como objetivo ajudar você a sair da montanha-russa da dieta. É por isso que enfatizamos as porções satisfatórias normais e a redução calórica moderada e sustentável. Tenha essa perspectiva a longo prazo: se você comer demais em uma refeição do dia, simplesmente siga em frente e coma com sensatez na próxima oportunidade. Não tente "compensar" as calorias cortando muitas calorias no dia seguinte. Essa mentalidade de dieta pode levar a um ciclo de comer pouco e depois demais. Também não há alimentos proibidos. Tribole afirma: "Prefiro que um cliente coma um chocolate belga a uma caixa inteira de biscoitos livres de gordura, que não satisfazem."

ATENÇÃO

Você não tem de se sentir privado, entediado, ansioso, deprimido ou feliz para comer demais. Pode apenas parar de prestar atenção. A consciência — inclusive a memória — é uma influência surpreendentemente significativa no comportamento alimentar. Na University of Pennsylvania dois homens com amnésia grave receberam e comeram uma refeição; cerca de 10-30 minutos depois foi servido a ambos um segundo prato, que também comeram; por volta de 10-30 minutos mais tarde começaram uma *terceira* refeição. Sem a memória alimentar, a fome deles não diminuiu.

Se não prestarmos atenção e comermos com distração, poderemos ser como as pessoas com amnésia. Quando pesquisados, apenas 20% de mulheres e homens obesos disseram que começaram a comer porque sentiram fome. Somente 39% pararam de comer porque "senti que tinha comido o suficiente". Como as pessoas com amnésia, eles prestaram pouca atenção à real necessidade de alimento.

Portanto, permaneça sintonizado com o que seu corpo está dizendo a você sobre a fome e a saciedade. Coma sem distrações, como dirigir o carro, ver televisão, ler e ouvir música alta. Saboreie o alimento. Preste atenção ao prazer que obtém da primeira mordida e continue atento quando for se sentindo saciado e cada mordida se tornar um pouco menos agradável. Quando estiver pronto para parar de comer, saia da mesa e comece outra atividade. Se quiser ler, ouvir rádio ou ver televisão, essa é a hora para isso.

COMI PORQUE A COMIDA ESTAVA LÁ

Quando a comida está à nossa volta, diante de nossos narizes, podemos ser levados a comer sem sentir fome. Ver alimentos expostos, sentir o aroma de biscoitos assando e até mesmo lembrar de alimentos pelos anúncios na televisão podem aumentar o desejo de comer. É por isso que os restaurantes com frequência apresentam aos clientes uma deliciosa bandeja de sobremesas assim que eles acabam de comer o prato principal. Os sentidos, em vez do bom-senso, podem levar você a pedir uma sobremesa saborosa.

Em vez de "longe dos olhos, longe do coração", a lição é "perto dos olhos, perto da mente e talvez também na boca". Por exemplo, em um estudo da cafeteria de um hospital, uma geladeira com sorvetes foi mantida coberta e somente 3% das pessoas obesas e 5% das com peso normal escolheram sorvete. Mas quando ela foi exposta para as pessoas poderem ver e pegar o sorvete mais facilmente, as percentagens aumentaram: 17% das obesas e 16% das magras comeram sorvete.

Felizmente, esse princípio também se aplica a alimentos de baixa densidade energética, como sopas e frutas. Estocar sopa em casa pode aumentar a frequência com que você a toma, foi o que descobriu Brian Wansink, da University of Illinois, em Campaign-Urbana. Até a posição das frutas na casa faz diferença. Wansink pediu às pessoas que colocassem as frutas na geladeira, em uma tigela na cozinha ou em uma tigela na sala de jantar. "Ter frutas em uma tigela na cozinha teve um tremendo impacto", diz ele. Elas comeram menos frutas quando a tigela estava na sala de jantar e menos ainda quando estava na geladeira. A conclusão de Wansink? "Estoque em casa alimentos mais saudáveis!"

Desejos por chocolate

Um desejo é simplesmente um forte apetite por um determinado alimento. Em um estudo, 49% de todos os desejos por alimentos foram por chocolate. Por quê? O chocolate vicia? Embora realmente contenha substâncias psicoativas, os níveis são muito baixos. Tentativas de mostrar que o chocolate realmente vicia foram vãs. Na University of Pennsylvania, Paul Rozin descobriu que as pessoas com desejos por chocolate preferiam uma barra de chocolate ao leite a uma de chocolate branco, que não contém nenhum dos ingredientes farmacologicamente ativos no cacau. Mas isso foi porque elas gostavam mais das propriedades sensoriais da barra de chocolate, não porque ele continha ingredientes viciadores. Consumir chocolate branco junto a uma cápsula contendo o equivalente farmacológico do cacau não aumentou o desejo por ele.

As pessoas não desejam chocolate pelo efeito semelhante ao de uma droga, mas por causa das propriedades sensoriais e calorias. O chocolate tem um ótimo sabor e alta densidade energética, de modo que você pode ingerir muitas calorias de imediato. Na verdade, comer qualquer alimento saboroso e de alta densidade energética quando você está com fome pode criar um desejo por esse alimento. Nos Estados Unidos, depois do chocolate, o alimento que as pessoas mais desejam é a pizza, que é aromática, viscosa, gordurosa, salgada e de alta densidade energética. Associar repetidas vezes qualquer alimento com uma redução da fome pode aumentar o apetite por esse alimento.

O fácil acesso aos lanches à base de chocolate significa que com frequência comemos chocolate quando estamos com fome — esse é um modo conveniente de suavizar os ataques de fome. Mas comendo chocolate como lanche você pode reforçar constantemente seu desejo por ele. Tente romper esse ciclo. Coma chocolate no final de uma refeição, quando não estiver com muita fome. Você não tenderá tanto a comer demais e poderá saborear seu delicioso sabor.

SUA COMPANHIA NO JANTAR PODE FAZER VOCÊ ENGORDAR?

A pessoa com quem comemos influi no quê e no quanto comemos. Um pouco disso se deve a usarmos essa pessoa como modelo, seguindo o exemplo de alguém que está comendo um determinado tipo de alimento. As crianças agem assim, especialmente se o modelo é um amigo ou alguém que admiram, como um personagem da tevê — não necessariamente seus pais! Quando se trata de comer, os adultos também tendem a imitar os outros.

Em se tratando de ingestão de alimentos, homens e mulheres reagem diferentemente a algumas situações sociais. Mas quando uma mulher come com um homem atraente ela come menos do que quando come com um que considera menos atraente. Acredita-se que isso seja porque as mulheres são socializadas para acreditar que comer pouco de um modo delicado — devagar e em pequenas mordidas — é mais feminino. Pesquisas mostram que muitas pessoas realmente consideram comer pouco mais feminino.

Em outras situações sociais, as pessoas comem mais. Conduzimos um estudo em que oferecemos a grupos de quatro homens ou quatro mulheres espaguete, salada e sobremesa no jantar. Em outra ocasião, demos aos grupos os mesmos alimentos para comerem sozinhos. Se as pessoas não se conheciam, fazia pouca diferença se estavam sozinhas ou juntas. Mas quando testamos grupos de amigos, eles comeram cerca de 50% a mais quando estavam no ambiente do grupo. A maioria das calorias extras proveio da sobremesa.

Em um ambiente social amigável, muitos fatores incentivam o abuso de comida. Não oferecemos bebidas alcoólicas em nossos estudos de laboratório, mas sabemos que a bebida pode diminuir a determinação de não comer demais. Uma boa conversa pode prolongar a refeição e desviar a atenção do quanto comemos. Quando todos pedem sobremesa, é difícil ficar sentado apenas olhando.

Por isso, você precisa de um plano. Comer sozinho não é a resposta. Precisamos de amigos e familiares, e o apoio social é parte importante de um programa de administração do peso. Além disso, se você come sozinho, é fácil ingerir demais, por tédio ou por solidão. Uma solução é convidar amigos a se juntarem a você em restaurantes onde é mais fácil prestar atenção ao que come, como, por exemplo, um restaurante onde pode pedir sopa e salada, em vez de apenas hambúrguer e batatas fritas, ou nada. Outra é simplesmente ter consciência de que comer em companhia de alguém pode tornar mais fácil abusar da comida. No caso de um jantar em casa ou na de outra pessoa, você pode sugerir que após a refeição todos se retirem para outro ambiente ou realizem alguma atividade, como uma caminhada. Em um restaurante, tome a decisão de não ingerir pão antes de a refeição chegar, comer apenas uma porção apropriada do prato principal e/ou dispensar a sobremesa. Você pode aprender a ingerir menos calorias em situações sociais e ainda assim apreciar a companhia dos amigos!

A MENTE PREGA PEÇAS

Suas *ideias* sobre certo alimento podem influir no quanto você come? As pessoas que escolhem alimentos de baixa gordura ou livres de gordura os usam como desculpa para comer mais? Para muitas delas a resposta é sim.

Oferecemos a mulheres um leve lanche de iogurte no meio da manhã e mais tarde servimos o almoço, no qual puderam comer à vontade. Alguns iogurtes eram de alta gordura, outros, de baixa. Seu teor de gordura foi devidamente informado no rótulo. Contudo, não revelamos as calorias. Cada iogurte, de alto ou baixo teor de gordura, continha exatamente as mesmas calorias. Contudo, quando as mulheres tomaram iogurte com um rótulo de índice "baixo de gordura", comeram mais no almoço do que quando tomaram um iogurte com um rótulo de teor alto de gordura. Elas tampouco comeram menos no jantar após terem o almoço maior. Portanto, durante todo o dia, as mulheres que tomaram o iogurte de baixo nível de gordura ingeriram mais calorias. Em outras palavras, o rótulo de índice "baixo de gordura" foi uma licença para comerem mais. As mulheres presumiram que baixo teor de gordura significava baixa caloria.

Como mostramos neste capítulo, há muitos motivos além da fome e saciedade para as pessoas comerem, e comerem demais. Quando você baixa a densidade energética de uma refeição, pode ingerir uma porção normal com menos calorias. Mas se você se enche de comida acreditando que esse é um alimento "seguro", pode acabar ingerindo muitas calorias. Não deixe a mente dominar a boca!

O QUE É FOME?

Até agora examinamos alguns dos muitos motivos, além da fome, pelos quais as pessoas comem. Mas o que *é* fome? Ela se refere às sensações que você tem quando o corpo precisa de alimento. É diferente de "apetite", que se refere ao desejo de um determinado tipo de alimento. Qual é a sensação que a fome provoca? Em um estudo recente no Monell Chemical Senses Center, na Filadélfia, estudantes universitários descreveram suas experiências quando famintos:

- O estômago ronca e dói. Essas foram as sensações mais relatadas.

- Fraqueza, dor de cabeça, dor, tontura, ansiedade, perda de concentração, desejo por alimentos, pensamento em comida, água na boca. Todas essas experiências foram relatadas, mas com menos frequência.

Quando foi pedido que indicassem onde no corpo sentiam fome, a maioria das mãos apontou a região do estômago. A cabeça ficou em um distante segundo lugar e algumas pessoas descreveram mais sensações físicas gerais. Quando os entrevistados realmente foram privados de alimento, quanto maior a privação maior a área ao redor do abdômen envolvida.

A fome é o modo de o corpo obter atenção para receber o combustível de que precisa. Quando você está com fome, procura alimento. Em nosso passado evolutivo, caçar e procurar alimento exigiam tempo e esforço, mas hoje em dia se tornou muito fácil obtê-lo. Quando você escolhe a refeição ou lanche e começa a comer, ocorre uma sequência sutil de eventos que finalmente assinala ao cérebro que você não está mais com fome. Está saciado ou, como diz a maioria das pessoas, cheio.

SACIEDADE

Digamos que você sente fome, está na hora da refeição e decide comer. Preparará o alimento ou outra pessoa fará isso. Seja como for, precisará decidir quanto alimento é apropriado para satisfazer sua fome. Começará com sua experiência anterior com esse tipo de alimento. O quanto ele foi saciador no passado? De quanto você precisa? Se for chili, você deveria comer meia xícara, uma xícara ou mesmo uma xícara e meia? Se pediu uma grande porção de certo restaurante na semana anterior, e se sentiu empanturrado, pode concluir que uma pequena porção será suficiente hoje. Quando o alimento está no prato, você começa a comer — com os olhos.

O quanto uma porção é grande? Quanto maior for, maior será o efeito na "saciedade", que se refere a quanto você se sente cheio e satisfeito depois de comer. Contudo, o que realmente põe fim à refeição é a reversão dos sintomas da fome, um processo chamado de saciedade.

A saciedade — o fim da fome — é afetada não só por sua experiência anterior com o alimento e as pistas visuais que obtém sobre o tamanho como também por uma sequência de eventos que ocorrem depois que você começa a comer. Incluem o ato de cheirar, mastigar e saborear; até o ato de engolir é importante. Essas experiências sensoriais são importantes para assinalar ao corpo que o alimento está chegando e precisa ser digerido. Também têm um papel na saciedade. Quando você começa a comer, o sabor do alimento realmente é muito bom. Mas à medida que vai continuando a comer o mesmo alimento vai se tornando menos saboroso — você experimenta saciedade sensorial específica (veja "Variedade", página 300). É seu corpo lhe dizendo que está começando a se sentir saciado.

Neste livro apresentamos muitas táticas diferentes para aumentar a saciedade ingerindo menos calorias. A mais importante, é claro, é escolher um padrão alimentar de baixa densidade energética. O principal motivo é que isso permite que você coma uma porção normal, de modo que muitos componentes diferentes do sistema de saciedade de seu corpo são ativados. Assim, você é capaz de obter as sensações calmantes e confortadoras da saciedade várias vezes por dia. Em determinados momentos sentirá fome — é comum antes de uma refeição —, mas nunca terá de *permanecer* com fome.

ENTRANDO EM CONTATO COM A SACIEDADE

Como *você* vivencia a fome? Preste muita atenção e também note se isso muda durante o dia. A maioria das pessoas tem pouca fome logo após uma refeição, mas se pedirem que avalie a fome no resto do dia dirão que ela aumenta muito antes da hora habitual das refeições. Esse é um padrão natural. A maioria das pessoas não espera que a fome se torne desconfortável, mas é bom sentir um pouco de fome no início de uma refeição. *Volumetria* ajuda você a controlar a fome e manter o padrão cíclico usual de fome e saciedade e, ao mesmo tempo, ingerir menos calorias.

Que sensações você associa a parar de comer? Algumas pessoas pensam na saciedade como simplesmente uma reversão do que causou a fome. Até certo ponto isso é verdade, mas a saciedade está associada não só a uma reversão dos roncos e das dores no estômago. O estômago também se sente cheio. De fato, o modo de avaliarmos a saciedade em nosso laboratório é perguntando às pessoas o quanto se sentem cheias.

Contudo, "cheio" não significa "empanturrado". A sensação de estar empanturrado é desconfortável e pode causar náuseas. Se você come a quantidade apropriada, a saciedade é acompanhada da sensação de bem-estar. Com frequência, quando estamos com fome, ficamos mal-humorados e irritáveis.

Comer reverte esses sentimentos, por isso, as pessoas se sentem mais calmas após as refeições. Pode ser preciso prática para reconhecer de quão pouco alimento você precisa para se sentir saciado. "Não é preciso muito para ficar cheio", diz Marion Nestle, professora da New York University, que recentemente emagreceu parando de comer quando não sentia mais fome. "Você não pode ensinar isso — as pessoas têm de aprender por si mesmas."

Eis algumas outras dicas para ficar mais sensível à saciedade:

- No início de uma refeição, pergunte-se: "Estou com fome?" Você pode querer avaliar a fome em uma escala de 1 a 10, com 1 sendo dolorosamente faminto e 10 estando tão satisfeito que você não conseguiria dar outra mordida. Ao comer, pare periodicamente e se pergunte de novo: "Ainda estou com fome?" Se sua avaliação for 5, talvez seja hora de parar de comer.

- Perceba que a fome é facilmente satisfeita. Se você estiver com um pouco de fome à tarde, 100 calorias poderão saciá-la. Uma maçã ou um iogurte poderá ser suficiente.

- Se você realmente está fora de equilíbrio com a fome e a saciedade, tente estabelecer uma rotina. Tome café da manhã, almoce e jante em horários regulares por 10 dias. É possível que você comece a sentir fome antes de cada refeição.

- Não se sinta mal se às vezes come quando não está com fome, ou continua a comer quando está satisfeito. Não há problema. Todos fazem isso. Se você comer demais em uma refeição, aja sensatamente na próxima.

No final, tudo se resume a um conselho: preste atenção ao seu corpo. É fácil ignorar ou subestimar os sinais de saciedade. De vez em quando todos nós fazemos isso. Às vezes você pode até decidir fazê-lo. Tudo bem. Mas quanto mais estiver sintonizado com o quanto está se tornando saciado ao comer uma refeição ou um lanche, mais fácil será comer apenas o suficiente para seu corpo.

RESUMO

- Saciar a fome é apenas meio caminho andado — você também tem de parar de comer quando deixar de senti-la!

- Se você comer em reação a uma emoção (tédio, ansiedade, depressão, felicidade), identifique a emoção que o está levando a isso — e depois descubra um modo apropriado de lidar com ela, que não seja comer.

- Dieta — restrição crônica de alimento — pode levar ao abuso de comida. Quando você estiver tentando emagrecer, coma porções normais, reduza apenas um pouco as calorias para perder peso gradualmente e aprecie seus alimentos de alta densidade energética favoritos em porções modestas.

- É fácil comer demais quando você não está prestando atenção. Sempre que puder, coma sem as distrações provenientes de televisão, rádio ou leitura.

- A acessibilidade pode aumentar a quantidade de alimentos que ingerimos. Tire vantagem disso tornando os alimentos de alta densidade energética menos prontamente disponíveis e os de baixa densidade energética de fácil acesso.

- Comer com amigos pode aumentar a quantidade que ingerimos. Administre isso fazendo escolhas alimentares inteligentes, como dispensar a sobremesa durante refeições sociais.

- As experiências da fome e saciedade são criadas por uma sequência de sinais biológicos que envolvem os olhos, o nariz, a boca, a garganta, o estômago, o fígado, o pâncreas e os intestinos delgado e grosso. Ingerir um volume de alimento normal é essencial para manter os sinais de saciedade.

- Aumente sua sensibilidade aos sinais de saciedade perguntando-se antes de uma refeição e, periodicamente, durante ela: "Em uma escala de 1 a 10, o quanto estou com fome agora?"

Variedade

Nem sempre galinha, nem sempre sardinha.

— PROVÉRBIO INGLÊS

OS SERES HUMANOS ADORAM VARIEDADE CULINÁRIA. Ela nos estimula a comer mais. Embora eu (Barbara) estude esse efeito — e como usá-lo para administrar o peso — há quase duas décadas, somente quando fui a um extraordinário festival de massas na Itália percebi o quanto a variedade influi em nosso comportamento. Eu estava em uma conferência. O programa dizia simplesmente "'Festival de Spaghetti' no Castello di Lanciano: Torre do Castelo, coquetéis e 'Spaghettata' no cardápio".

Um ônibus nos transportou para um castelo remoto nas montanhas fora de Camerino, a leste de Perugia, na província costeira italiana de Marches.

E então: nada.

Esperamos horas, cada vez com mais fome. Circulavam boatos de que o chef era famoso por suas massas. Enfim, nos sentamos e os cardápios foram apresentados. O primeiro prato era massa. O segundo também. E o terceiro, o quarto... no total, 14 pratos de massa! Depois a sobremesa. Aparentemente, esse era um tipo de piada italiana, uma brincadeira culinária. Começamos com gosto. A comida era deliciosa, o vinho combinava com perfeição e a companhia dos colegas não poderia ser melhor. Todos estavam dispostos a apreciar o melhor que o festival italiano tinha a oferecer.

Os pratos maravilhosos eram muito variados, na forma da massa, no tipo de molho e nos sabores. Tivemos massa fina, grossa, tubular e em forma de concha. Começamos com espaguete simples com molho de azeite de oliva e limão, seguido de massa com molho de manjericão, molho de atum, feijões, prosciutto cozido, assado com queijo, com molho de carne, com tomate, com gorgonzola suave. Todos os pratos eram primorosamente preparados, aromáticos e de dar água na boca. Sim, no meio da refeição, todos os comensais, exceto os mais vorazes, pararam de comer. O anfitrião tentou reacender os apetites anunciando que o próximo prato seria uma massa nova especial que toda a Itália estava querendo experimentar! Ainda assim, ninguém quis... massa. As pessoas se levantaram, conversaram, beberam vinho e caminharam ao redor enquanto os últimos seis ou sete pratos de massa eram servidos. Estávamos simplesmente saciados? Tão cheios que não conseguíamos comer mais nada? Talvez.

Então foi servida a sobremesa. Todos se sentaram, ansiosamente, e comeram *con gusto* o *dolce* — wafers de chocolate finos com frutas da estação. No final deste capítulo você entenderá por que a massa perdeu o encanto, mas ainda havia um apetite pela sobremesa. Entenderá por que festivais em toda a história apresentaram grande variedade de pratos deliciosos diferentes em sabor, textura e até forma, enquanto períodos de jejum religioso com frequência enfatizam apenas alguns alimentos simples.

Aprender a mensagem do efeito da variedade ajudará você a incorporar as lições deste livro à vida diária, quando não estiver mais tentando emagrecer, mas simplesmente tendo uma dieta satisfatória sem recuperar o peso que perdeu.

TODOS ADORAM VARIEDADE

Todos os seres humanos e muitos animais buscam variedade alimentar. Variados mamíferos e pássaros, por exemplo, têm um alimento preferido, mas quando conseguem ingeri-lo por alguns dias eles o trocam com prazer por outro, normalmente menos preferido. As crianças também reagem positivamente à variedade. Quando a mãe que amamenta varia a dieta, ingerindo alimentos, como alho, que dão sabor ao leite, o bebê mama mais do que quando ela tem uma dieta mais suave, que não influi no sabor do leite.

O que mais impressiona é que bebês recém-desmamados não se fixam em alimentos favoritos. Em estudos clássicos, na década de 1920, Clara Davis empreendeu a difícil tarefa de deixar crianças comerem sozinhas grande variedade de alimentos nutritivos. Alguns eram muito peculiares — como, por exemplo, tutano. Mas elas não tinham ideias preconcebidas sobre alimentos, por isso experimentaram tudo, inclusive talheres, pratos e assim por diante. Embora, algumas vezes, elas comessem principalmente banana ou outros alimentos, em geral escolhiam espontaneamente uma dieta bem-equilibrada e variada. Davis especulou que provavelmente há mecanismos muito básicos que governam a escolha dos alimentos, mesmo em crianças.

Agora acreditamos que um mecanismo chamado saciedade sensorial específica explica por que as crianças escolheram dietas variadas. Você sabe que está saciado quando afirma "Estou satisfeito"; não sente mais fome e para de comer. Mas como surge essa sensação? Você não apenas come até o estômago ficar cheio e depois para. Isso é mais sutil. Quando come, o prazer que obtém do alimento diminui pouco a pouco. Se está com fome, a primeira ingestão é extremamente saborosa. Gradualmente, à medida que você vai terminando a refeição, acha o alimento menos atraente, menos saboroso.

Mas um novo prato pode redespertar o apetite. Isso é a saciedade sensorial específica: você fica "cheio" de uma determinada experiência sensorial — o sabor da massa, por exemplo, ou até de chocolate (acredite ou não) —, mas não de outros sabores. É por esse motivo que no festival italiano que mencionei a sobremesa levou todos de volta à mesa. Tínhamos comido mais do que o suficiente de massa e não queríamos mais nada salgado, mas desejávamos algo com sabor basicamente diferente — doce.

SACIEDADE SENSORIAL ESPECÍFICA

O que acontece durante a refeição com muitos alimentos — ou pratos —diferentes é que experimentamos saciedade de cada um que ingerimos. Mas ainda sentimos "fome" de alimentos que não aprovamos, particularmente daqueles com sabores, aromas, formas, texturas e outras propriedades sensoriais diferentes. Para continuar a apreciar determinada refeição você passará de um alimento que deixou de ser tão atraente para outro, que continua a ser. Mas se todos os alimentos apresentados forem bastante parecidos, não poderá fazer isso. Foi o que aconteceu conosco na Itália. Embora cada prato de massa fosse tão diferente e bom quanto um chef poderia torná-lo, não era diferente o suficiente. Ainda era... massa. Pode-se dizer que experimentamos saciedade "específica de massa".

A saciedade sensorial específica tem o importante papel de garantir que teremos uma dieta equilibrada. Passando de um alimento para outro, aumentamos as chances de ingerir todos os nutrientes de que precisamos. Esse é um dos motivos pelos quais os nutricionistas nos aconselham a ingerir alimentos variados.

As mudanças na atratividade dos alimentos ocorrem muito rapidamente — enquanto ainda estamos preparando a refeição. O sabor é fundamental. Os alimentos doces influem na atratividade de outros que também são doces, enquanto os salgados influem na de outros salgados. Por exemplo, pessoas em nossos estudos que comeram pudim de chocolate ficaram menos interessadas em iogurte de frutas adoçado, mas felizes em comer batatas fritas salgadas. De modo inverso, ingerir alimento salgado, como salsicha, diminuiu a atratividade de queijos e biscoitos tipo cracker salgados, mas os alimentos doces continuaram a ser atraentes. Por isso, não admira que, após 14 pratos de massa, tivéssemos ficado felizes em comer algo doce. Contudo, se nos tivessem oferecido 14 pratos doces, um de massa, salgado, teria sido ótimo.

Nossa reação aos cheiros dos alimentos também muda à medida que comemos. Para mim (Barbara), o cheiro de café fresco de manhã é inebriante, mas após tomar 2 xícaras se torna, decididamente, desagradável. Não só nossa reação ao cheiro de um alimento muda enquanto comemos, como também cheirar ou mastigar o alimento, o que libera os odores, pode influir no quanto o apreciamos. Alguns planos de emagrecimento se basearam nessa ideia. Sugeriram que, se você cheirasse o alimento quando estava com fome, se sentiria satisfeito e emagreceria. Essa estratégia pode ajudá-lo por algum tempo a resistir a um determinado alimento, mas provavelmente não será o suficiente para fazê-lo emagrecer. Além disso, você teria de cheirar o alimento por pelo menos vários minutos — se o cheirasse por pouco tempo poderia fazer com que o desejasse mais!

A VARIEDADE INCENTIVA O ATO DE COMER

Em muitas culturas, os padrões alimentares salientam a importância das diferentes qualidades sensoriais dos alimentos em uma refeição. Diferenças em cada prato de gosto, temperatura, textura, aroma, cor e forma continuam a despertar o interesse culinário durante a refeição. Isso incentiva você a continuar comendo e a apreciar o alimento.

Sempre desejei realizar um estudo durante um cruzeiro em que os passageiros fossem seduzidos por bufês enormes em todas as refeições, por uma semana. Eles continuariam a comer demais ou se cansariam da variedade e se tornariam mais exigentes nas escolhas? Suspeito que a grande variedade de alimentos saborosos de alta caloria tão prontamente disponível em restaurantes, bares de saladas, bufês onde se pode comer à vontade, supermercados e lares é parte do motivo de os Estados Unidos estarem engordando, como nação.

Sabemos por meio de estudos no Eating Lab que a variedade dos alimentos oferecidos em uma refeição influi no quanto se come. Quanto maior a variedade, menor a probabilidade de a saciedade sensorial específica controlar a alimentação. Por exemplo, quando oferecemos a estudantes quatro pratos de alimentos muito diferentes, eles comeram 60% a mais do que quando apresentamos apenas um prato. Mesmo quando as pessoas receberam sanduíches com quatro recheios diferentes, comeram um terço a mais do que quando ganharam seu recheio favorito em todos os sanduíches. Apenas variar a forma do alimento, novamente massa, pode aumentar a ingestão. Pessoas comeram 15% a mais quando foram oferecidas a elas três formas de massa do que quando receberam apenas a massa de seu formato favorito. Se você costuma comer 15% a mais mesmo em uma única refeição por dia, como o almoço no refeitório do escritório onde há tantas opções que pode ficar trocando de alimentos, isso pode facilmente resultar em vários quilos extras por ano.

ADMINISTRE A VARIEDADE

O primeiro modo de administrar o efeito da variedade é mastigar bem o alimento, apreciando seu sabor, sua textura e seu aroma. Isso aumenta o prazer proporcionado pelo sabor e pelo aroma e pode ajudar você a se saciar desse alimento. Procure modos de obter sabor com menos calorias. Por exemplo, experimente chocolate quente de baixo teor de gordura ou balas de chocolate duras que demoram um pouco para ser consumidas, ou sobremesas de chocolate congeladas de baixa caloria. Se você desejar o sabor de chocolate de verdade, coma uma pequena porção, saboreando cada momento.

Seja particularmente cuidadoso com os bufês, seja em um restaurante de saladas na hora do almoço, uma festa onde são oferecidos coquetéis, um casamento ou uma recepção com jantar. É muito fácil encher o prato com muitos alimentos diferentes que podem, por sua vez, estimular o apetite. Eis como eu (Barbara) ajo: geralmente há uma grande tigela de verduras em um bufê, e faço meu prato parecer cheio com elas. Outras saladas de vegetais sem molho podem ser acrescentadas, com uma *pequena* porção de molho comum ou de baixo teor de gordura. Então eu me sirvo de porções realmente pequenas (na verdade, apenas uma prova) de alguns alimentos diferentes. Assim, obtenho variedade e muita satisfação sensorial. O truque é garantir que eu sinta que comi uma porção satisfatória. Para isso, ponho em meu prato alimentos que realmente me enchem com poucas calorias — alimentos *Volumétricos* de baixa densidade energética.

Quando se trata de uma refeição à mesa, lembre-se de que a estrutura tradicional de vários pratos incentiva o ato de comer. Se você for a um restaurante e começar com uma bebida alcoólica enquanto come o pão à mesa e o antepasto, seguido de um grande prato principal com acompanhamentos, e então descobre que duas ou três pessoas estão pedindo sobremesa "apenas para provar", está criando uma situação em que é extremamente fácil comer demais. Por isso, precisa de um plano.

A estratégia básica é equilibrar pratos de alta caloria com pratos de baixa caloria. Se você sabe que um prato principal será grande, certifique-se de que o antepasto será leve, como aspargos ou uma salada com molho de baixa caloria. Outra boa dica é fazer um lanche satisfatório de baixa caloria antes de sair de casa, para não chegar com fome e devorar três pedaços de pão antes de o prato principal ser servido.

Contudo, a verdadeira recompensa surge quando você percebe que não tem de "combater" a saciedade sensorial específica. Se fizer as escolhas alimentares certas, poderá usar o efeito da variedade como aliado na guerra contra o ganho de peso.

DEVO INGERIR ALIMENTOS ENTEDIANTES PARA EMAGRECER?

Não! Uma lição que você *não deveria* tirar desta pesquisa é considerar uma boa ideia reduzir a variedade em sua dieta para controlar o peso. A variedade alimentar é saudável: afinal de contas, é quase certo que o equilíbrio nutricional seja o motivo de os animais e seres humanos terem desenvolvido o gosto pela variedade. O desejo de variedade alimentar é tão forte que tentar reduzir o número de alimentos diferentes que você ingere não só é imprudente do ponto de vista nutricional como também é, decididamente, difícil. A boa notícia é que você não precisa fazer isso. Os japoneses e franceses, que têm dietas mais variadas do que os norte-americanos, também são mais magros. A monotonia alimentar não faz bem para a saúde, não é divertida e, no final, não é o que faz as pessoas conseguirem controlar o peso.

Você não aprenderia isso lendo muitos livros de dietas. Alguns autores o incentivam a evitar a tentação comendo, por exemplo, o mesmo almoço com alguns alimentos diferentes à mesma hora, todos os dias. Na verdade, muitas dietas populares funcionam por curto prazo, limitando a variedade. Seja a dieta da sopa de repolho, a do arroz ou a do sorvete, restringir-se a uma pequena lista de alimentos aceitáveis ajuda a evitar o apetite que renasce com a variedade sensorial. Afinal de contas, há simplesmente tanta sopa de repolho, ou mesmo sorvete, que nenhuma pessoa normal desejaria comer isso.

Se você restringir a variedade, comerá menos. Mas esse é um efeito de curto prazo. Enfim, nosso desejo de mais opções alimentares vencerá — às vezes de modos extremamente calóricos. Por quê? Um dos motivos são "os efeitos da monotonia". Isso é diferente da saciedade sensorial específica, que é um fenômeno de curto prazo, frequentemente afetando apenas os alimentos em uma refeição. Os efeitos da monotonia se referem ao tédio que experimentamos com um alimento quando o ingerimos refeição após refeição, ou mesmo dia após dia. Esses efeitos não são vistos com todos os alimentos — há alguns que ingerimos diariamente com prazer. Por exemplo, nunca parecemos nos cansar de alguns alimentos de primeira necessidade como pão, cereais, batata, laticínios, chá e café. Outros alimentos altamente palatáveis, como batatas fritas ou chocolate, estão sujeitos à saciedade sensorial específica, mas não à monotonia: se você gosta de batatas fritas, pode se cansar delas depois de algum tempo em uma refeição, mas no dia seguinte serão igualmente atraentes.

Os alimentos de que realmente nos cansamos quando os ingerimos repetidas vezes são aqueles que constituem o componente principal de uma refeição, como carne ou alimentos com alto teor de gordura. Por isso, por exemplo, se você comeu lasanha ontem, pode não querê-la hoje ou mesmo durante várias semanas, mas o camarão que experimentou em um casamento um mês atrás será muito atraente.

Portanto, restringir a variedade pode funcionar por um curto período, mas finalmente, ao longo de semanas, você desejará ainda mais os alimentos que foram proibidos. O que fazer? A pesquisa mais recente diz que deveríamos satisfazer nossa necessidade inata de variedade, mas estar mais atentos aos tipos de alimentos que estamos tornando disponíveis. Isso nos faz voltar ao conceito essencial deste livro: se você quer controlar de modo natural a ingestão de alimentos, sentir-se cheio sem ingerir mais calorias do que precisa, precisa mudar a densidade energética de seu padrão alimentar geral. A essa altura você sabe disso. Mas o que tem a ver com a saciedade sensorial específica? Muito.

Quando você desenvolve saciedade de um determinado alimento, o importante não são as calorias, é o tamanho da porção. Contanto que coma uma porção de tamanho normal, obterá estimulação sensorial suficiente para desencadear a saciedade sensorial específica. Coma uma porção-padrão de um alimento cuja densidade energética foi baixada e a saciedade sensorial específica se manifestará em um nível calórico mais baixo. Esse é um dos modos pelos quais a densidade energética influi na saciedade.

TORNE A VARIEDADE UMA ALIADA

A última pesquisa descobriu que tanto as pessoas de peso normal quanto as acima do peso buscam variedade no que comem. Mas os tipos de variedade que procuram são muito diferentes. Um estudo na Tufts University, em Boston, descobriu que as pessoas acima do peso ingerem uma grande variedade de alimentos de alta densidade energética. *As pessoas de peso normal ingerem uma variedade de alimentos de mais baixa densidade energética.*

"A ingestão de uma variedade de alimentos de alta densidade energética foi associada à maior gordura corporal", diz Megan A. McCrory, pesquisadora da Tufts. Ela descobriu que as pessoas que ingeriam a maior variedade de doces, lanches, condimentos, alimentos ricos em carboidratos e pratos principais de almoço e jantar tinham mais gordura corporal. "É melhor ter apenas um tipo de biscoito do que três tipos em sua gaveta", diz ela. "Se você tiver apenas um tipo de biscoito, a saciedade sensorial específica nos diz que tenderá mais a se cansar dele do que se tiver vários tipos para escolher. Hoje em dia há tanta variedade disponível que é fácil ir longe demais."

É assim que a variedade pode prejudicá-lo: se você almoça em um restaurante de saladas com 15 pratos diferentes de alto teor de gordura, é fácil comer demais. Se ao chegar em casa pode escolher entre quatro tipos diferentes de salgadinhos em sua despensa, ou entre queijo e biscoitos tipo cracker, salame, pretzels, batata frita, manteiga de amendoim ou barras de doces, seu instinto de variedade levará você de um alimento de alta densidade energética para outro. Simplesmente consumirá mais alimentos que fornecem calorias rapidamente. No final, ingerirá mais calorias todos os dias, o que tornará difícil o controle de peso.

A solução não é limitar a variedade, que é saudável. Estudos recentes em larga escala descobriram que pessoas com dietas menos variadas tendem mais a ter doença cardíaca e câncer. Não admira que as diretrizes nutricionais japonesas incentivem as pessoas a consumirem trinta alimentos diferentes por dia! Alguns cientistas até acreditam que a maior variedade na dieta francesa — os franceses comem mais vegetais do que os americanos, por exemplo — pode, em parte, explicar por que os franceses têm menos doença cardíaca, apesar de ingerirem tanta gordura saturada quanto os americanos.

A real solução tanto para a administração do peso quanto para a saúde é você *aumentar* a variedade de alimentos de baixa densidade energética a seu redor. No estudo da Tufts, a categoria de alimentos mais associada ao menor peso corporal foi a dos vegetais. Quanto maior a variedade de vegetais que as pessoas consumiam, menos elas pesavam. Isso tinha um efeito quase protetor: as pessoas que ingeriam uma variedade maior de vegetais pesavam menos, mesmo se também ingeriam uma grande variedade de alimentos de densidade energética mais alta. Já sabemos que refeições de baixa densidade energética levam as pessoas a ingerir menos calorias.

Portanto, aceite com prazer a variedade em sua vida, mas use-a para incentivar uma dieta com alimentos saudáveis de baixa densidade energética. Pense nisso: o que acontece quando você é cercado de uma grande variedade de alimentos de baixa densidade energética? Você tende mais a encontrar um que "está com vontade" de comer. Depois de comer o quanto quiser desse alimento, você encontrará outro de baixa densidade energética que se tornou um pouco mais atraente do que o primeiro — esse é o efeito da saciedade sensorial específica. Então se verá ingerindo alimentos que fornecem sabor e nutrição com apenas uma pequena quantidade de calorias.

Esse é o segredo. Afinal de contas, não importa se nosso desejo de variedade nos faz comer mais — desde que sejam alimentos de baixa densidade energética, como maçãs, framboesas, minicenouras, tomates, batata assada, salada de três tipos de feijões, leite desnatado, mingau de aveia, sopa de tomate, refogado de frango, massa primavera e iogurte. Se você deseja controlar a fome sem comer demais, cerque-se de grande variedade de alimentos de baixa densidade energética. Quanto mais alimentos *Volumétricos* tiver por perto, maior a probabilidade de encontrar algum de que goste — talvez algo que não come há algum tempo e realmente apreciará, justamente por isso.

RESUMO

- Um alimento, quando ingerido, torna-se menos agradável quando nos saciamos dele. Mas apreciaremos outro alimento com atributos sensoriais diferentes. Isso é a saciedade sensorial específica.

- O sabor, o aroma, a textura, a cor e a forma influem na saciedade. Variar os atributos sensoriais de pratos diferentes pode aumentar em até 60% sua ingestão.

- Para evitar comer demais, mastigue bem o alimento, apreciando-lhe o sabor, a textura e o aroma. Procure alimentos que lhe proporcionem estimulação sensorial por um longo tempo, com poucas calorias.

- Em bufês, cafeterias e restaurantes de saladas, onde há muitas opções, encha o prato com verduras e vegetais de baixa caloria com uma pequena quantidade de molho, e depois se sirva de pequenas porções de outros alimentos.

- Em vez de tentar administrar o efeito da variedade com uma dieta entediante e restritiva — estratégia que terá um resultado oposto ao desejado —, torne a variedade uma aliada. Cerque-se de uma ampla seleção de alimentos saborosos de baixa densidade energética. Assim, quando um alimento *Volumétrico* se tornar menos atraente, haverá outro que você desejará comer.

Calculando porções

"Que tipo de sanduíche não engorda?"
"Meio sanduíche."

— DIÁLOGO ENTRE JELLY E OUTRO
GÂNGSTER NO FILME *Máfia no divã*

NA UNIVERSITY OF GOETTINGEN, Alemanha, no final da década de 1970 pesquisadores da obesidade planejaram um estudo digno de *Candid Camera*.* Durante três dias serviram sopa em tigelas normais, para poder determinar a ingestão habitual de cada pessoa. No quarto dia, sem avisar, substituíram a tigela normal por uma que, muito devagar, era novamente enchida por meio de um reservatório oculto sob a mesa e, por isso, nunca ficava vazia.

Todas as pessoas tomaram pelo menos um terço a mais de sopa.

Algumas tomaram dois terços a mais.

Você não tem de se servir de uma tigela que é constantemente enchida para comer mais. Os tamanhos das porções nos Estados Unidos estão aumentando em um ritmo surpreendente, e grandes porções incentivam o abuso de comida.

---

* Câmera escondida (tradução livre). (*N. do T.*)

PORÇÕES *VOLUMÉTRICAS*

O que isso tem a ver com densidade energética?

Tudo.

Se sua dieta consistir em muitos alimentos de alto teor de gordura e densidade energética, você terá de comer porções menores para cortar calorias, e isso é muito difícil de fazer. A quantidade de alimento que poderá ingerir para emagrecer ou mesmo evitar engordar será pequena demais para satisfazer sua fome. Somente baixando a densidade energética de seu padrão alimentar geral você poderá manter porções satisfatórias. Talvez precise comer porções *maiores* que as habituais de alimentos de baixa densidade energética, como frutas e vegetais. O tamanho das porções desses alimentos é muito menos importante.

Mas você ainda precisará ficar bem atento aos tamanhos das porções dos alimentos de alta densidade energética que deseja incluir em sua vida. Se comer nozes, queijo ou salgadinhos até que fique cheio, ingerirá muitas calorias. Para satisfazer a fome, primeiro terá de se encher de alimentos *Volumétricos* de baixa densidade energética. Depois poderá apreciar pequenas porções de alimentos de alta caloria.

AUMENTANDO PORÇÕES

O United States Department of Agriculture define os "tamanhos das porções" dos alimentos básicos na Pirâmide Alimentar (veja a página 120). Elas são menores do que as porções que a maioria das pessoas come. Por exemplo, quando Lisa Young, da New York University, pediu a estudantes de nutrição que trouxessem um bagel, uma batata, um muffin ou biscoito de tamanho "médio", as quantidades que eles apresentaram tinham mais do que o dobro do tamanho das porções do USDA. O muffin típico pesava 150g — mais de três porções de muffin. "As pessoas pensam que comem uma porção, **não** importa o quanto ela seja grande", diz Young. Os efeitos calóricos podem ser enormes. Um bagel simples de 60g contém 150 calorias, o que significa que se o seu pesa 180g, contém 450 calorias, e isso antes de você pôr qualquer coisa nele!

As porções também estão aumentando. Os restaurantes servem tigelas com mais de 900g de massa. Tornou-se comum servirem um prato de bife ou frango que pesa mais de 500g. Em um cinema, uma pipoca "média" representa

16 xícaras (com até 1.000 calorias). Uma porção de sorvete representa ½ xícara, mas nos restaurantes uma "concha" representa 1 ½ a 2 xícaras. "Desde o início da década de 1980 há uma tendência a porções — e pessoas — maiores", diz Young. Marion Nestle, da New York University, observa: "Porções grandes vendem alimentos, mas significam que as pessoas se veem diante de mais alimentos do que precisam."

EMBALAGENS GRANDES INCENTIVAM O ATO DE COMER

Embalagens econômicas podem poupar seu dinheiro, mas custam a você calorias. Eis o que descobriu Brian Wansink, da University of Illinois, em Champaign-Urbana:

- **ESPAGUETE.** Quando Wansink deu a mulheres uma embalagem de 1Kg de espaguete e pediu para que tirassem o suficiente para preparar um jantar para duas pessoas, elas apanharam em média 302 bastões. Mas quando lhes deu uma caixa de 500g, só retiraram 234 bastões.

- **ÓLEO PARA COZINHAR.** Quando foi pedido às mulheres que fritassem frango para um jantar para duas pessoas, elas usaram 130 mL de óleo de uma garrafa de 950 mL, mas somente 100 mL de uma garrafa de 475 mL.

- **BALAS.** Quando Wansink pediu a certas pessoas que mostrassem quantos M&Ms comeriam assistindo a um filme sozinhas, elas comeram 63 de um pequeno pacote que continha 114; 103 de um pacote com o dobro do tamanho e 122 de um pacote com o triplo do tamanho. Isto é, comeram quase o dobro de M&Ms quando se serviram do pacote gigante.

- **PIPOCA NO CINEMA.** Em um cinema em Chicago, Wansink deu a consumidores potes pequenos (cerca de 120g) ou grandes (cerca de 240g) de pipoca. Quando elas receberam os grandes, comeram 46% a mais. Isso ocorreu com os homens que assistiram ao filme junto a homens e com as mulheres que o assistiram acompanhadas de mulheres. Mas houve uma exceção: as mulheres que estavam em um encontro. Elas não foram influenciadas pelo tamanho da embalagem.

"As embalagens maiores são mais convenientes e proporcionam muita economia", diz Wansink, "mas você pode acabar comendo 40-50% a mais."

SE SERVIR, TODOS COMERÃO

Sentar-se com grandes porções no prato também incentiva o abuso de comida. Há a forte tendência de as pessoas tentarem comer tudo que está no prato. Muitos adultos foram desde cedo ensinados pelos pais a agir assim. Pesquisas mostram que os obesos são particularmente propensos a limpar o prato.

Descobrimos que mesmo os homens magros, que em geral regulam bem a ingestão de alimentos, comeram mais quando foram oferecidas porções maiores. Servimos um almoço de macarrão e queijo em três ocasiões diferentes. Quando oferecemos 455g, os homens comeram 285. Quando servimos 626g, ingeriram 370. Quando demos um prato "gigante", de 710g, eles comeram 425, isto é, cerca de 50% a mais do que quando receberam a porção de 455g.

Como porções grandes incentivam o abuso de comida, as decisões de quem serve o alimento podem ter grande impacto em sua ingestão. Por isso, é melhor não contar com ninguém para servir uma quantidade apropriada. Quando decidem o tamanho da porção, muitos chefs se baseiam na experiência e tradição, em vez de no teor calórico ou de nutrientes.

SIRVA-SE

Eis alguns modos de evitar que porções muito grandes o façam comer demais:

- **FAZENDO COMPRAS.** Se você comprar lanches de alta densidade energética, como salgadinhos ou biscoitos, prefira o pacote menor. Poderia até procurar porções embaladas individualmente. Ou adquirir embalagens grandes por economia e depois armazenar o conteúdo em sacos plásticos ou recipientes menores. Alimentos de primeira necessidade, como óleo, também podem ser comprados em embalagens grandes mais baratas, mas ao chegar em casa transfira o conteúdo para recipientes menores.

- **COZINHANDO.** Ao preparar grandes quantidades de alimentos que podem ser congelados, divida-os em porções individuais em recipientes para freezer/micro-ondas, para poder preparar em minutos uma refeição rápida controlando a porção.

- **COMENDO EM CASA.** Quando as pessoas se servem, tendem a comer mais ou menos o mesmo peso de alimento, por isso é importante reduzir a densidade energética dos alimentos que você costuma consumir. Se outra pessoa servir você, certifique-se de que as porções são apropriadas para seu nível calórico. Também pode usar pratos menores, para que as porções pareçam maiores.

- **COMENDO FORA.** Em restaurantes à la carte, onde você é servida à mesa, examine o cardápio ou pergunte ao garçom se ele dispõe de porções pequenas ou meias porções. Se notar que a porção servida era grande, lembre-se de que pode deixar comida em seu prato. Se não suportar desperdício, peça que as sobras sejam embrulhadas para levá-las para casa. Como alternativa, você pode pedir apenas um antepasto e uma salada, ou dividir o prato principal com o acompanhante. Em um restaurante de fast-food, escolha porções pequenas, inclusive de bebidas.

RESUMO

- A densidade energética está intimamente ligada ao tamanho das porções. Se você baixar a densidade energética dos alimentos que costuma consumir, poderá comer porções maiores sem aumentar as calorias.

- O tamanho das porções de alimentos de baixa densidade energética é menos importante. Contudo, para se servir de alimentos de alta densidade energética, como doces, lanches, queijos, nozes e certas carnes sem comer demais, precisará monitorar cuidadosamente o tamanho das porções.

- Embalagens grandes compradas em supermercados e porções grandes servidas em restaurantes incentivam o abuso de comida.

- Aprenda os tamanhos apropriados das porções e pratique a autodefesa: ao fazer compras, escolha embalagens menores ou transfira os alimentos para recipientes menores ao chegar em casa.

- Em casa, armazene os alimentos em porções individuais. Ao comer fora, peça menos e, se obtiver demais, coma uma porção apropriada e dispense o excedente ou leve para casa.

Mitos sobre a hora das refeições: perguntas e respostas

Toda felicidade depende de um desjejum sem pressa.
— JOHN GUNTHER, *Newsweek*, 1970

AS PESSOAS QUE TENTAM EMAGRECER EM GERAL são aconselhadas a mudar não só o que comem, mas também *como* comem. Essas são estratégias de saciedade. Mas muitas delas, consideradas comuns, não demonstraram ser eficazes. Já é bastante difícil fazer mudanças no que você come sem fazer mudanças em como você come que não funcionam!

Devo comer mais devagar?

Não necessariamente. A ideia é que fazendo uma pausa entre as mordidas, mastigando devagar e dando mordidas menores você ajuda a controlar a alimentação e dá tempo para que os mecanismos da saciedade sejam ativados. Mas isso não se revelou eficaz; em um estudo, as pessoas que fizeram pausas entre as mordidas acabaram comendo mais! Mesmo em programas de emagrecimento em que isso parecia inicialmente ajudar, o efeito não perdurou por muitos meses.

Nosso conselho: coma em um ritmo que maximize seu prazer. Se comer devagar, apreciando os sabores e as texturas dos alimentos, o deixa mais satisfeito, faça isso. É verdade que os sinais da saciedade demoram algum tempo para serem experimentados. Portanto, após comer uma quantidade de alimento que deveria ser satisfatória, você pode esperar 15 ou 20 minutos antes de decidir se ainda está com fome. Mas não despenda muitos esforços em técnicas como pousar o garfo a cada vez que der uma mordida.

Posso pular refeições?

Não é prudente fazer isso. Quando você pula refeições, tende a compensar comendo mais na refeição seguinte. Você ingerirá, no total, mais calorias.

Devo tomar café da manhã?

Sim. Quem não o toma tende mais a engordar (veja "Benefícios do café da manhã" (página 76).

Refeições pequenas frequentes me ajudarão a controlar a fome?

Somente se você fizer as escolhas alimentares certas. Em tese, fazer várias refeições pequenas por dia em vez de uma ou duas grandes ajuda a estabilizar o modo como o corpo queima combustível, evitando os grandes reforços calóricos que são mais fáceis de ser transformados em gordura corporal. Mas esse modo de se alimentar não demonstrou ajudar as pessoas a queimar mais calorias, ou a emagrecer. Além disso, para muitas delas, comer com mais frequência significa fazer mais lanches, que costumam ser de alta densidade energética.

Preste atenção ao que come, não à frequência com que o ingere. Se descobrir que comer mais vezes ajuda você a controlar a fome, ótimo. A maioria das pessoas se alimenta cerca de cinco vezes por dia, com dois intervalos adicionais para bebidas. Se seu padrão atual funciona para você, não precisa mudá-lo para administrar seu peso.

Devo lanchar?

Lanchar, em si, não está ligado à obesidade, mas a escolha do lanche é importante. Um padrão de lanches de alto teor de gordura e densidade energética demonstrou aumentar a proporção de gordura na dieta, o que pode levar ao ganho de peso. Refrigerantes entre as refeições também acrescentam calorias ao total diário. A maioria das crianças costuma lanchar porque precisa de calorias extras, mas se você mantiver esse hábito na idade adulta, precisará escolher lanches de baixa densidade energética. Se mastigar distraidamente alimentos de alto valor calórico enquanto dirige para o trabalho, ou na volta para casa, guardar lanches de alto teor de gordura e densidade energética para comer com compulsão em sua escrivaninha ou beliscar comida para aliviar o estresse, minará seus objetivos de administração do peso. (Para escolhas inteligentes de lanches, veja "Lanches com 100 calorias", página 317.)

Devo evitar comer após as 20h?

Esse é outro mito. Em uma grande pesquisa abrangendo 1.800 norte-americanos não houve nenhuma associação entre a hora da alimentação noturna e a mudança de peso, em um período de dez anos. Quando Nancy Keim, do USDA, forneceu a mulheres acima do peso 70% de suas calorias antes do meio-dia ou após as 16h30, durante 12 semanas, isso não fez nenhuma diferença na quantidade de gordura corporal. "Não estudamos se as pessoas ingerem mais alimentos de alto índice de gordura, como pizza e pipoca com manteiga, no final da tarde", admite Keim. Mas isso só reforça o ponto: concentre-se nas escolhas alimentares, não na hora. "Muitas estratégias de dietas na mídia popular dizem para você não comer após as 18 ou 20h, mas nossa cultura pode permite esse luxo — muitas pessoas não têm tempo para comer antes", observa Keim. "Não quero que ninguém diga: 'Ah, passou da hora, não vou comer.' Quando você come, isso não é tão importante quanto a qualidade dos alimentos que escolhe."

Lanches com 100 calorias

Para a administração do peso o importante não é se você lancha, mas o que lancha. Se escolher com bom-senso, poderá se sentir satisfeito com um lanche de apenas 100 calorias:

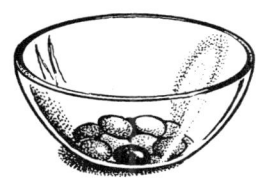 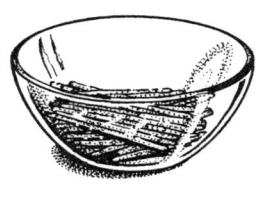 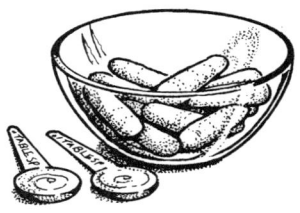

Balas de goma.DE: 3,7.
Tamanho da porção: 30g
(10 grandes).

Pretzels livres de gordura.
DE: 3,6.
Tamanho da porção: 30g
(18 pretzels pequenos).

Minicenouras com molho
livre de gordura.
DE: 0,6.
Tamanho da porção:
12 minicenouras e 2
colheres (sopa) de molho.

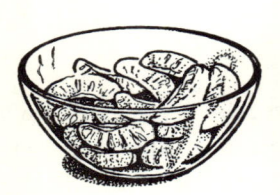

Gomos de laranja.
DE: 0,5.
Tamanho da porção:
1 ¼ de xícara.

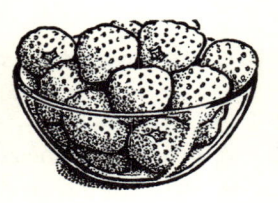

Morangos.
DE: 0,2.
Tamanho da porção:
2 ¼ xícaras.

Recursos e referências

Recursos

Os RECURSOS A SEGUIR FORNECEM informações completas sobre nutrição, emagrecimento e atividade física.

INFORMAÇÕES GERAIS SOBRE NUTRIÇÃO

American Dietetic Association

A maior associação de profissionais de nutrição dos Estados Unidos. Fornece informações nutricionais confiáveis. Website: www.eatright.org.

Ama Health Insight

Um amplo site sobre saúde com informações nutricionais úteis. O "Personal Nutritionist" avaliará sua dieta e dará dicas para melhorá-la. Você também poderá calcular facilmente seu IMC e obter dicas para aumentar seu nível de atividade. Fornece até receitas: www.ama-assn.org/consumer.htm.

Center for Science in the Public Interest

Grupo sem fins lucrativos que fornece consultoria em direito do consumidor com forte foco em nutrição.

Healthfinder

Esse site é patrocinado pelo Department of Health and Human Services. Organiza e fornece links para informações sobre saúde e nutrição de uma vasta série de organizações e websites: www.healthfinder.gov.

Mayo Clinic Health Oasis

Fornece muitas informações sobre saúde. Clique em "Nutrition" e poderá obter conselhos sobre emagrecimento e receitas saudáveis. Mostra a você como tornar suas receitas saudáveis, avalia seus conhecimentos sobre nutrição e tem uma biblioteca de informações sobre dieta e nutrição: www.mayohealth.org.

PubMed

É o site em que tanto cientistas quanto jornalistas acompanham a literatura científica. Qualquer um pode usá-lo para acessar a MEDLINE, que fornece resumos de artigos de pesquisa originais. Se você quiser saber o que foi feito sobre um determinado tema ou o que um cientista individual publicou, o site mostrará: www.ncbi.nlm.gov/PubMed.

Tufts University Nutrition Navigator

Esse é um lugar para começar uma pesquisa na web. O site avalia a qualidade e facilidade de uso de centenas de websites relacionados com nutrição: www.navigatior.tufts.edu.

USDA Food and Nutrition Information Center

Dá acesso aos recursos da National Agricultural Library. Fornece informações sobre composição de alimentos, diretrizes alimentares e a Pirâmide Alimentar. Fornece links para outros websites de nutrição e controle do peso: www.nal.usda.gov/fnic.

INFORMAÇÕES SOBRE ADMINISTRAÇÃO DO PESO E OBESIDADE

American Obesity Association (AOA)

Grupo de defesa que visa instruir o público sobre a obesidade, protegendo os direitos dos obesos e promovendo pesquisas relacionadas com a prevenção ou tratamento da obesidade. Você pode demonstrar seu apoio se unindo a essa organização: www.obesity.org.

The LEARN Education Center

LEARN é um sólido programa de administração do peso que combina dieta, exercícios e modificação de comportamentos. O site fornece dicas úteis de emagrecimento: www.learneducation.com.

National Heart, Lung and Blood Institute

Esse site contém informações gerais relacionadas com doença cardiovascular. Se você quiser mais informações sobre as novas diretrizes do governo sobre o excesso de peso e a obesidade, poderá obtê-las aqui: www.nhlbi.nih.gov/

Weight-control Information Network (WIN)
(Part of the National Institutes of Health)

Fornece informações sobre a obesidade baseadas na ciência. Você pode obter boletins informativos e folhetos gratuitos, e uma lista de programas de controle do peso baseados em universidades: www.niddk.nih.gov/health/nutri/win.htm.

RECEITAS E CARDÁPIOS

CyberDiet's Home Page

Esse premiado site fornece enorme quantidade de informações sobre dieta e nutrição. Você pode calcular seu IMC, elaborar um plano de cardápio pessoal e descobrir quantas calorias suas atividades estão queimando. O plano de cardápio vem com receitas e uma lista de compras, e pode ser ajustado ao número de calorias que você deseja ingerir: www.cyberdiet.com.

Meals for You

Esse site tem milhares de receitas, e você pode acessá-las conforme quer comer: para perda de peso, vegetariano, baixa gordura, gourmet e assim por diante. Apresenta informações nutricionais e tempos de preparação. As receitas se ajustam automaticamente ao número de porções e lhe fornecem uma lista de compras: www.MealsForYou.com.

FITNESS E ATIVIDADE FÍSICA

Shape up America

O ex-chefe da saúde pública dos Estados Unidos, Everett Koop, iniciou essa campanha para reduzir a obesidade e melhorar o condicionamento físico. O site fornece informações atualizadas sobre administração do peso, alimentação saudável e fitness. Ajuda você a desenvolver um programa de atividades divertido e eficaz: www.shapeup.org.

Referências

PARTE 1: O QUE É *VOLUMETRIA*?

A inovação da densidade energética

Bell, E.A., Castellanos, V.H., Pelkman, C.L., Thorwart, M.L. e Rolls, B.J. 1998. Energy density of foods affected energy intake in normal-weight women. *American Journal of Clinical Nutrition,* 67, 412-420.

Bell, E.A., Denlinger, B.A., Thorwart, M.L. e Rolls, B.J. 1999. Increasing volume of food with air affects satiety. *Obesity Research,* 7, 44S5.

Duncan, K.H., Bacon, J.A. e Weinsier, R.L. 1983. The effects of high and low energy density diets on satiety, energy intake, and eating time of obese and nonobese subjects. *American Journal of Clinical Nutrition,* 37, 763-767.

Fitzwater, S.L., Weinsier, R.L., Wooldridge, N.H., Birch, R., Liu, C. e Bartolucci, A.A. 1991. Evaluation of long-term weight changes after a multidisciplinary weight control program. *Journal of the American Dietetic Association,* 91, 421-426, 429.

Poppitt, S.D. 1995. Energy density of diets and obesity. *International Journal of Obesity,* 19, S20-S26.

Prentice, A.M. 1998. Manipulation of dietary fat and energy density and subsequent effects on substrate flux and food intake. *American Journal of Clinical Nutrition,* 67, 535S-541-S.

Rolls, B.J. e Bell, E.A. 1999. Intake of fat and carbohydrate: Role of energy density. *European Journal of Clinical Nutrition,* 52, 1-8.

Rolls, B.J., Bell, E.A., Castellanos, V.H., Chow, M., Pelkman, C.L. e Thorwart. M.L. 1999. Energy density but not fat content of foods affected energy intake in lean and obese women. *American Journal of Clinical Nutrition,* 69, 863-871.

Saltzman, E., Dallal, G.E. e Roberts, S.B. 1997. Effect of high-fat and low-fat diets on voluntary energy intake and substrate oxidation: Studies in identical twins consuming diets matched for energy density, fiber and palatability. *American Journal of Clinical Nutrition,* 66, 1332-1339.

Strain, G.W., Hershcopf, R.J. e Zumoff, B.1992. Food intake of very obese persons: Quantitative and qualitative aspects. *Journal of the American Dietetic Association,* 92, 199-203.

Stubbs, R.J., Johnstone, A.M., O'Reilly, L.M, Barton, K. e Reid, C. 1998. The effect of covertly manipulating the energy density of mixed diets on ad libitum food intake in "pseudo free-living" humans. *International Journal of Obesity,* 22, 980-987.

Stubbs, R.J., Ritz, P., Coward, W.A., e Prentice, A.M. 1995. Covert manipulation of the ratio of dietary fat to carbohydrate and energy density: Effect on food intake and energy balance in free-living men eating ad libitum. *American Journal of Clinical Nutrition,* 62, 330-337.

van Stratum, P., Lussenburg, R.N., van Wezel, L.A., Vergroesen, A.J. e Cremer, H.D. 1978. The effect of dietary carbohydrate: Fat ratio on energy intake by adult women. *American Journal of Clinical Nutrition,* 31, 206-212.

PARTE 2: COMO EMAGRECER E SE MANTER MAGRO

Criando seu próprio programa de administração de peso

Foreyt, J.P. e Poston, W.S.C.II. 1998. The role of the behavioral counselor in obesity treatment. *Journal of the American Dietetic Association,* 98, S27-S30.

Forest, G.D., Wadden, T.A., Vogt, R.A., e Brewen, G. 1997. What is a reasonable weight loss? Patients'expectations and evaluations of obesity treatment outcomes. *Journal of Consulting and Clinical Psychology,* 65, 79-85.

National Institutes of Health. National Heart, Lung, and Blood Institute. *Clinical Guidelines on the Identification, Evaluation, and Treatment of Overweight and Obesity in Adults.* U.S. Department of Health and Human Services, 1998.

Shick, S.M., Wing, R.R., Klem, M.L., McGuire, M.T., Hill, J.O. e Seagle, H. 1998. Persons successful at long-term weight loss and maintenance continue to consume a low-energy, low-fat diet. *Journal of the American Dietetic Association,* 98, 408-413.

PARTE 3: O QUE COMEMOS E BEBEMOS

Gordura

American Dietetic Association, 1998. Position of the American Dietetic Association: Fat replacers. *Journal of the American Dietetic Association,* 98, 463-468.

Castellanos, V.H. e Rolls, B.J. Diet composition and the regulation of food intake and body weight. Em *Overweight and Weight Management*, ed. S. Dalton. Aspen, 1997: 254-83.

Cheskin, L.J., Miday, R., Zorich, N. e Filloon, T. 1998. Gastrointestinal symptoms following consumption of olestra or regular triglyceride potato chips. A controlled comparison, *Journal of the American Medical Association*, 279 (2), 150-152.

Drewnowski, A. 1997. Why do we like fat? *Journal of the American Dietetic Association*, 97 (7 Supl.), S58-S62.

Hill, J.O., Drougas, H. e Peters, J.C. 1993. Obesity treatment: Can diet composition play a role? *Annals of Internal Medicine*, 119, 694-697.

Kristal, A.R., White, E., Shattuck, A.L., Curty, S., Anderson, G.L., Fowler, A. e Urban, N. 1992. Long-term maintenance of a low-fat diet: Durability of fat-related dietary habits in the Women's Health Trial. *Journal of the American Dietetic Association*, 92, 553-559.

Lissner, L., Heitmann, B.L. e Bengtsson, C. 1997. Low-fat diets may prevent weight gain in sedentary women: Prospective observations from the population study of women in Gothenburg, Sweden. *Obesity Research*, 5, 43-48.

Peterson, S., Sigman-Grant, M., Eissenstat, B. e Kris-Etherton, P. 1999. Impact of adopting lower-fat choices on energy and nutrient intakes of American adults. *Journal of the American Dietetic Association*, 99, 177-183.

Rolls, B.J. 1997. Fat and sugar substitutes and the control of food intake. *Annals of the New York Academy of Sciences*, 819, 180-193.

Rolls, B.J. e Hammer, V.A. 1995. Fat, carbohydrate and the regulation of energy intake. *American Journal of Clinical Nutrition*, 62, 1086S-1095S.

Carboidratos

American Dietetic Association. 1998. Position of the American Dietetic Association: Use of nutritive and nonnutritive sweeteners. *Journal of the American Dietetic Association*, 98, 580-587.

Astrup, A. e Raben, A. 1995. Carbohydrate and obesity, *International Journal of Obesity*, 19, S27-S37.

Blackburn, G.L., Kandres, B.S., Lavin, P.T., Keller, S.D. e Whatley, J. 1997. The effect of aspartame as part of a multidisciplinary weight-control program on short- and long-term control of body weight. *American Journal of Clinical Nutrition*, 65, 409-418.

Golay, A., Allaz, Anne-F., Morel, Y., de Tonnac, N., Tankova, S. e Reaven, G. 1996. Similar weight loss with low- or high-carbohydrate diets. *American Journal of Clinical Nutrition*, 63, 174-178.

Hill, J.O. e Prentice, A.M. 1995. Sugar and body weight regulation. *American Journal of Clinical Nutrition*, 62, 264S-274S.

Levine, A.S. e Billington, C.J. Dietary fiber: Does it affect food intake and body weight? Em *Appetite and Body Weight Regulation: Sugar, Fat, and Macronutrient Substitutes*, (orgs.) J.D. Fernstrom e G.D. Miller, CRC Press, Inc., 1994: 191-200.

Pasman, W.J., Westerterp-Plantenga, M.S., Muls, E., Vansant, G., van Ree, J. e Saris, W.H.M. 1997. The effectiveness of long-term fibre supplementation on weight mainte-nance in weight-reduced women. *International Journal of Obesity*, 21, 548-555.

Raben, A., Macdonald, I. e Astrup. A. 1997. Replacement of dietary fat by sucrose or starch: Effects on 14d ad libitum energy intake, energy expenditure and body weight in formerly obese and never-obese subjects. *International Journal of Obesity*, 21, 846-859.

Rolls, B.J. 1991. Effects of intense sweeteners on hunger, food intake and body weight: A review. *American Journal of Clinical Nutrition*, 53, 872-878.

Rolls, B.J. e Hill, J.O. 1998. *Carbohydrates and Weight Management*. ILSI Press.

Schlundt, D.G., Hill, J.O., Sbrocco, T., Pope-Cordle, J. e Sharp, T. 1992. The role of breakfast in the treatment of obesity: A randomized clinical trial. *American Journal of Clinical Nutrition*, 55(3), 645-651.

Surwit, R.S., Feinglos, M.N., McCaskill, C.C., Clay, S.L., Babyak, M.A., Brownlow, B.S., Plaisted, C.S. e Lin, Pao-H. Metabolic and behavioral effects of a high-sucrose diet during weight loss. *American Journal of Clinical Nutrition*, 65, 908-915.

Proteína

Barkeling, B., Rossner, S. e Bjorvell, H. 1990. Effects of a high-protein meal (meat) and a high-carbohydrate meal (vegetarian) on satiety, measured by automated compute-rized monitoring of subsequent food intake, motivation to eat and food preferences *International Journal of Obesity*, 14, 743-751.

Doucet, E. e Tremblay, A. 1997. Food intake, energy balance and body weight control. *European Journal of Clinical Nutrition*, 51, 846-855.

Nelson, L.H. e Tucken, L.A. 1996. Diet composition related to body fat in a multivariate study of 203 men. *Journal of the American Dietetic Association*, 96, 771-777.

Poppitt, S.D., McCormack, D. e Buffenstein, R. 1998. Short-term effects of macronutrient preloads on appetite and energy intake in lean women. *Physiology and Behavior*, 64, 279-285.

Rolls, B.J. Hetherington, M. e Burley, V.J. 1988. The specificity of satiety: The influence of foods of different macronutrient content on the development of satiety. *Physiology and Behavior*, 43, 145-153.

Stubbs, R.J., van Wyk, M.C.W., Johnstone, A.M. e Harbron, C.G. 1996. Breakfasts high in protein, fat or carbohydrate: Effect on within-day appetite and energy balance. *European Journal of Clinical Nutrition*, 50, 409-417.

Uhe, A.M., Collier, G.R. e O'Dea, K. 1992. A comparison of the effects of beef, chicken and fish protein on satiety and amino acid profiles in lean male subjects. *Journal of Nutrition*, 122, 467-472.

Álcool

de Castro, J.M. e Orozco, S. 1990. Moderate alcohol intake and spontaneous eating patterns of humans: Evidence of unregulated supplementation. *American Journal of Clinical Nutrition*, 52, 246-253.

Foltin, R.W., Kelly, T.H. e Fischman, M.W. 1993. Ethanol as an energy source in humans: Comparison with dextrose-containing beverages. *Appetite*, 20, 95-110.

Murgatroyd, P.R., Van De Ven, M.L.H.M., Goldberg, G.R. e Prentice, A.M. 1996. Alcohol and the regulation of energy balance: Overnight effects on diet-induced thermogenesis and fuel storage. *British Journal of Nutrition*, 75, 33-45.

Poppitt, S.D., Eckhardt, J.W., McGonagle, J., Murgatroyd, P.R. e Prentice, A.M. 1996. Short-term effects of alcohol consumption on appetite and energy intake. *Physiology and Behavior*, 60, 1063-1070.

Prentice, A.M. 1995. Alcohol and obesity. *International Journal of Obesity*, 19 (Suplemento 5) S44-S50.

Tremblay, A., Wouters, E., Wenker, M., St-Pierre, S., Bouchard, C. e Despres, Jean-P. 1995. Alcohol and a high-fat diet: A combination favoring overfeeding. *American Journal of Clinical Nutrition*, 62, 639-644.

Westerterp-Plantenga, M.S. e Verwegen, C.R.T. 1999. The appetizing effect of an aperitif in overweight and normal-weight humans. *American Journal of Clinical Nutrition*, 69, 205-212.

Água e outras bebidas

Bolton, R.P., Heaton, K.W. e Burroughs, L.F. 1981. The role of dietary fiber in satiety, glucose and insulin: Studies with fruit and fruit juice. *American Journal of Clinical Nutrition,* 34, 211-217.

de Castro, J.M. 1993. The effects of the spontaneous ingestion of particular foods or beverages on the meal pattern and overall nutrient intake of humans. *Physiology and Behavior,* 53, 1133-1144.

Kleiner, S.M. 1999. Water: An essential but overlooked nutrient. *Journal of the American Dietetic Association,* 99, 200-206.

Jacobson, Michael F. *Liquid Candy: How Soft Drinks Are Harming Americans' Health.* Center for Science in the Public Interest, 1998.

Rolls, B.J., Castellanos, V.H., Halford, J.C., Kilara, A., Panyam, D., Pelkman, C.L., Smith, G.P. e Thorwart, M.L. 1998. Volume of Food consumed affects satiety in men. *American Journal of Clinical Nutrition,* 67, 1170-1177.

Rolls, B.J., Fedoroff, I.C., Guthrie, J.F. e Laster, L.J. 1990. Effects of temperature and mode of presentation of juice on hunger, thirst and food intake in humans. *Appetite,* 15, 199-208.

Rolls, B.J. Kim, S. e Fedoroff, I.C. 1990. Effects of drinks sweetened with sucrose or aspartame on hunger, thirst and food intake in men. *Physiology and Behavior,* 48, 19-26.

Tordoff, M.G. e Alleva, A.M. 1990. Effect of drinking soda sweetened with aspartame or high-fructose corn syrup on food intake and body weight. *American Journal of Clinical Nutrition,* 51, 963-969.

Sopas

Foreyt, J.P., Reeves, R.S., Darnell, L.S., Wohlleb, J.C. e Gotto, A.M. 1986. Soup consumption as a behavioral weight loss strategy. *Journal of the American Dietetic association,* 86, 524-526.

Himaya, A. e Louis-Sylestre, J. 1998. The effect of soup on satiation. *Appetite,* 30, 199-210.

Jordan, H.A., Levitz, L.S., Urgoff, K.L. e Lee, H.L. 1981. Role of food characteristics in behavioral change and weight loss. *Journal of the American Dietetic Association,* 79, 24-29.

Rolls, B.J., Bell, E.A. e Thorwart, M.L. 1999. Water incorporated into a food but not served with a food decreases energy intake in lean women. *American Journal of Clinical Nutrition,* 70, 448-4455.

Rolls, B.J., Fedoroff, I.C., Guthrie, J.F. e Laster, L.J. 1990. Foods with different satiating effects in humans. *Appetite,* 15, 115-126.

PARTE 4: O GUIA PARA A ESCOLHA DE ALIMENTOS

U.S. Department of Agriculture Human Nutrition Information Service, The Food Guide Pyramid, 1992, *Home & Garden Bulletin #252.*

First Data Bank Inc., Nutritionist Five [software de computador]. San Bruno, Calif. 1998.

PARTE 6: UMA VIDA ATIVA

A prescrição de exercícios

Andersen, R.E., Wadden, T.A., Bartlett, S.J., Zernel, B., Verde, T.J. e Franckowiak, S.C. 1999. Effects of lifestyle activity vs. structured aerobic exercise in obese women. *Journal of the American Medical Association,* 281, 335-340.

Doucet, E. e Tremblay, A. 1998. Body weight loss and maintenance with physical activity and diet. *Coronary Artery Disease,* 9, 495-501.

Hills, A.P. e Byrne, N.M. 1998. Exercise prescription for weight management. *Proceedings of the Nutrition Society,* 57, 93-103.

Horton, T.J. e Hill, J.O. 1998. Exercise and obesity. *Proceedings of the Nutrition Society,* 57, 85-91.

King, N.A. 1998. The relationship between physical activity and food intake. *Proceedings of the Nutrition Society,* 57, 77-84.

Salzman, E. e Roberts, S.B. 1995. The role of energy expenditure in energy regulation: Findings from a decade of research. *Nutrition Reviews,* 95, 209-220.

Tremblay, A., Doucet, E. e Imbeault, P. 1999. Physical activity and weight maintenance. *International Journal of Obesity,* 23, S50-54.

Recursos e referências | **329**

PARTE 7: O ESTILO DE VIDA DE SACIEDADE

Você está com fome?

Abramson, E. *Emotional Eating: What You Need to Know Before Starting Another Diet,* Jossey-Bass Publishers, 1998.

Fletcher, A.M. *Thin for Life: 10 Keys to Success from People Who Have Lost Weight and Kept It Off.* Chapters Publishers Ltd., 1994.

Foreyt, J.P. e Goodrick, G.K. *Living Without Dieting: A Revolutionary Guide for Everyone Who Wants to Lose Weight.* Warner Books, 1994.

Friedman, M.I., Ulrich, P. e Mattes, R.D. 1999. A figurative measure of subjective hunger sensations. *Appetite,* 32, 395-404.

Gibson, E.L. e Desmond, E. 1999. Chocolate craving and hunger state: Implications for the acquisition and expression of appetite and food choice. *Appetite,* 32, 219-240.

Koch, K.L. Stomach. Em *Atlas of Gastrointestinal Motility in Health and Disease,* ed. M.M. Schuster, Williams & Wilkins, 1993: 158-76.

Michener, W., e Rozin, P. 1994. Pharmacological versus sensory factors in the satiation of chocolate craving. *Physiology and Behavior,* 56, 419-422.

Polivy, J. 1996. Psychological consequences of food restriction. *Journal of the American Dietetic Association,* 96, 589-592,

Rolls, B.J., Fedoroff, I.C. e Guthrie, J.F. 1991. Gender differences in eating behavior and body weight regulation. *Health Psychology,* 10, 133-142.

Rolls, B.J., e Miller, D.L. 1997. Is the low-fat message giving people a license to eat more? *Journal of the American College of Nutrition,* 16, 535-543.

Rozin, P., Dow, S., Moscovitch, M. e Rajaram, S. 1998. What causes humans to begin and end a meal? A role for memory for what has bean eaten, as evidenced by a study of multiple meal eating in amnesic patients. *American Psychological Society,* 9, 392-396.

Tribole, E. e Resch, E. 1996. *Intuitive Eating: A Recovery Book for the Chronic Dieter: Rediscover the Pleasures of Eating and Rebuild Your Body Image.* St. Martin's Mass Market Paper.

Tuomisto, T., Tuomisto, M.T., Hetherington, M. e Lappalainen, R. 1998. Reasons for initiation and cessation of eating in obese men and women and the affective consequences of eating in everyday situations. *Appetite,* 30, 211-222.

Variedade

Bell, E.A., Thorwart, M.L. e Rolls, B.J. 1998. Effects of energy content and volume on sensory-specific satiety. *FASEB Journal,* 12, A347.

Davis, C.M. 1928. Self selection of diet by newly weaned infants. *American Journal of Diseases in Childhood,* 36, 651-679.

Drewnowski, A., Henderson, S.A., Shore, A.B., Fischler, C., Preziosi, P. e Hercberg, S. 1996. Diet quality and dietary diversity in France: Implications for the French paradox. *Journal of the American Dietetic Association,* 96, 663-669.

McCrory, M.A., Fuss, P.J., McCallum, J.E., Yao, M., Vinken, A.G., Hays, N.P. e Roberts, S.B. 1999. Dietary variety within food groups: Association with energy intake and body fatness in men and woman. *American Journal of Clinical Nutrition,* 69, 440-447.

Rolls, B.J. 1985. Experimental analyses of the effects of variety in a meal on human feeding. *American Journal of Clinical Nutrition,* 42, 932-939.

————. 1986. Sensory-specific satiety. *Nutrition Reviews,* 44, 93-101.

Rolls, E.T., e Rolls, J.H. 1997. Olfactory sensory-specific satiety in humans. *Physiology and Behavior,* 61, 461-473.

Calculando porções

Rolls, B.J., Engell, D. e Birch, L.L. 2000. Serving portion size influences 5-year-old but not 3-year-old children's food intakes. *Journal of the American Dietetic Association,* 100, 232-234.

Wansink, B. 1996. Can package size accelerate usage volume? *Journal of Marketing,* 60, 1-14.

Young, L.R. e Nestle, M. 1995. Portion sizes in dietary assessment: Issues and policy implications. *Nutrition Reviews,* 53, 149-158.

————. 1998. Variation in perceptions of a "medium" food portion: Implications for dietary guidance. *Journal of the American Dietetic Association,* 98, 458-459.

Mitos sobre a hora das refeições: perguntas e respostas

Bellisle, F., McDevitt, R. e Prentice, A.M. 1997. Meal frequency and energy balance. *British Journal of Nutrition,* 77, S57-S70.

Drummond, S., Crombie, N. e Kirk, T. 1996. A critique of the effects of snacking on body weight status. *European Journal of Clinical Nutrition*, 50, 779-783.

Gatenby, S.J. 1997. Eating frequency: Methodological and dietary aspects. *British Journal of Nutrition*, 77, S7-S20.

Kant, A.K., Schatzkin, A. e Ballard-Barbash, R. 1997. Evening eating and subsequent long-term weight change in a national cohort. *International Journal of Obesity*, 21, 407-412.

Keim, N.L., Van Loan, M.D., Horn, W.F., Barbieri, T.F. e Mayclin, P.L. 1997. Weight loss is greater with consumption of large morning meals and fat-free mass is preserved with large evening meals in women on a controlled weight reduction regimen. *Journal of Nutrition*, 127, 75-82.

Spiegel, T.A., Wadden, T.A. e Foster, G.D. 1991. Objective measurement of eating rate during behavioral treatment of obesity. *Behavior Therapy*, 22, 61-67.

Yeomans, M.F., Gray, R.W., Mitchell, C.J. e True, S. 1997. Independent effects of palatability and within-meal pauses on intake and appetite ratings in human volunteers. *Appetite*, 29, 61-76.

Este livro foi escrito apenas como uma fonte de informações. Elas não devem ser, de modo algum, consideradas um substituto para o aconselhamento de um médico, que sempre deve ser consultado antes do início de qualquer dieta, exercício ou programa de saúde.

Todos os esforços foram feitos para garantir a exatidão das informações contidas neste livro na data de sua publicação. Os autores e a editora se eximem de responsabilidade por quaisquer feitos adversos do uso ou da aplicação dessas informações.

Este livro foi composto na tipologia Minion Pro,
em corpo 10,5/14, e impresso em papel off-white 80g/m²
no Sistema Cameron da Divisão Gráfica
da Distribuidora Record.